한권으로 합격하기

간호학

독학학사

- 평가영역을 100% 반영한 핵심이론 수록!
- 출제 가능성이 높은 문항만 엄선하여 수록!

4 단계

인터넷 강의 | 신지원에듀
www.**sinjiwonedu**.co.kr

KB075226

Preface
머리말

독학에 의한 학위취득제는 「독학에 의한 학위취득에 관한 법률」에 따라 독학자에게 학사학위 취득의 기회를 줌으로써 평생교육의 이념을 구현하고 개인의 자아실현과 국가·사회의 발전에 이바지하는 것을 목적으로 한다. 현재 독학학위 취득시험은 「평생교육법」에 의해 '국가평생교육진흥원'에서 관장하며, 홈페이지를 통해 과목별 평가영역을 구체적으로 알려 주고 있다.

독학사 시험에서 다루는 4단계 학위취득 종합시험은 시험의 최종 단계로 학위를 취득한 사람이 일반적으로 갖추어야 할 소양과 전문지식 및 기술을 종합적으로 평가한다. 따라서 본서는 다양한 자료와 예시를 통해 구체적으로 학습하고, 이론과 문제를 통해 정리할 수 있도록 구성·편집되었다.

그동안의 독학사 기출문제를 분석해보면 문제은행식이라 할 수 있다. 따라서 수험생들은 기출 문제를 중심으로 주어진 범위와 내용을 반복 학습해야 하며, 이것이 합격점 이상의 점수를 얻을 수 있는 최선의 방법이다.

모든 지식을 빠뜨리지 않고 실어 놓은 수험서가 꼭 좋은 수험서라고는 할 수 없다. 우리가 치러야할 시험이 요구하는 준거를 무난히 통과하기 위해서 주어진 시간과 비용을 고려해 가장 효율적인 방법을 선택하는 것이 필요하다. 이런 점에서 본서는 기출문제를 중심으로 핵심 내용을 요약·정리하였고, 기출을 기반으로 예상문제를 개발해 최소한의 충분한 양을 수록하였다.

독학학위 취득을 위해 본서를 선택한 모든 수험생분들이 꼭 학위취득의 기회를 마련하였으면 한다. 본서로 공부하는 분들 모두에게 좋은 결과가 있길 기원한다.

편저자 씀

Information
시험 안내

1 독학학위제란?

독학학위제는「독학에 의한 학위취득에 관한 법률」에 의거하여 고등학교 졸업 이상의 학력을 가진 사람이라면 누구나 시험에 응시할 수 있으며 총 4개의 과정을 거쳐 학위취득 종합시험에 합격하면 국가에서 학사학위를 수여하는 제도이다.

2 간호학 학위취득 종합시험

구 분	시 간	시험 과목
1교시	09:00~11:00(120분)	국어, 국사, 외국어 중 택 2과목(외국어를 선택할 경우 영어, 독일어, 프랑스어, 중국어, 일본어 중 택 1과목)
2교시	11:30~13:30(120분)	간호연구방법론, 간호과정론
3교시	14:40~16:40(120분)	간호지도자론, 간호윤리와 법

3 문항 수 및 배점

과정	객관식	주관식	합계
교양과정 · 전공기초	40문항×2.5점=100점	–	40문항 100점
전공심화 · 학위취득	24문항×2.5점=60점	4문항×10=40점	28문항 100점

4 문항 수 및 배점

① 1~3과정 : 매 과목 100점 만점에 전 과목 60점 이상 득점
② 4과정 : 총점 합격제 또는 과목별 합격제 병행 실시

　　시험 응시원서 접수 시, 총점 합격제와 과목별 합격제 중 자유롭게 선택하여 시험에 응시 가능. 단, 과목별 합격제로 응시하였던 사람이 다시 총점 합격제로 응시할 경우 이전에 기합격된 합격 과목은 모두 인정되지 아니한다.

구분	객관식	합계
합격기준	6과목 총점(600점)의 60%(360점) 이상 득점(과목 낙제 없음)	매 과목 100점 만점의 전 과목(교양 2, 전공 4) 60점 이상 득점
유의사항	6과목 모두 신규 응시해야 하며, 기존에 합격한 과목은 불인정	기존에 합격한 과목은 재응시 불가. 1과목이라도 60점 미만 득점하면 불합격

Information 시험 안내

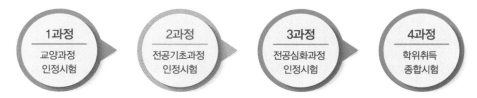

「독학에 의한 학위취득에 관한 법률」 일부 개정에 따라 2016년부터 고등학교 졸업 이상의 학력을 가진 사람이면 누구나 1~3과정(교양과정, 전공기초과정 및 전공심화과정) 시험에 자유롭게 응시 가능. 단, 학사학위 취득을 위한 마지막 과정인 학위취득 종합시험에 응시하기 위해서는 1~3과정 시험에 모두 합격(면제)하거나, 학위취득 종합시험 응시 자격을 충족해야 함.

1 교양과정 · 전공기초과정 및 전공심화과정 인정시험(1~3과정) 응시자격

① 고등학교 졸업자

② 「초 · 중등교육법 시행령」 제98조 제1항에 따라 상급학교의 입학에 있어 고등학교를 졸업한 사람과 같은 수준의 학력이 있다고 인정되는 사람

③ 「평생교육법」 제31조 제2항에 따라 지정된 학력이 인정되는 학교형태의 평생교육시설에서 고등학교 교과과정에 상응하는 교육과정을 마친 사람

④ 「보호소년 등의 처우에 관한 법률」 제29조에 따른 소년원학교에서 고등학교 교육과정을 마친 사람

2 학위취득 종합시험(4과정) 응시자격(단, 응시하고자 하는 전공과 동일전공 인정 학과에 한함)

① 교양과정 인정시험, 전공기초과정 인정시험 및 전공심화과정 인정시험에 합격(면제)한 사람

② 대학(「고등교육법」 제2조 제2호 · 제3호 및 제5호에 따른 학교와 다른 법령에 따라 설립된 대학을 포함) 및 이에 준하는 각종학교(학력인정학교로 지정된 학교만 해당)에서 3년 이상의 교육과정을 수료하였거나 105학점 이상을 취득한 사람

③ 수업 연한이 3년인 전문대학을 졸업한 사람 또는 이와 같은 수준의 자격이 있다고 인정되는 사람(전문대학 졸업예정자는 응시 불가)

④ 「학점인정 등에 관한 법률」 제7조에 따라 105학점(전공 28학점 이상 포함) 이상을 인정받은 사람

⑤ 외국에서 15년 이상의 학교교육 과정을 수료한 사람

3 유의사항

① 학사학위 소지자는 취득한 학사학위 전공과 동일한 전공 시험에 응시할 수 없음.

② 유아교육학, 정보통신학 전공 : 전공심화과정 인정시험 및 학위취득 종합시험만 개설. 고등학교 졸

업자가 전공심화과정 인정시험에 응시는 가능하나, 학위취득 종합시험에 응시하기 위해서는 1~2과정 시험 면제요건을 충족하고 3과정 시험에 합격하거나 4과정 시험 응시자격을 충족해야 함.

> **교양과정 인정시험, 전공기초과정 인정시험 면제대상**
> - 동일전공 인정학과로 대학에서 2년 이상 교육과정 수료하거나 70학점 이상 학점을 취득한 사람
> - 동일전공 인정학과로 학점은행제에 70학점 이상 학점인정을 받은 사람
> - 해당 전공 2과정까지 면제 가능한 자격 또는 면허를 취득하거나 시험에 합격한 사람 등

③ **간호학 전공 : 학위취득 종합시험만 개설**

간호학 전공은 4과정(학위취득 종합시험)의 시험만 개설. 학위취득 종합시험에 응시하기 위해서는 3년제 전문대학 간호학과를 졸업 또는 4년제 대학교 간호학과에서 3년 이상 교육과정을 수료하거나 105학점 이상을 취득해야 함.

4 시험면제

「독학에 의한 학위취득에 관한 법률 시행령」제9조에 따라 국가기술자격 취득자, 국가시험 합격 및 자격·면허 취득자, 일정한 학력을 수료하였거나 학점을 인정받은 사람은 1~3과정별 인정시험 또는 시험과목을 면제받을 수 있다.

> **과정면제**
> - 국가기술자격 취득자 : 자격 취득분야와 동일한 분야의 시험 응시자는 해당 과정 면제
> - 교육부령으로 정하는 교육과정 수료자 또는 학점을 인정받은 자
>   ① 교양과정 면제
>   ㉠ 대학 및 이에 준하는 각종학교에서 1년 이상 교육과정을 수료하였거나 35학점 이상을 취득한 사람
>   ㉡ 학점은행제로 35학점 이상을 인정받은 사람
>   ㉢ 외국에서 13년 이상의 학교교육과정을 수료한 사람
>   ② 교양 및 전공기초과정 면제 [면제받고자 하는 전공과 동일전공인정 학과에 한함]
>   ㉠ 대학 및 이에 준하는 각종학교에서 2년 이상 교육과정을 수료하였거나 70학점 이상을 취득한 사람
>   ㉡ 학점은행제로 70학점 이상을 인정받은 사람
>   ㉢ 외국에서 14년 이상의 학교교육과정을 수료한 사람
> - 교육부령으로 정하는 시험 합격자 및 자격·면허 취득자 : 국가(지방) 공무원 7급 이상의 공개경쟁채용시험 합격자는 해당 과정 면제, 교육부령으로 정하는 자격 면허 취득자는 해당 과정 면제

과목면제

- 국가기술자격 취득자 : 자격 취득 분야와 다른 분야의 시험 응시자는 해당 과목 면제
- 국가평생교육진흥원장이 지정한 강좌 또는 과정 이수자는 해당 과목 면제

독학사와 학점은행제의 연관관계

1 「학점인정 등에 관한 법률」 제7조 제2항 제5호에 따라 독학학위제 시험합격 및 면제교육과정을 이수한 사람은 아래와 같이 학점은행제 학점인정을 받을 수 있음.

독학사의 과정별 학점은행제 등록 시 인정학점

- 학점 (단계별 최대 5과목, 20학점까지 인정 가능)
- 과목당 5학점 (단계별 최대 6과목, 30학점까지 인정 가능)

2 유의사항

① 학점은행제 학습구분 결정기준
- 교양과정 인정시험 : 교양학점으로 인정 가능. 단, 일부 과목의 경우 학점은행제 희망 전공의 표준교육과정에 기초하여 전공필수 혹은 전공선택으로 인정 가능
  - 예 학점은행제 경영학(학사) 전공의 학습자가 [경영학개론] 과목 합격 시 전공필수와 교양 중 학습자가 원하는 학습구분으로 인정
- 전공기초, 전공심화, 학위취득 종합시험 : 희망 학위 및 전공의 표준교육과정을 기준으로 학습구분이 결정

② 학위취득 종합시험에 합격하여 독학학위제 학사학위를 취득한 경우에는 과정별 합격(면제)과목을 학점으로 인정하지 않음.

③ 시험면제교육과정 이수 학습과목에 한하여 1년/1학기 최대 이수학점, 1개 교육훈련기관 최대 인정학점 제한이 적용됨.

④ 학점인정을 받은 과목 간 중복과목이 있는 경우 학습자가 선택하는 1과목만 인정 가능(단, 독학학위제 시험 과목 간에는 중복 없이 인정 가능)

Tendency
출제경향

1 국가평생교육진흥원에서 고시한 과목별 평가영역에 준거하여 출제하되 특정한 영역이나 분야가 지나치게 중시되거나 경시되지 않도록 한다.

2 독학자들의 취업 비율이 높은 점을 감안하여, 과목의 특성상 가능한 경우에는 학문적이고 이론적인 문항뿐만 아니라 실무적인 문항도 출제한다.

3 단편적 지식의 암기로 풀 수 있는 문항의 출제는 지양하고, 이해력 · 적용력 · 분석력 등 폭넓고 고차원적인 능력을 측정하는 문항을 위주로 한다.

4 이설(異說)이 많은 내용의 출제는 지양하고 보편적이고 정설화된 내용에 근거하여 출제하며, 그럴 수 없는 경우에는 해당 학자의 성명이나 학파를 명시한다.

5 교양과정 인정시험은 대학 교양교재에서 공통적으로 다루고 있는 기본적이고 핵심적인 내용을 출제하되, 교양과정 범위를 넘는 전문적이거나 지엽적인 내용의 출제는 지양한다.

6 전공기초과정 인정시험은 각 전공영역의 학문을 연구하기 위하여 각 학문 계열에서 공통적으로 필요한 지식과 기술을 평가한다.

7 전공심화과정 인정시험은 각 전공영역에 관하여 보다 심화된 전문적인 지식과 기술을 평가한다.

8 학위취득 종합시험은 시험의 최종 과정으로서 학위를 취득한 자가 일반적으로 갖추어야 할 소양 및 전문지식과 기술을 종합적으로 평가한다.

9 교양과정 인정시험 및 전공기초과정 인정시험의 시험방법은 객관식(4지택1형)으로 한다.

10 전공심화과정 인정시험 및 학위취득 종합시험의 시험방법은 객관식(4지택1형)과 주관식(80자 내외의 서술형)으로 하되 과목의 특성에 따라 다소 융통성 있게 출제한다.

학위 취득
과정도

학사 학위 취득

> • 총점(600점)의 60%(360점) 이상 득점
> • 전 과목(6과목) 60점 이상 득점

4 과정 — 학위 취득 종합시험 응시

응시자격(동일전공에서)
- 4년제 대학 3학년 수료 또는 105학점 취득
- 3년제 전문대학 졸업
- 학점은행제 105학점(전공 28학점 포함) 인정

시험 과정 면제
1~3과정 면제자

> 1~3과정 전 과목(17개) 합격(면제)

3 과정 — 전공심화과정 인정시험 응시

응시자격
고등학교 졸업 이상 학력

시험 과정 면제
1~2과정 면제자

2 과정 — 전공기초과정 인정시험 응시

응시자격
고등학교 졸업 이상 학력

시험 과정 면제
1과정 면제자

1 과정 — 교양과정 인정시험 응시

응시자격
고등학교 졸업 이상 학력

Contents

차례

Contents
차례

Contents

차례

Contents
차례

PART 1

과학적 연구의 이해

독학사 4단계

CHAPTER 1

과학과 연구

1 간호학과 간호연구

연구가 가지고 있는 사전적 정의는 답을 찾아 탐구해 가는 과정, 체계적인 접근과정, 발견, 조사하는 것으로 요약할 수 있다. 학문에서 연구가 필요한 이유는 지식을 발전시키고 이론을 개발하며 구체적인 답을 제시할 수 있으므로 상식, 직감 등과는 구별된다.

즉, 연구란 어떤 현상이나 대상을 과학적 접근방법을 통하여 체계적이고 객관적으로 관찰 또는 측정하여 현상에 대한 특성이나 그 특성 간의 관계를 설명하고 예측하는 활동을 말한다. 연구가 포함하는 속성은 전문성, 정확성, 사회와의 관련성으로, 연구는 현상이나 사실을 과학적 방법으로 관찰하고 측정하여 보편적인 사실을 도출하는 과정이다. 또한 과학적 방법을 적용하여 체계적으로 찾아가는 과정으로, 알려지지 않은 어떤 질문에 대해 타당성 높은 해답을 얻으려고 탐구하는 과정이라 할 수 있다. 탐구하는 과정에서는 과학적인 방법을 적용하는 것이 중요하다. 과학적 방법이란 문제해결을 위해 체계적 접근을 통하여 이론을 검토하고 가설을 검증하는 절차를 말한다. 검증단계는 객관적이고 타당한 결론을 유도하는 과정으로, 알려지지 않은 어떤 질문에 대해 타당성 높은 해답을 얻으려고 탐구하는 과정이다. 연구의 가치는 그 절차가 얼마나 과학적이고 체계적인가에 달려 있다. 과학적 방법은 다음과 같은 특성을 포함한다.

- 실증성(empirical) : 실제현상에 의거하여 연구가 이루어져야 한다.
- 논리성(logical) : 전개과정에서 논리적 비약이 없어야 한다.
- 객관성(objective) : 주관적인 판단이나 편견을 배제하고 객관적으로 나타난 증거에 입각하여야 한다.
- 간주관성(intersubjective) : 다른 연구자들에게도 연구진행 과정과 결과가 이해되어야 한다.
- 재현 가능성(replication) : 관찰된 결과나 실험결과가 재현될 수 있어야 한다.
- 체계성(systemtic) : 내용의 전개과정이나 조사과정이 일정한 틀, 순서, 원칙에 입각하여 진행되어야 한다.
- 통제성(controlable) : 연구문제 해결과 관련 없는 변수들의 영향은 제거되어야 한다.

연구는 과학적 방법을 통하여 사회와 자연에 존재하는 사실과 현상을 고도의 압축된 이론으로 설명, 묘사, 예측하는 데 목적이 있다. 구체적으로 특정한 대상이나 사건에 대한 내용을 자세하게 서술하는 것을 묘사(descriptiveness)라 하고, 특정한 현상이 나타나게 된 원인이나 이유를 밝히는 것을 설명(explanation)이라 하며, 특정한 관계에 있는 영향, 요인 등을 이용하여 앞으로 나타날 현상 등을 미리 추정하는 것을 예측(prediction)이라 한다.

이와 같이 과학적 방법을 통하여 연구의 목적을 달성하였을 때 좋은 연구라 하며, Beat(1981)가 제시한 좋은 연구의 특징은 다음과 같다.

- 문제해결과 연관되어야 한다.
- 원리와 이론의 정립으로 현상과 사실을 예측해야 한다.
- 실증적인 증거에 기초하여야 한다.
- 정확한 관찰력과 서술에 의한다.
- 조직적이고 체계적이어야 한다.
- 전문지식이나 경험을 보유하여야 한다.
- 객관성이나 논리성을 유지하여야 한다.
- 문제 지향적이어야 한다.
- 지속적이어야 한다.
- 연구결과가 왜곡되지 않고 정직해야 한다.

좋은 연구는 좋은 주제에서 나온다. 연구주제는 크게 경험에서 나오거나 문헌고찰을 통하여 검토될 수 있다. 일상적인 경험으로부터 다음과 같은 의문을 가지고 있을 때 연구주제를 선정할 수 있다. '이런 방법으로 행해지는 이유는 무엇일까?', '좀 더 좋은 접근방법은 없을까?', '만약 이런 것이 발생한다면 어떻게 될까?', '이것을 통해서 누구에게 가장 이익이 될까?' 등의 의문은 연구주제를 발견하는 데 좋은 질문이다.

문헌고찰은 연구주제를 찾을 수 있는 통로이고 연구현장에서 가장 보편적으로 사용되는 방법이다. 각종 저널이나 논문을 읽을 때 다음의 관점을 가지고 읽으면 연구주제를 선정하는 데 용이할 수 있다.

- 아이디어를 가지고 논문을 정독한다.
- 연구논문 뒷부분에 제시된 앞으로의 연구를 위한 제언을 참고한다.
- 특정분야 연구들 간의 결과의 불일치를 파악한다.
- 연구가 이루어지지 않는 영역을 발견한다.

연구주제가 선정된 후 이 주제로 연구가 가능할 것인지를 가늠하여 보는 것은 중요한 절차이다. 도덕적·윤리적 차원에서 연구가 가능한지를 파악하여야 하며 변수들의 개념 정의가 명확하고 측정 가능성이 있는지를 파악하는 것은 연구주제 선정과정에서 반드시 거쳐야 할 절차이다. 연구주제를 선정할 때 다음과 같은 사항을 고려하는 것도 참고할 수 있다.

- 연구자가 흥미를 가지고 있는 주제인가?
- 철저한 평가과정을 거쳤는가?
- 경험이 있거나 사전 지식이 있는가?
- 선배 동료와 논의하여 보았는가?
- 너무 완벽한 주제는 아닌가?

- 연구를 뒷받침해 줄 수 있는 이론적 배경은 있는가?
- 주제가 너무 광범위하지는 않는가?

(1) 간호연구

간호연구란 간호에 대한 문제를 해결하기 위하여 과학적인 접근을 적용하는 과정으로 지식과 간호실무를 발전시키기 위해 수행된다. 간호연구가 필요한 이유는 간호만이 가질 수 있는 전문지식체를 형성하고 새로운 지식체를 축적하며 기존의 간호지식을 검증하고 간호의 범주를 규명하여 간호학문의 경계성을 가짐으로써 다른 전문직과 차별화할 수 있다는 것이다. 간호연구는 간호중재를 통하여 건강상태의 차이를 가져오며 비용을 절감할 수 있다는 효율성을 입증할 수 있다. 간호현장에서 올바른 의사결정을 할 수 있도록 도와주므로 간호사는 간호연구에 관심을 가지고 행할 수 있어야 한다. 간호연구는 간호실무와 관련 있어야 하고, 간호와 관련된 지식체를 포함하여야 한다. 그러므로 간호연구는 타당성 있는 간호활동을 하기 위해 연구자가 관심 있는 간호문제에 대하여 과학적 방법을 적용하는 과정이라고 말할 수 있다.

간호연구에서 다른 주제를 알기 위해서 간호의 정의를 아는 것은 중요하다. 국제간호협의회(ICN)의 간호에 대한 정의는 다음과 같다.

'간호는 모든 연령의 개인, 가족, 집단, 지역사회를 대상으로 아프거나 건강한 사람에게 돌봄을 제공하기 위하여 협력하고 자율적으로 행하는 것이다. 간호는 건강을 증진시키고 질병을 예방하며 아프거나 장애가 있거나 죽어가는 사람을 돌보는 행위를 포함한다. 건강한 환경과 연구 보건정책 건강제도의 개선, 교육이 간호의 역할이다(ICN, 2010).'

미국간호협회(ANA)의 간호에 대한 정의는 다음과 같다.

'간호는 건강과 개인의 능력을 보호하고 발전시키고 최적화시키기 위하여 인간의 반응을 진단하고 치료하는 과정을 통해 질병과 상해를 예방하고 고통을 완화하는 과정이다. 그리고 개인, 가족, 지역사회 인구집단의 돌봄을 옹호하여야 한다(ANA, 2010).'

그러므로 간호연구는 인간의 요구를 이해하고 치료적 방법을 통하여 건강을 증진하며 질병을 관리하는 실무를 향상시키기 위한 것이다. 인간을 다루는 학문이므로 전인적인 접근이 요구되며 연구결과의 해석이 간호의 정의에 합당하여야 한다. 간호연구의 범위는 간호실무의 지식체를 발전시켜야 하고 간호교육, 간호서비스, 간호사 모두를 포함할 수 있다.

간호연구에 대한 학자들의 정의를 살펴보면, Dier(2005)는 '간호연구란 환자를 돌보는 것을 체계적인 방법으로 탐구하는 것'이라고 하였으며, Abdellah(1972)는 '간호연구는 전문적 간호실무를 발전시키기 위하여 특정한 현상과 관계된 사실을 확인하고 발견하기 위한 체계적인 과정'이라고 정의하였다. Henderson(1978)은 '간호의 효과성과 관계된 실무를 체계적으로 연구하는 학문'이라고 정의하였다. 이와 같이 간호연구는 간호실무 발전을 통하여 인간의 건강수준을 향상시키기 위함임을 알 수 있다.

간호실무 발전을 위한 간호연구는 과학적인 방법이 적용되어야 하고 간호현상과 관계된 서술, 설명, 예측, 통제를 위한 목적으로 구체적인 연구방법이 적용된다.

① **서술(Description)** : 간호현상과 현상과의 관련성을 이해하고 확인하는 것을 의미한다. 연구자는 간호실무를 서술하고, 새로운 정보를 발견하여 간호상황에 대한 이해를 증진시키며, 학문을 적용하여 정보를 분류한다. 예를 들면 김문실 등(1998)은 성인여성의 요실금에 대한 기초연구에서 연구대상자의 요실금 발생률 및 일반적 특성을 확인하고, 요실금 대상자의 하부요로증상을 확인하였다. 그리고 요실금 대상자들의 성생활 및 일상생활의 문제를 확인하였으며, 이 연구를 통하여 성인여성의 요실금 현황을 서술하여 요실금 관리방법을 모색하고자 하였다. 이와 같이 탐색을 목적으로 하는 연구는 간호현상을 통제, 예측, 설명하는 데 기초가 된다.

② **설명(Explanation)** : 설명은 간호현상 사이의 관계를 규명하는 것으로, 어떤 현상이 일어난 이유를 확인하고자 함이다. 예를 들면 김계하와 양경미(2008)는 농촌지역 중학생의 섭식장애와 부모-자녀 의사소통과의 관계를 파악하여 청소년의 문제행동으로의 진행을 막고 조기에 예방하고자 하였다. 이와 같이 관계를 파악하고자 하는 연구는 간호현상 사이의 관계를 파악하여 예측과 통제에 대한 연구를 행하는 데 기초가 된다.

③ **예측(Prediction)** : 예측은 주어진 현상에서 어떤 변인이나 조건을 변화시켜 결과가 나올 것을 추정할 수 있게 한다. 그러나 예측은 결과를 변화시킬 수는 없으며 간호사는 예측을 통하여 간호중재가 대상자에게 미치는 영향을 예상할 수 있다. 예를 들면 김문실 등(1999)은 말기암 환자의 호스피스교육 프로그램을 개발하여 효과를 파악하고 프로그램이 죽음의식에 미치는 영향을 파악하고자 하였는데, 그 결과 교육 프로그램이 죽음의식을 긍정적으로 변화시킬 수 있다는 예측을 할 수 있음을 알 수 있었다.

④ **통제(Control)** : 예측을 할 수 있으면 통제를 통해 특정상황을 조작하여 원하는 결과를 얻을 수 있다. 바람직한 결과를 위하여 원인적 요인을 통제할 수 있다. 간호사는 원하는 건강목표를 달성하기 위하여 대상자에게 특정한 간호중재를 행한다. 한영란 등(2010)은 집단인지기능향상 프로그램을 취약계층 재가노인에게 적용하여 인지기능, 우울, 삶의 질이 적용하지 않은 대상자보다 높음을 알 수 있었다. 이와 같이 집단인지기능을 향상시키는 프로그램 적용은 상황을 조정, 통제하여 취약계층 재가노인의 건강상태에 긍정적인 효과를 가져왔음을 알 수 있다.

간호실무에서 예측하고 통제하는 것은 간호발전에 기여하게 된다. 간호현상에서는 서술, 설명, 예측, 통제 등의 다양한 연구가 간호지식체를 발전시켰다.

2 간호연구의 필요성 및 영역

간호는 실천학문이다. 실무자들은 질병과 건강수준이 있는 모든 연령층의 사람들에게 간호를 제공하는 데 직접 관여한다. 간호실무는 현장에서 일어나는 간호상황으로 서술이 가능하고 예측과 통제가 가능한 상황을 지칭한다.

간호실무는 간호사의 행위로 설명되며 간호사는 대상자, 가족, 지역사회 등 다양한 장소에서 실무를 행하게 된다. 간호실무는 간호수행이 질적이며 비용효과적으로 대상자에게 제공되어야 하고, 이를 향상시킬 수 있는 방법을 연구할 필요성이 있다. 간호사는 대상자의 건강수준을 최대한으로 향상시킬 수 있는 방법을 파악하여야 하고, 이를 위하여 연구하여야 한다. 이러한 직접간호 임무는 학생을 교육하거나 교육기관 또는 서비스기관을 관리하거나 실무에 대한 지식을 개발하고 검증하는 연구자에 의해서 지원받는다. 폭넓은 간호실무를 지지하기 위한 다양한 노력은 간호가 복합적인 학문임을 보여준다.

간호연구는 실무의 본질에 대한 핵심아이디어를 규명하고 표현하는 방법을 제공한다. 그 예로 실무의 본질은 특정 맥락에서 발생한 구체적인 사건에 초점을 맞추어 연구된다. 그러므로 간호연구는 간호실무를 발전시키는 방향으로 이루어진다.

간호연구와 간호실무와의 관계는 하나의 개념 틀로 설명할 수 있다. 간호연구는 구체적인 것부터 추상적인 것까지 하나로 연결되어 있다. 연구는 현실에서 발생되는 것을 검증하는 것이다. 현실을 측정하는 것은 연구자의 인식에서 출발한다. 예를 들면 연구자는 '수술 전 불안 정도가 높은 대상자는 수술 후 통증의 정도가 심할까?' 등의 간호행위를 하면서 의문을 가지는 문제가 연구의 출발점이 된다. 그러므로 간호연구는 간호상황에서 일어나는 일을 검증하는 과정이다.

간호연구의 가치는 연구를 통하여 간호를 분명한 전문직으로 확립시키기 위한 하나의 수단이다. 전문직이 가지는 특성으로 과학적 지식에 기초하여야 하고, 지속적인 연구가 이루어져야 하므로 전문직으로서의 간호에 대한 평가는 간호실무를 위한 지식체를 활용하고 확대시키는 것이다. Donaldson과 Crowley는 "학문이 정의되지 않는 한, 그 전문직의 생존은 위험할 수밖에 없다."고 강조하고 있다. 전문직은 고도의 학습이나 지적 수준에 근거하며, 잘 정의되고 훌륭히 조직된 구체적인 지식체를 실무에 활용한다. 간호사는 가장 광범위한 보건전문가의 한 구성원으로 연구를 통한 지식체의 발전을 바탕으로 간호현상의 지속적인 발전을 이루어야 한다. 간호지식체 발전은 추상적 사고과정을 거친다.

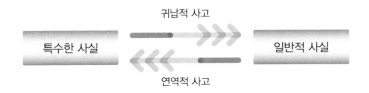

(1) 추상적인 사고과정

추상적인 사고는 간호상황에서 필수적인 요소이다. 추상적 사고과정에서 과학적 결과는 발견되며 이론은 검증되고 발전한다. 추상적 사고는 지식체를 형성하여 과학과 이론을 발전시키고 임상실무에 적용할 수 있도록 한다. 예를 들면 투석 환자에서 감염이 자주 발생하는 것을 발견하면 투석과 환자 돌봄에서의 다른 요소를 연결할 수 있는 추상적 사고를 하므로 간호실무를 발전시킬 수 있다. 추상적 사고는 추론과 과학적 방법을 거쳐 이론이 형성되어 간호지식체를 발전시킨다.

(2) 추론

추론(reasoning)의 과학적 접근방법은 귀납적 방법과 연역적 방법으로 구분된다. 귀납적 방법은 연구자가 관찰된 자료를 통하여 현상 속에 내재되어 있는 일반적 원리를 도출하고, 이를 실제 현상에서 확인하여 검증하는 방법으로 특정한 사실에서 일반적 사실을 도출해 내는 과정이다. 연역적 방법은 기존의 이론이나 일반적인 원리를 이용하여 새로운 가설을 도출, 이를 실증적으로 검증하여 사실규명을 하는 과정으로 일반적 원리를 특수한 사실에 적용하는 과정이다.

간호연구에서는 귀납적·연역적 사고가 같이 사용되며 논리적 사고를 바탕으로 간호연구가 발전한다.

(3) 과학적 방법

과학적 방법이란 인간과 관련된 학문이 발전된 방법으로 체계(order), 통제(control), 경험(empiricism), 일반화(generalism), 이론형성(theoretical formulation)의 과정을 거친다. 체계란 문제확인, 정의, 예상결과, 연구계획에 따른 자료수집, 분석, 결론의 순서를 거치는 것으로 미리 정해진 순서를 따라가서 결론을 얻는 과정이다. 통제는 현상과 현상과의 관계를 규명하기 위하여 연구의 현상 또는 사실을 통제를 통해 결과를 도출하는 과정이다. 경험은 인간의 감각을 통하여 객관적·주관적으로 체험되는 사실에 기초하는 증거가 기본이 되는 것으로 연구는 현실을 기반으로 한다. 일반화는 연구결과를 대중에게 적용시킬 수 있을 때 의미가 있음을 의미한다. 이론형성은 현상이 조직화되어 추상적 개념으로부터 나오는 것을 의미하고 간호실무를 행하는 데 중요한 요소이다.

(4) 이론

이론(theory)은 일반적으로 관심을 가지고 있는 현상의 본질(특성)에 대한 새로운 통찰력이나 새로운 아이디어를 표현하기 위해 구축된다. 이론은 명확하게 정의된 지식체에 관심을 가지는 간호전문직의 목표를 달성하는 일차적인 수단이다. 실무 현장에서 이론을 사용하는 간호사들에게 간호수행에 기초가 되며, 누구를 위해 간호하고 누구와 함께 간호할 것인가를 기획하는 목표, 의무, 권리에 대한 인간적인 판단이다.

이론은 서술(description), 설명(explanation), 예측(prediction), 통제(control)를 포함한다. 그러나 어떤 학문에서든 네 가지 기능을 동시에 달성하는 이상적인 이론은 거의 없다. 이론은 항상 변화한다. 과학적 사고는 발전하고 어떤 주어진 이론에 대한 비판과 분석을 받아들이면서, 그 이론에서 설명하고 있는 현상을 수정하고 확인하게 되며 나아가 그 이론을 확장하게 된다.

3 **간호연구의 발전과 전망**

(1) 국내 간호연구의 발달

① 우리나라의 간호학 연구는 전문직으로서의 역사가 짧지만 1955년 대학과정이 설립된 이후, 1962년 간호학 석사과정 개설, 1970년 대한간호학회지 창간, 1978년 간호학 박사과정 개설로 이어지면서 비약적인 발전을 이루었다. 발표되는 학위논문의 수도 해를 거듭할수록 급증하여 석사학위과정의 개설 초기인 1960년대에 석사학위논문 54편이던 것이 1970년대에는 413편, 박사학위논문 3편으로 증가하였으며, 1980년대에 발표된 논문 수는 석사가 1,523편, 박사가 81편이었고, 1990년대에는 석사가 2,254편, 박사가 345편이었다.

② 한 해에 200편 이상의 논문이 발표되고 있는 것을 보면 간호학 연구의 발전이 실무에서의 발전과 무관하지 않음을 보여주고 있다.

③ 1950년대
　㉠ 간호학의 연구보고서가 체계적으로 발표되기 시작한 시기는 대한간호협회지인 〈대한간호〉가 발간되기 시작한 1953년으로 볼 수 있다.
　㉡ 질적으로나 양적으로 연구활동이 보다 활발했던 시기는 국내에 대학과정이 생긴 1955년과 대학원과정이 시작된 1961년으로 볼 수 있다.
　㉢ 외적으로는 1952년에 미국에서 간호연맹(NLN)이 발족되면서 단행본 서적과 연구물 등이 우리나라에 보급됨으로써 간호연구에 활기를 주었다.
　㉣ 이 시기의 연구주제는 간호업무의 분석, 간호인력의 수요공급, 교육과정의 평가, 행정제도에 관한 것이었으며, 연구방법으로는 사례연구가 대다수였다.

④ 1960년대
　㉠ 보건대학원의 보건학 석사과정을 이수하는 수가 증가하였다.
　㉡ 보건학분야의 성격상 서술연구를 강조하는 분위기가 간호계의 연구에 영향을 미쳤다.

⑤ 1970년대
　㉠ 대한간호학회가 발족되었다(1970년).
　㉡ 1970년 12월에 〈간호학회지〉가 발간되어 연구보고서의 발표가 활성화되는 계기가 되었다.
　㉢ 대학과정의 교과과정에서 연구방법에 관한 강의가 개설되었다.
　㉣ 이 시기의 주된 연구영역은 임상간호가 50% 이상을 차지하였으며, 지역사회 간호영역, 간호교육의 순으로 분석된다.
　㉤ 환자의 간호중재나 간호사정에 필요한 도구개발 등의 연구는 부진하였다.
　㉥ 1978년 간호학 박사학위과정이 개설되면서 연구보고서의 질적 향상과 양적으로 급속한 팽창이 이루어졌다.

⑥ **1980년대 후반** : 논문발표의 기회가 많아졌고, 실험연구의 비율이 점차 높아지는 추세이다. 이 시기의 논문들은 다양한 연구방법, 연구설계가 시도되었고 자료수집 현장으로 실

험실이 추가되었다. 또한 관찰보조기구, Q방법 등이 사용되기 시작하였다.

⑦ 1990년대 : 타분야(스트레스심신학회, 윤리학회, 대한류머티스학회)와의 학문교류가 활발해지고 있으며, 학술진흥재단이나 과학재단의 지원을 통하여 학제 간 공동연구 및 외국 석학과의 연구도 장려되고 있다.

(2) 국외 간호연구의 발달

① 대부분의 사람들은 간호연구가 크리미아전쟁 동안 행해진 간호행위의 효과에 대해 관찰한 사항들을 기록하고 자세히 설명했던 Florence Nightingale로부터 시작되었다는 사실과 그녀가 기록한 관찰사항을 토대로 간호에 어떤 변화를 가져올 수 있었다는 데 동의할 것이다. 그러나 수년간 계속된 그녀의 행적은 간호연구를 수록한 간호문헌에선 거의 발견되지 않았다. 간호연구의 초기 공백은 아마도 간호의 견습기간이었을 것이며, 여자가 아닌 남자가 지적인 솔선을 보여주었던 빅토리아시대의 풍조가 지배적인 데서 비롯되었을 것이다.

② 초기의 간호연구

㉠ 1900년과 1940년 사이에 이루어진 연구는 대부분이 간호교육과 관계가 있었다. 이 시기에 대부분의 간호학생들은 교육 중심이기보다는 서비스 중심의 교육을 받았으며 간호교육자는 고등교육 과정을 통한 학위를 갖고 있지 않았었다.

㉡ 그들은 연구대상 집단의 교육적인 배경에 대해 많은 부적합성을 규명하였고, 교육자나 행정자, 보건간호사에겐 고등교육 과정의 이수가 필수적이라는 결론을 내렸다. 이 연구집단의 보고는 Goldmark Report로 추천되었다.

㉢ Simmons와 Henderson(1964)은 Yale대학의 간호학과가 이 조사결과에 의해 생기게 되었다고 지적했다. 또한 이 연구결과에 의해 병원은 막중한 서비스 요구에 따라 학생간호사를 사용하지 않고 자격간호사를 채용하기 시작했다.

③ 1940년대의 간호연구

㉠ 1940년대도 간호교육이 포함된 연구가 계속되었다. 그러나 세계 제2차 대전과 병원 입원환자의 큰 증가는 간호인력에 대한 전례 없는 요구를 하게 되었고 그에 따라 연구자들은 간호사의 수요공급과 병원환경 및 각 지방에 있는 간호사의 지위를 조사하기 시작했다.

㉡ 예를 들면, 사회 인류학자인 Brown(1945)은 National Nursing Council for War Service의 요청에 따라 Carnegie 재단의 기금을 얻어 시작된 그녀의 연구에서 간호교육을 재평가하였다. Winslow-Goldmark의 연구처럼 이 연구의 결과도 간호교육에 존재하는 부적합성을 제시하였다.

㉢ 그는 50년 이내에 간호사 교육은 대학 수준에서 이루어져야 한다고 충고하였다.

㉣ 간호사에 의해 수행된 기능, 간호사의 역할과 태도, 병원 환경 그리고 간호사와 환자의 상호작용에 관한 많은 추후 연구조사가 Brown Report(Abdellah and Levine

1965)에 근거하여 계속 이루어졌다. Simmsons와 Henderson(1964)은 거의 모든 주의 간호협회가 이 기간 동안에 간호요구와 자원에 관련된 사실 발견 연구만을 시도했다고 보고했다.

- ⑩ 이들 연구의 결과를 비교해 볼 때 현존하는 간호의 질(quality)과 양이 크게 다른 것으로 나타났다. 즉, 인사정책은 간호사마다 크게 달랐으며, 간호사들의 기능은 대개 잘못 정의되었다.
- ⑪ 이들 연구는, 국가적인 수준에서 좀 더 통일되고 체계적인 연구를 증진시키기 위해선 간호사와 그 외의 다른 집단이 공동으로 연구를 수행해야 한다고 주장했으며, 앞으로 더욱 연구할 필요성이 있는 간호영역과 과제를 제시하였고 간호에서의 변화하는 요구와 자원을 주기적으로 점검하기 위한 시발점을 확립해 주었다.

④ 1950년대의 간호연구
- ㉠ 1950년대에는 많은 요인들이 결합하여 간호연구의 발전을 가속화시켰다. 고등교육 학위를 받은 간호사들의 수적인 증가, 정부에 의한 간호연구센터의 설립, 정부와 사설 재단으로부터 제공된 기금의 이용가능성 증가, 연구잡지인 〈Nursing Research〉의 출간 등은 이 시기 동안에 이루어졌으며, 간호연구의 흐름에 박차를 가하게 하였다.
- ㉡ 1950년대에는 더 많은 간호사들이 대학수준의 간호교육 프로그램에 등록하였을 뿐만 아니라 연구방법론 교육과정과 더불어 간호학 석사 프로그램이 발전하였다. 1950년대 후반에는 주정부의 기금에 의해 더 많은 간호사들이 석사수준의 교육을 받게 되었으며 대부분의 교육 프로그램이 프로그램의 일부로서 이론과 연구 프로젝트를 요구하기에 이르렀다.
- ㉢ 또한 간호연구의 필요성을 인식하는 간호사의 수도 꾸준히 증가하였다. 간호실무에 대한 연구에 초점을 둔 간호병동이 처음으로 Walter Reed Army 연구소에 설립되었으며, 그 연구소에서는 의사 및 치과의사 등의 다른 전문가에 의해서 주도되는 연구와 대응할 수 있는 간호연구가 수행되기를 희망하였다.
- ㉣ 미국간호협회는 간호사에 의해 수행된 기능과 활동을 연구하는 5개년 계획의 연구과제를 맡았다. 이 연구보고서는 미국간호협회(Hughes, 1958)가 준비된 간호사의 자격에 대한 진술과 기능, 그리고 기준을 설정함에 있어 기초자료를 제공하였다.
- ㉤ 각 간호사들은 간호활동의 체계적인 연구를 통해 간호도 실무에 기여할 수 있다는 확신을 보여주는 이 특별한 연구를 위해 재정적인 지원을 제공하였다. 미국간호협회는 전적으로 간호연구의 증진만을 위한 미국간호사재단을 발족하였다.
- ㉥ 1950년대에 수행된 연구의 수적인 증가는 이들 연구의 결과를 출판할 수 있는 매개물을 필요로 하였다. 그리하여 〈Nursing Research〉가 1952년에 창간되었다. 교육에 있어, Montag(1954)는 2년제 간호교육제도를 3년제로 이끄는 2년 프로그램의 효과를 평가하여 발전시켰다.

⑤ 1960년대 간호연구

    ㉠ 1960년대에는 개념적 기틀, 개념적 모델 간호과정과 같은 용어가 간호문헌에 나타나기 시작하였다.

    ㉡ 간호연구가들은 간호연구 과제를 놓고 과거보다 더 많이 다른 전문직과 공동연구를 시도하였다. 간호사들의 교육적 준비와 간호연구 과제 두 가지에 대해 재정적인 지원이 계속되었다.

    ㉢ 간호지도자들은 간호실무와 전문직 간호기구에 대한 연구가 부족함을 주장하였다. 간호사와 사회과학자들이 공동연구 과제로 임종환자와 병원인력에 대한 연구를 실시하였으며 이 연구에서 임종환자와 병원인력 사이의 상호작용은 임종환자가 가지고 있는 의식상태에 따라 변화한다는 것이 밝혀졌다(Glaser and Strauss, 1965).

    ㉣ 이와 같은 과학적인 조사에 의한 결과는 환자간호의 질을 향상시키는 데 사용되었다. 다른 기초연구 결과로부터의 결과, 예를 들면 감각이탈과 동통에 대한 조사와 같은 연구결과는 간호학교의 교과과정 속에 병합되었다. 연구에서 밝혀진 결과는 간호교육자뿐만 아니라 간호실무자들이 간호업무의 질을 증진시키는 데 이용했다고 보여진다.

    ㉤ 1960년대 동안 간호교육자들은 간호학생의 특성에 대한 연구를 계속하였다. 간호교육자를 위한 연수회를 개최하고 대학원 과정에서의 간호교육의 특성을 조사하기 위해 기금을 받았다.

    ㉥ 보스톤 대학의 Mugar도서관은 1960년대 후반에 간호기록보관소를 설립하였다. 기록보관소의 목적 중 하나는 간호연구를 발전시키기 위한 것이다. 이것은 간호역사상 첫 번째 기록보관소이고, 초기에는 연방정부의 보조금을 통해 지원을 받았다.

⑥ 1970년대 간호연구

    ㉠ 1970년대의 10년 동안은 간호연구와 밀접한 관계가 있는 몇몇 영역에서 많은 성과를 이루었다.

    ㉡ 미국간호협회와 NLN(National League for Nursing)은 1960년대 후반에 간호와 간호교육 연구를 위한 국제위원회를 설립하였다.

    ㉢ 1970년대에 이르러 교육, 행정, 교과과정, 신규채용, 그리고 간호사 자신에 대한 문제로부터 연구의 초점이 대상자와 환자간호의 증진으로 변화함에 따라 실무를 위한 과학적 기반의 필요성에 대한 간호사의 인식은 점차 증가하였다.

    ㉣ 한편 간호연구의 역할에 관해서 많은 의문들이 제기되었다. "간호연구자들은 간호실무에 적용할 수 있는 어떤 지식을 만들었는가?"라는 문제제기에 대해 우리는 "예"라고 더 큰 확신을 가지고 대답할 수 있다.

⑦ 1980년대 간호연구

    ㉠ 1980년대는 간호연구에 있어서 새로운 발전 수준을 유도하였다.

    ㉡ 자격이 우수한 간호연구자의 수적 증가, 정보수집과 분석을 위한 컴퓨터의 넓은 보급,

연구가 간호전문직의 통합적인 부분이라는 인식은 간호지도자들에게 새로운 논쟁과 관심을 유도하였다.

ⓒ 질문지의 형태, 학습의 최대화를 위한 자료수집과 분석방법 연구와 이론의 연결 실무에 있어서 연구 결과의 이용에 대한 관심이 증가되었다. 여러 사건은 간호연구의 기동력을 제공하였다.

ⓔ 특히 중요한 것들 중의 하나는 국립보건원(National Institutes of Health : NIH) 내에 간호학 연구소(The National Center for Nursing Research; NCNR)를 설립한 것이다. 간호학 연구소의 목적은 재정적인 지원을 통한 연구 훈련과 환자간호와 관련된 연구계획을 향상시키는 것이다.

ⓜ 게다가 간호연구센터(The Center for Research for Nursing)가 미국간호협회(ANA)에 의해 1983년에 설립되었다. 센터의 미션은 전문직 종사자들에게 국가적인 자료의 자원을 제공해 연구 프로그램을 발전시키고 조정하는 것이다.

ⓑ 1980년대에는 간호연구 영역의 우선순위를 발전시켰다.

⑧ 1990년대 간호연구

ⓞ 건강관리 서비스의 효율성을 강조하는 연구결과가 대두되었으며, 간호조직에 의한 오랜 개혁 후에 NCNR이 NIH 내의 기관으로 완전하게 자리잡자 간호연구는 더 강화되고 국가적인 가시화가 이루어졌다.

ⓛ 1993년에 The National Institute of Nursing Research(NINR)가 창설되었다. NINR의 창설은 다른 건강 관련 연구기관에 의해 향유되던 연구활동의 주류에 간호연구가 위치하도록 도왔다.

ⓒ 1990년대에는 〈Clinical Nursing Research〉와 〈Qualitative Health Research〉 등 2개의 잡지가 더 창간되었다. 이 잡지들은 임상 기반의 심도 있는 간호연구가 수행될 수 있도록 하였다.

ⓔ 1990년대 동안 간호사에 의해 수행된 몇몇 연구는 NCNR과 함께 저명한 간호연구가에 의해 설정된 우선순위에 따라 2개의 Conference on Research Priorities(CORP)에 대해서 수행되었다.

ⓜ CORP#1에서는 연구의 우선순위로서 저체중아 HIV 감염, 장기간호, 증상관리, 간호정보학, 건강증진, 기술의존 등을 선정하였다. CORP#2는 1995년부터 1999년까지의 연구로서 NINR의 재정 비율 중요도에 의해 지역사회 중심 간호모델, HIV와 AIDS에 대한 간호중재 인지적 손상, 만성질환, 면역력 등을 선정하였다.

1999년까지 미국국립간호연구소에서 집중적으로 지원한 연구의 우선순위

(1) 인지장애 치료개발과 간호중재 효과
(2) 지역사회 중심 모형개발 검증
(3) AIDS 환자를 위한 간호중재 효과
(4) 만성질환 대처를 위한 중재 검증
(5) 유전학의 발전에 따른 임상적 문제 규명
(6) 통증의 행동과학적 · 신경생리적 이해
(7) 면역력을 증강시키기 위한 생 – 행동적 요소 확인과 검증
(8) 만성적 상처와 치유 불가능한 상처의 중재 개발과 검증

(3) 간호연구의 문제점과 미래 전망

① 간호연구의 문제점

　㉠ 반복연구가 부족하다. 다시 말해서 연구가 상호 연관성 있게 이루어지지 않고 있으며 연구결과도 상호 보완의 효과를 가지지 못하고 있다.

　㉡ 용어의 사용이 부정확하고 다양하여 결과적으로 개념상의 혼돈을 초래하고 있다.

　㉢ 환자 중심의 연구가 부족하다.

　㉣ 교육과 임상 간에 격차가 크다.

　㉤ 타 의료직과의 학제 간 연구가 부족하다.

　㉥ 간호교수가 간호현장으로부터 소외되어 있다.

　㉦ 임상간호를 위한 축적된 간호지식이 부족하다.

② 간호연구가 나아가야 할 방향

　㉠ 간호연구의 기반은 간호실무이므로 연구자와 실무자 간에 밀접한 협동체계를 형성할 필요가 있다.

　㉡ 임상작용이 가능한 연구를 필요로 하는 현실에 맞추어 간호효과를 검증하는 연구, 이론검증 및 구축을 위한 연구, 질적 연구, 한국의 문화에 기초한 간호방법 등이 많이 이루어져야 한다.

　㉢ 간호전문직이 사회에 적극적으로 기여하기 위해서는 포괄적인 시야도 넓어야 하므로 정책적 · 윤리적 · 역사적인 과제에도 연구의 관심을 기울여야 한다.

　㉣ 환경과 상호관계하는 인간에 대해 전체적으로 연구하려는 태도가 기본적으로 되어 있어야 한다.

　㉤ 연구가 많이 축적되어야 하므로 사전연구에 기초하여 후속연구로 연결되게 해야 한다.

　㉥ 연구결과를 임상실무자가 읽고 이해하게 하기 위하여 실무에 도움이 되는 연구를 해야 한다.

ⓢ 간호현상을 측정할 개념 도출과 도구 개발의 방법론적 연구가 필요하며, 자료의 타당성을 뒷받침할 수 있게 인과관계를 강화할 생리적 변화, 관찰 등 보완방법으로 자료를 수집해야 한다.

ⓞ 변화, 과정, 장기적 결과를 알기 위한 종단적 연구가 더 필요하다.

③ **간호연구를 해야 하는 이유**

㉠ 다른 전문직과 분명하게 구별되는 간호지식체를 확장하고 발전시키기 위하여

㉡ 전문직 책임을 다하기 위해 축적된 과학적 지식이 쌓여 있어야 하므로

㉢ 간호실무의 효율성을 점검하기 위하여

CHAPTER 2 연구윤리

1 연구윤리의 역사적 배경

(1) 뉘른베르크 강령

중세 시대를 지나 르네상스 시대 이후, 인간은 스스로 진리를 증명하기 위해 많은 노력을 기울여 지식을 축적하였다. 이 시기 인간은 감각 경험과 실증적 검증에 기반을 둔 결과만이 확실한 지식이라고 여겼으며 이에 따라 많은 실험이 진행됐다. 그러나 2차 세계대전 시기 나치는 새로운 지식의 창출이라는 명분 아래 인간을 대상으로 수많은 비윤리적 인체실험을 진행하였으며 이는 뉘른베르크에서 열린 전범 재판에서 알려지게 되었다. 이 재판을 통해 비윤리적인 연구에 대한 문제점을 인식하게 되었으며 윤리적, 법적 개념을 확보하기 위해 1947년 뉘른베르크 강령(Nuremberg Code)이 채택되었다. 뉘른베르크 강령에서는 윤리적 문제를 근거로 연구를 제한할 수 있다는 사실과 피험자의 자발적 동의에 대한 개념을 최초로 소개하면서 연구윤리의 초석을 마련하였다.

인간 대상 연구가 사회적으로 문제가 되자 뉘른베르크 강령으로부터 영향을 받은 세계의료 협회(World Medical Association)에서는 1964년 헬싱키에서 인간 대상 의학연구에서의 윤리 원칙을 발표하였다. 이를 헬싱키 선언(Declaration of Helsinki)이라고 하는데 이 선언의 주요 쟁점은 첫째, 인간을 대상으로 하는 연구에서 피험자의 복지가 과학적 이익보다 우선되어야 한다는 것, 둘째, 기관내 심의위원회의 심사를 받아 시험계획을 승인받아야 임상시험을 할 수 있다는 것, 셋째, 피험자에게 임상시험에 관한 정보를 제공하고 동의를 받은 후 임상시험을 해야 한다는 것이다.

뉘른베르크 강령과 헬싱키 선언이 선포되었음에도 인간을 대상으로 한 비윤리적인 연구는 한동안 진행되었다. 이 시기 대표적인 비윤리적 실험연구는 터스키기(Tuskegee) 매독실험 연구이다. 1932년부터 1972년까지 미국 앨라배마주 터스키기에서 진행된 매독실험연구의 목적은 매독이 걸린 환자들이 어떻게 신체적으로 변화하는지 확인하고, 그들의 피를 이용하여 매독 백신을 만드는 것이었다. 미국 공중 보건국은 매독을 치료해 준다는 거짓말로 대상 자를 모아 실험을 하였으며 대상자는 대부분 매독을 앓고 있는 흑인이었다. 또한, 연구가 진행되던 중 1947년 페니실린이 매독에 대한 표준적인 치료법으로 쓰이기 시작하였으나 연구자는 흑인인 대상자에게 이를 알리지 않고 치료도 제공하지 않은 채 연구를 진행하였다. 1947년 이후에도 연구대상자들은 매독치료를 받을 수 없었고 지속적인 고통을 받았으며 1972년 언론에 알려질 때까지 계속 연구가 진행되었다. 1972년 언론에 폭로된 터스키기 매독연구의 비윤리성으로 인해, 인간을 대상으로 하는 연구가 윤리적으로 수행되기 위해서는 제도적 심의가 필요하다는 사회적 합의가 이루어졌고, 1979년 미국 국가위원회에서는 벨몬트 보고서(The Belmont Report)를 발간하게 되었다. 벨몬트 보고서는 헬싱키 선언을 보완하고 구체화하였으며 인간을 대상으로 하는 연구에 있어 인간존중, 선행, 정의의 세 가지 기본적 윤리원칙을 제시하였다.

(2) 윤리적 기준

인간을 대상으로 하는 연구에 있어서 윤리적 기준은 벨몬트 보고서에서 제시한 인간존중, 선행, 정의의 세 가지 기본적 윤리원칙이라고 할 수 있다.

① 인간존중(respect for persons) : 인간존중은 인간이 자율적 존재로 인정되어야 한다는 것과 자율능력이 부족한 인간은 보호받을 권리가 있다는 두 가지의 윤리적 신념으로 구성되어 있다. 연구참여자는 연구자로부터 부당한 요구를 받지 않아야 하고 자율적으로 연구에 참여할 권리를 존중받아야 한다. 만약 연구참여자가 스스로 결정하기 힘든 취약한 대상자라면 적절하게 보호를 받아야 한다. 즉, 연구대상자는 연구 참여에 대해 스스로 결정하고 연구자는 이를 존중하며 위험으로부터 보호해야 한다는 것이다.

② 선행(beneficence) : 선행은 단순히 자선을 의미하는 것이 아니라, 연구참여자에게 해를 입히지 않고 가능한 이익을 극대화하는 것을 의미한다. 연구자는 연구를 통해 나타날 수 있는 위험과 이익을 사전에 심사숙고하여 연구를 진행해야 하며 위험을 최소화하고 연구참여자와 사회에 이익을 극대화할 수 있게 연구를 계획하고 진행해야 한다는 것이다.

③ 정의(justice) : 정의는 연구가 진행될 때 연구자는 이익과 부담이 공정하게 분배되고 있는가를 고려해야 한다는 것을 의미한다. 연구를 위해서 취약한 대상자를 부당하게 이용하지 않아야 함은 물론 이익을 극대화할 수 있는 연구가 여유가 있는 사람에게만 편익되어서는 안 된다. 연구를 계획할 때 연구대상자가 취약한 상태라면 그들이 선정된 이유가 세밀히 검토되어야 한다.

(3) 법적 기준

연구가 윤리적으로 수행되기 위해서는 제도적 심의가 필요하다는 사회적 합의에 따라 연구를 심의하기 위한 법적 기준이 마련되었으며 우리나라에서 기준이 되는 법률은 약사법, 의료기기법, 생명윤리 및 안전에 관한 법률, 개인정보보호법 등이다. 이러한 법적 기준을 통해 연구자는 인간을 대상으로 하는 연구를 진행하기 전 기관생명윤리위원회에 심사를 받아야 하며 임상연구윤리 교육을 이수해야 한다. 2013년부터 시행되고 있는 우리나라 생명윤리 및 안전에 관한 법률은 인간을 대상으로 하는 연구를 진행할 때 연구자가 연구대상자를 보호하기 위해 어떻게 해야 하는지 규정하고 있으며 약칭 '생명윤리법'이라 불리고 있다.

생명윤리법은 인간과 인체유래물 등을 연구할 때 인간의 존엄과 가치를 침해하거나 인체에 위해를 끼치는 것을 방지함으로써 생명윤리 및 안전을 확보하고 국민의 건강과 삶의 질 향상에 이바지함을 목적으로 한다(생명윤리법 제1조). 인간과 인체유래물 등을 연구하는 연구자는 인권과 복지, 자율성 존중, 사생활 보호, 대상자 안전, 취약계층 보고, 국제기준 수용의 기본원칙을 준수해야 한다. 이러한 생명윤리법에 의하면, 모든 인간 대상 연구를 수행하기 위해 연구자는 기관생명윤리위원회 심사에서 승인을 받아야 한다.

(4) 기관생명윤리위원회

기관생명윤리위원회(Institutional Review Board, IRB)는 인간과 인체유래물 등을 연구할 때 연구의 윤리적·과학적 타당성 등을 확보할 수 있도록 교육·연구기관 또는 병원 등에 설치하는 독립적인 위원회를 말한다. 기관생명윤리위원회는 생명윤리법 규정에 따라 해당 기관 내에 설치하게 되어 있으며 연구의 윤리적·과학적 타당성과 연구대상자 보호에 대해 심의를 한다.

① IRB의 수행업무 : 생명윤리법 제10조 기관생명윤리위원회의 설치 및 기능에 따라 인간대상연구와 인체유래물 연구를 수행하는 자가 소속된 기관에서는 기관생명윤리위원회를 설치해야 하며 다음과 같은 업무를 수행한다.

- 연구자가 IRB 심사승인을 위해 제출한 연구계획서를 심의한다. 연구계획서 심사 시 연구계획서의 윤리적·과학적 타당성뿐만 아니라 연구대상자로부터 적법한 절차에 따라 동의를 받았는지, 연구대상자의 안전과 개인정보 보호에 대한 대책이 있는지, 그 밖에 기관에서의 생명윤리 및 안전에 관한 사항이 적절한지에 대해 검토한다.
- 해당 기관에서 수행 중인 연구의 진행과정 및 결과에 대해 조사하고 감독한다.
- 생명윤리 및 안전을 위해 해당 기관의 연구자 및 종사자를 교육하고 취약한 연구대상자 등의 보호 대책을 수립한다. 또한, 연구자를 위한 윤리지침을 마련하여 윤리적으로 연구가 진행될 수 있도록 활동한다.

② IRB 심의대상 : 생명윤리법 제15조(인간대상연구의 심의)와 제36조(인체유래물연구의 심의)에 의하면 연구 중 인간대상연구, 인체유래물연구를 기관생명윤리위원회에서 심의하며 인간대상연구 또는 인체유래물 연구를 하려는 연구자는 연구를 시작하기 전에 연구계획서에 대하여 심의를 받아야 한다. 인간대상연구란 사람을 대상으로 물리적으로 개입하거나 의사소통, 대인접촉 등의 상호작용을 통하여 수행하는 연구 또는 개인을 식별할 수 있는 정보를 이용하는 연구이다.

생명윤리법 시행규칙 제2조에 의하면 인간대상연구의 범위는 다음과 같다.

- 사람을 대상으로 물리적으로 개입하는 연구 : 연구대상자를 직접 조작하거나 연구대상자의 환경을 조작하여 자료를 얻는 연구
- 의사소통, 대인 접촉 등의 상호작용을 통하여 수행하는 연구 : 연구대상자의 행동관찰, 대면 설문조사 등으로 자료를 얻는 연구
- 개인을 식별할 수 있는 정보를 이용하는 연구 : 연구대상자를 직접·간접적으로 식별할 수 있는 정보를 이용하는 연구

인체유래물이란 인체로부터 수집하거나 채취한 조직, 세포, 혈액, 체액 등 인체 구성물 또는 이들로부터 분리된 혈청, 혈장, 염색체, DNA, RNA, 단백질 등을 말하며 인체유래물 연구란, 인체유래물을 직접 조사하거나 분석하는 연구를 말한다.

(5) IRB의 심의면제

생명윤리법 시행규칙 제13조(기관위원회의 심의를 면제할 수 있는 인간대상 연구)에 의하면, 연구대상자, 인체유래물 기증자 및 공공에 미치는 위험이 미미한 연구인 경우 심사면제가 가능하다. 심사면제 대상은 일반 대중에게 공개된 정보를 이용하는 연구 또는 개인식별정보를 수집 및 기록하지 않는 연구로서 다음 중 어느 하나에 해당하는 연구이다.

- 연구대상자를 직접 조작하거나 그 환경을 조작하는 연구 중 다음 어느 하나에 해당하는 연구
  a. 약물투여, 혈액채취 등 침습적 행위를 하지 않는 연구
  b. 신체적 변화가 따르지 않는 단순 접촉 측정장비 또는 관찰장비만을 사용하는 연구
- 연구대상자 등을 직접 대면하더라도 연구대상자 등이 특정되지 않고 개인정보 보호법 제23조에 따른 민감정보를 수집하거나 기록하지 않는 연구
- 연구대상자 등에 대한 기존의 자료나 문서를 이용하는 연구

그러나 생명윤리법의 심사면제 조건에 해당하더라도 연구대상자가 취약한 환경에 있다면 IRB심의를 받아야 하며, 심사면제대상 연구라 하더라도 IRB에 연구계획서를 제출하여 기관위원회의 확인 절차를 받아 승인받아야 연구를 시작할 수 있다.

2 생명윤리 원칙

모든 윤리 이론들은 한 가지 이상의 윤리원칙과 규칙을 가진다. 윤리원칙이란 도덕적 의사결정을 내리고 도덕적 행동을 하도록 유도하는 것으로, 전문적 영역에서 도덕적 판단을 내리는 데 중심이 되는 것들이다. 이는 보통 어떤 종류의 행동을 하거나 하지 말아야 한다고 표현이 되는 것으로, 생명윤리에서 의료인 행동의 지침이 된다. 윤리원칙의 구체적인 내용은 문화에 따라 다르기도 하고 시대에 따라 다르기도 하지만 현대사회에서 문화나 장소에 구애받지 않고 일관되게 적용되는 원칙들은 대개 자율성 존중의 원칙(the principle of respect for autonomy), 악행금지의 원칙(the principle of nonmaleficence), 선행의 원칙(the principle of beneficence), 정의의 원칙(the principle of justice)이라는 네 가지로 집약될 수 있다.

(1) 자율성 존중의 원칙

자율성(autonomy)이라는 말은 그리스에서 자기(self)를 뜻하는 'autos'라는 단어와 규칙, 지배, 법률을 뜻하는 'nomos'라는 단어에서 유래한 말로, 원래의 의미는 독립된 도시가 스스로를 통치(self-rule)하거나 스스로를 지배(self-governance)하는 것을 의미한다.

그 뒤 자율성이라는 단어가 개인에게까지 확대되면서부터는 자기지배, 자유권리, 사생활, 개인의 선택, 자유의지, 행동을 하게끔 하는 원인, 자기 스스로 존재하는 것 등의 의미로 다양하게 확대되었다. 따라서 현대사회에서 자율성이란 말은 '자신의 선택에 따라 행동을 결정할 수 있는 개인적 자유'를 의미한다.

자율성 존중의 원칙(the principle of respect for autonomy)은 사람이 자신의 생각을 가지고 선택을 하며, 개인적 가치와 신념을 가지고 행동할 권리를 가지는 것을 인식한다는 의미이다. 여기에서 존중은 단순히 태도만을 의미하는 것이 아니라 행동까지도 포함하는데 타인의 행동이나 선택을 방해하지 않을 뿐 아니라, 더 나아가서는 타인으로 하여금 자율적으로 선택할 수 있도록 그들의 능력을 배양하고 촉진하는 행위까지도 포함한다.

이 원칙에는 적극적 의무(positive obligation)와 소극적 의무(negative obligation)가 있다. 소극적 의무란 자율적인 행위가 타인에 의해 억압되어서는 안 된다는 절대적인 의무로 보통은 '사람이 타인을 해롭게 하지 않은 한 그의 생각과 행동은 존중되어야 한다.'라는 조항을 두어 강조하고 있다. 반면, 적극적 의무는 정보를 제공하거나 상대방이 자율적으로 의사결정을 하도록 하는 것을 의미하고, 때로는 사람들로 하여금 이용 가능한 선택을 최대한으로 증가시킬 의무를 지칭하기도 한다. 이런 의미에서 생명윤리에서 자율성 존중의 원칙은 정보를 제공하고, 내용을 확실하게 이해할 수 있도록 하며, 그 뒤 적절한 의사결정을 촉진시키는 전문가로서의 의무를 의미한다(충분한 정보에 근거한 동의 또는 사전동의, informed consent). 자율적 기능을 존중하는 적극적, 소극적 방법들은 다양하게 있으나 대체로 많은 사람들에 의하여 지지되는 것들은 아래와 같다.

> **플러스UP 자율성 존중 원칙의 주요 내용**
>
> - 진실을 말하기
> - 사적인 정보를 보호하기
> - 타인의 사생활을 존중하기
> - 환자치료에 대한 동의를 구하기
> - 요청될 경우에는 타인이 중요한 결정을 하는 데 도움을 주기

그러나 자율성 존중의 원칙은 단순히 적용하는 데 제한을 받기도 하고, 때로는 도덕적인 고려에 의해 제한을 받기도 한다. 예를 들어, 개인의 자율적인 결정이 공공의 건강을 해치거나 타인에게 위해를 가할 가능성이 있거나 혹은 부족한 자원을 요구할 경우에는 자율성을 제한하는 것이 정당화된다. 또한 미성년자, 무능력자, 무지한 자, 강요된 자, 착취당한 자와 같이 자율성을 발휘할 수 없는 자에게까지 자율성 존중의 원칙이 적용되지는 않지만 신생아나 비합리적으로 자살하려는 자, 약물중독자와 같은 사람들에게도 자율성 존중의 원칙은 적용되지 않는다.

간호를 할 때 자율성 존중의 원칙을 적용함에 있어 야기되는 문제점 중에 하나는 환자가 가지고 있는 자율성의 능력이 내외적인 제약에 따라 다양하다는 것이다. 즉, 환자의 자율성이 갖는 내적 제한은 정신능력, 의식수준, 연령, 질병상태 등에 따라 다르고 외적 제한 역시 병원환경, 자원의 이용가능성, 의사결정을 위해 제공되는 정보의 양, 금전적 자원 등에 따라 제한을 받는다. 또한 간호사나 다른 의료팀의 생각에는 환자의 선택이 환자 자신을 위한 최선이 아니라고 판단될 때 역시 환자의 자율성을 존중해야 한다는 것이 의료인에게는 심리적인 부담으로 작용하기도 한다.

이런 상황에서 간호사는 환자가 가지고 있는 자율성의 한계와 정당한 의미에서의 선의의 간섭주의(partermalism)의 요건을 고려해 보아야 한다. 선의의 간섭주의는 개인에게 이득을 주기 위해 개인의 선택이나 의도된 행동을 무시하는 것으로 현대사회에서 선의의 간섭주의가 정당화되는 경우는 드물지만, 현실적으로 이득이 크고 피해야 할 위해가 심각할 경우에는 정당화되기도 한다. 또한 자율성 존중의 원칙을 실무에 적용하는 데 있어 매우 중요하게 강조되는 것 중에 하나가 충분한 정보에 근거한 동의(informed consent)이다. 그러므로 선의의 간섭주의와 충분한 정보에 의한 동의라는 두 가지 원칙은 자율성 존중의 원칙을 현실에서 적용하는 데 부가적으로 알아야 하는 매우 중요한 윤리원칙들이다.

(2) 악행금지의 원칙

악행금지의 원칙(the principle of nonmaleficence)은 우리가 타인에게 의도적으로 해를 입거나 해를 입힐 위험을 초래하는 행위를 하지 말아야 할 의무를 지칭하는 것이다. 이것은 생명윤리뿐 아니라 사회도덕의 근본을 이루는 원칙으로 '무엇보다도 남에게 해를 입히지 말라'는 격률에 의해 유도가 되는 원칙이다. 그러나 이 원칙의 의미와 내용에 있어서 불분명한 부분이 있는데, 이는 바로 '해(harm)가 무엇이냐?'라는 것이다. 그것은 '해'라는 개념이 그리 간단하지 않기 때문에 제기되는 문제로 해(害)와 선(善)이란 단순히 이분법적으로 분류되는 개념이 아니라 한쪽 끝은 선이고 다른 한쪽 끝은 해라는 연속선 상위에서 문제의 행위가 어디쯤에 위치하느냐에 따라 선이나 해로 분류될 수 있다는 일종의 연속적인 개념으로, 어찌보면 하나의 개념이라고 볼 수 있기 때문이다.

예를 들어, 갑이 재생불량성 빈혈로 죽어가고 있을 때 그의 사촌인 을이 골수를 기증하겠다고 하여 조직 적합성 검사를 받았다. 그런데 그 후 을이 심경의 변화를 일으켜 골수를 기증하지 않겠다고 하였다면, 이때 을의 행위는 선행을 수행하지 않은 것인가? 아니면 악행을 행한 것인가? 이것은 '해'를 어떻게 해석해야 할 것인가? 라는 것과 관계가 되는 문제이다. 악행금지의 개념은 흔히 해와 상해(injury) 등의 용어를 사용함으로써 도출되는 개념으로, 우리는 흔히 이 용어를 규범적 또는 비규범적으로 사용한다. 예를 들어 'X가 Y에게 해를 입혔다'라는 말의 의미는 'X가 Y를 나쁘게(wrong) 대하였다', 'X가 Y를 부당하게(unjustly) 대했다'라는 의미일 수도 있고 또 단지 'X가 Y의 이익에 부정적인 영향을 미쳤다'라는 의미일 수도 있다. 세 번째 경우 '해'라는 말은 X의 권리 침해를 뜻하기는 하지만 그렇다고 해서 X에게 악행을 행하였다는 말과는 개념이 맞지 않는다. 우리는 가끔 질병이나 신의 뜻 혹은 불운에 의해 피해를 입기도 하지만 그것이 도덕적 잘못이나 권리 침해와는 상관이 없다는 것을 잘 알고 있다. 그러한 의미에서 '해'라는 개념은 도덕적으로 중립적인 개념이다. 그리고 '해'라는 의미는 넓게는 명예, 재산, 사생활, 자유 등의 훼손까지도 의미하지만 좁게는 신체적, 심리적 이해관계의 훼손만을 의미한다. 그리고 보통 생명윤리에서는 좁은 의미에 국한해서만 이 개념을 사용하고 있다. 그러므로 악행금지의 원칙에서 '해'의 의미는 고통, 무능력, 죽음, 신체적 상해 등에 초점을 맞춘 피해로 해석하여야 할 것이다.

이 원칙에 따르면 모든 의료인은 환자에게 '해가 되는 행위를 해서는 안 된다. 이것은 치료과 정에서 환자에게 신체적·정신적으로 상해를 주어서는 안 된다는 의미이다. 하지만 우리는 의료 전문인으로서 치료과정상 환자에게 일부 신체적 상해나 고통을 줄 수 밖에 없는 경우에 부딪히곤 한다. 그리고 이 경우 환자들이 겪게 되는 고통이나 불편함은 도덕적 평가와는 관계가 없는 해로, 이러한 고통이나 불편함은 환자들의 더 큰 복지를 위해 어쩔 수 없이 가해지는 것들이다. 그러므로 악행금지의 원칙은 환자에게 무조건적으로 상해나 고통을 주어서는 안된다는 의미가 아니라 환자에게 가해지는 위험과 고통을 최소화하여야 한다는 의미로 해석하여야 할 것이다. 여기에서 중요한 것은 환자가 얻게 되는 최종적인 선과 해의 크기를 따져서 결정하는 이중효과의 원칙(the principle of double effect)이다.

(3) 선행의 원칙

도덕은 우리에게 타인의 자율성을 존중하고, 그에게 피해를 주지 않을 뿐 아니라 그의 복지를 위해 기여할 것을 요구하고 있다. 여기에서 그 사람의 복지를 위해 행동한다는 것은 선행의 원칙(the principle of beneticence)에 관한 것으로, 악행금지의 원칙과 분명하게 구분되는 것은 아니나, 단순히 악행금지의 원칙처럼 타인에게 피해를 주지 않는다는 정도가 아니라 이를 넘어서 그를 적극적으로 도와주는 행동을 요구한다.

선행의 원칙에는 크게 두 가지의 중요한 개념이 있는데, 하나는 적극적 선행(positive beneficient)이고 다른 하나는 효용(utility)의 원칙이다. 적극적 선행은 대상자에게 이득을 제공하는 것을 의미하고, 효용의 원칙은 행위결과로 나타나는 이득과 손실 간의 균형을 요구하는 것으로 여기에서도 이중효과의 원칙이 적용된다. 그러나 선행의 원칙은 이 두 가지 개념 중에서도 효용의 원칙보다는 적극적 선행을 그 기반으로 하고 있음을 인식하여야 한다.

선행이란 일반적으로 인정, 친절, 자비 등을 의미하며 이타주의, 사랑, 인본주의 등을 포함하는 개념으로 넓게는 타인에게 이득을 주려는 의도의 모든 행동이 여기에 속한다. 그렇지만 우리는 여기에서 선행을 자비(benevolence)와는 구별하여야 한다. 자비는 불교의 자비나 기독교의 사랑과 같이 타인에게 선을 베풀고자 하는 마음의 성향으로 일종의 덕목을 지칭하는 말인데 반하여, 선행은 그 성향의 결과이든 그렇지 않든 간에 다른 사람을 돕는 행위 자체를 의미하는 것으로, 생명윤리에서 중요한 위치를 차지하는 말이다. 즉, 선행의 원칙에 의하면 의료인은 보통의 도덕을 넘어서 타인을 적극적으로 도와야 할 의무가 있다.

그렇지만 선행이란 개념 역시 너무 막연하고 또 추상적이기 때문에 이를 좀더 명료화할 필요가 있다. 이를 명료화하는 방법 중에 하나는 선행이 의무가 되는 상황과 그렇지 않은 상황으로 상황을 구분해 보는 것이다. 로스(Ross)는 상황에 따라 의무가 되기도 하고 의무가 되지 않기도 하는 선행에 대하여 이를 조건적 의무라고 규정하고, 이러한 조건적 의무가 상황에 따라 실제적 의무가 되기도 하고 그렇지 않기도 한다고 하였다. 로스가 정의한 조건부 의무들이 상황마다 대체로 실제적 의무가 되는 것은 다음과 같다.

플러스 UP 로스가 제시한 실제적 의무들

- 타인의 권리를 보호하고 옹호하기
- 타인에게 피해를 불러일으키는 상황들을 제거하기
- 위험에 처한 사람을 구하기
- 타인에게 발생하는 피해를 예방하기
- 무능력한 사람을 돕기

'일부 선행의 원칙들이 도덕적 의무가 되는 근거는 무엇인가?' 그 이유에 대해서 밀과 같은 공리주의자들은 선행의 의무가 효용의 원칙에서 나왔기 때문이라고 보았다. 칸트나 로스는 선행 그 자체가 일반적인 도덕이기 때문에 수행하여야 한다고 하였다. 또 흄(Hume)은 내가 사회로부터 혜택을 받았기 때문에 나도 사회의 이익을 향상시켜야 할 의무가 있다고 함으로써 호혜성의 개념을 선행의 원칙이 조건적 의무가 되는 근거로 제시하였다.

그러나 선행의 원칙을 도덕적 의무와는 다르게 보는 견해도 있다. 이러한 견해에 따르면 의무는 반드시 수행하여야 하는 공정성의 원리를 기반으로 하는 소극적 행위인데 반해 선행의 원칙은 도덕적 이상을 실현하려는 의도에서 수행하는 적극적 행위이기 때문에 반드시 수행하여야 하는 공정성을 기반으로 하고 있지는 않다는 것이다.

(4) 정의의 원칙

환자에게 해를 주지 말고 이득을 주어야 할 의무에 대한 경계가 정해지고 나면 생명윤리를 담당하는 간호사는 이러한 이득과 피해를 환자들에게 어떻게 분배하여야 하는가? 하는 문제를 놓고 고민하게 된다. 여기에서 분배는 누가 얼만큼의 피해를 입고 누가 얼만큼의 이득을 보아야 하며 궁극적으로 이들 간의 분배가 얼마나 공정한가? 하는 문제이다.

이와 관련하여 생각해 보아야 할 생명윤리의 원칙이 바로 정의의 원칙(the principle of justice)이다.

정의란 공정함(fairness), 평등함(equality), 적절함(appropriate) 등과 관련된 용어로 철학에서는 '각자에게 각자의 몫을 돌려주는 것'이라고 정의하고 있다. 이와 같은 정의의 개념이 성립하기 위해서는 사회적 조건이 일정한 전제를 가정하고 있어야 하는데, 정의의 원칙을 적용하기 위해 필요로 하는 첫 번째 가정적 조건은 인간이 순수하게 이타적인 존재도 아니고 또 완전히 이기적인 존재도 아니라는 것이다. 이것은 인간이 극단적으로 이기적인 존재라면 야수적인 상태에 머물러 있을 것이고, 반면 철저히 이타적인 존재라면 자신의 몫과 타인의 몫을 엄밀하게 구분하려고 하지도 않을 것이기 때문이다. 두 번째 전제는 사회의 자원이나 재화가 '적절히 부족한 상태'여야 한다는 것이다. 이는 그 사회의 재화가 모든 사람의 욕구를 충족시킬만큼 풍부하다면(공기처럼) 어떻게 공정하게 분배할 것인가와 같은 정의의 문제는 생기지도 않을 것이기 때문이다. 그러므로 이 두 가지 전제조건을 충족시키는 사회에 한하여 정의라는 개념이 필요하다.

정의는 주로 형법을 통하여 구체화되는 처벌적 정의(criminal justice)와 민법을 통하여 구체화되는 보상과 관련된 시정적 정의(rectificatory justice), 그리고 세금이나 의료자원의 배분 등과 관련된 분배적 정의(distributive justice)로 나뉠 수 있는데 생명윤리에서 다루는 정의는 주로 분배적 정의와 관련이 된다.

또한 정의를 실현하는 원칙에 있어서는 형식적 원칙(the formal principle of justice)이 가장 많이 언급되고 있다. 이는 아리스토텔레스(Aristoteles)가 주장한 것으로, 주요 원칙은 '같은 것은 같게 취급하고 다른 것은 다르게 취급하라'라는 것이다. 이 원칙에서 정의는 평등과 같은 것으로 이해가 되지만 그렇다고 같다는 것이 무엇이 어떻게 같은 것이고, 같게 취급한다는 것이 구체적으로 어떻게 취급하는 것인지에 대해서는 언급이 없기 때문에 같은 것과 다른 것에 대한 구분의 실질적 기준을 제시하지는 못하고 있다. 이러한 한계를 극복하기 위해서는 정의를 적용하기 위한 실질적 원칙들이 요구되는데 각자에게 적당한 몫을 지불하도록 하는 전통적 분배의 실질적 기준으로는 다음과 같은 것들이 있다.

> **플러스 UP 분배에 대한 전통적 기준**
>
> • 획일적인 분배
> • 성과에 따른 분배
> • 필요에 따른 분배
> • 공적에 따른 분배
> • 노력에 따른 분배

모든 사회는 사람들이 의료서비스를 평등하게 접근할 수 있는 이상적인 방법을 권장하면서 다른 한편으로는 자유시장 경쟁을 유지하려고 하기 때문에 이 둘 사이에 균형을 이루려는 시도가 계속 시도되고 있다.

3 연구 동의서

(1) 동의서의 내용

연구의 윤리적 수행을 위한 첫 번째 원칙은 연구대상자의 자발적 참여이다. 따라서, 연구참여 전에 모든 연구대상자로부터 자발적인 연구 참여 동의를 받아야 한다. 동의절차는 연구대상자가 임상연구에 대해 충분한 정보를 제공받았으며, 참여여부에 대해 적절한 고려 기회를 가진 후 자발적으로 참여에 동의하였음을 보증할 수 있어야 하며 법적 근거이기도 하다. 동의서는 서면으로 받으며 연구대상자에게 혼란을 주지 않도록 이해하기 쉽게 작성되어야 하고 서면 동의서에 포함해야 하는 내용은 다음과 같다.

- 연구의 목적
- 연구대상자의 참여기간, 절차 및 방법
- 연구대상자에게 예상되는 위험 및 이득
- 개인정보 보호에 관한 사항
- 연구 참여에 따른 손실에 대한 보상
- 개인정보 제공에 관한 사항
- 동의의 철회에 관한 사항
- 그 밖에 기관위원회가 필요하다고 인정하는 사항

인간을 대상으로 하는 연구 중 취약한 대상자에게 자료를 수집하는 경우 대리인의 동의를 받는다. 생명윤리법 제16조(인간대상연구의 동의)에 따르면 18세 미만의 미성년자 또는 치매환자 등과 같이 연구대상자가 연구 참여에 대한 동의 능력이 없는 경우, 연구대상자를 대신하여 연구참여 유무에 대한 결정을 내릴 수 있는 법정대리인의 동의가 필요하다. 대리인의 동의를 받을 때는 대리인의 의사가 연구대상자의 의사에 어긋나지 않도록 주의해야 한다. 연구대상자의 동의를 받는 것이 연구 진행과정에서 현실적으로 불가능하거나 연구의 타당성에 심각한 영향을 미친다고 판단되는 경우에는 연구대상자의 동의 거부를 추정할 만한 사유가 없고 동의를 면제하여도 연구대상자에게 미치는 위험이 극히 낮은 경우에 한해서 연구대상자의 서면동의를 면제할 수 있다.

(2) 취약한 환경의 연구대상자

취약한 환경의 대상자를 포함하는 연구에서는 윤리적 원칙인 인간존중, 선행, 정의의 기준을 세심하게 살펴볼 필요가 있다. 따라서 기관생명윤리위원회에서는 취약한 환경의 연구대상자를 포함하는 연구는 연구대상자가 강압이나 부당한 영향을 받을 수 있는지에 대해 면밀히 검토한다. 연구계획서에서 취약한 대상자가 포함되어 있는지 검토하며, 취약한 대상자가 있다면 부당한 영향을 받을 가능성이 있는 연구대상자의 권리, 안전, 복지를 보호하기 위한 추가적인 안전대책이 마련되어 있어야 한다. 취약한 환경의 연구대상자에는 임산부와 태아,

미성년자, 노인, 말기질환 환자, 저소득자, 인지능력결핍자, 수용시설에 있는 사람, 학생과 직원 등이 포함된다.

(3) 연구대상자 모집 광고

연구대상자 모집을 위해 모집 광고를 해야 하는 연구의 경우, 광고문구가 강제성을 띠거나 연구대상자를 유인 또는 오인하게 하는 표현을 사용하지 않도록 주의해야 한다. 특히 취약한 환경의 연구대상자를 포함하는 연구일 경우 더욱 유념해야 하며 연구대상자에게 지급되는 사례비의 적절성에 대해서도 심사숙고해야 한다. 연구대상자의 모집 광고는 시행 전 IRB의 승인이 필요하며 모집 광고에 다음과 같은 정보를 포함해야 한다.

- 연구의 제목
- 연구의 목적
- 연구방법
- 대상자 자격과 선정기준
- 연구 책임자의 성명, 주소, 연락처
- 예측 가능한 부작용
- 참여에 대한 보상

연구대상자의 모집 광고에서는 '최신치료', 무상치료' 등과 같은 용어를 사용하지 않도록 하며 사례금액을 명시하지 않도록 한다.

(4) 대상자의 사생활 보호 및 비밀유지

윤리적인 연구를 수행하기 위해 연구자는 연구대상자의 개인정보와 사생활 보호 및 그 비밀을 유지해야 한다. 따라서 기관생명윤리위원회에서는 연구대상자의 개인정보를 보호하는 절차가 연구계획서에 포함되어야 연구승인을 할 수 있다. 연구대상자의 식별 가능한 정보의 비밀유지를 위해 연구자는 개인 식별 정보를 코드화하고 식별 가능한 자료에 대한 접근을 제한하며 잠금장치가 있는 장소에 자료 보관을 하는 등의 개인정보 보호를 위한 노력을 하여야 한다. 특히, 정신과 진료기록, 에이즈/성매개병 검사결과, 법정 감염질환, 성폭행, 유전자 정보, 아동 학대 등의 사생활 정보보호를 위해 연구자는 신중을 기해야 한다.

4 부적절한 연구행위

연구와 관련된 활동을 하면서 다음과 같은 부적절한 연구행위들이 발생할 수 있다. 연구자는 이러한 부적절한 행위를 하지 않도록 미리 숙지하고 있어야 한다.

(1) 부적절한 연구계획과 기대효과의 왜곡

연구계획서를 작성할 때 이미 발표된 연구결과 또는 문장을 인용 표시 없이 사용한 경우와 습득한 연구정보를 원연구자의 동의 없이 사용한 경우는 부적절한 연구행위에 해당한다. 또한, 연구비 수혜 등을 위해 연구의 기대효과를 왜곡해서 기술하는 행위도 부적절한 연구행위에 해당한다.

(2) 위조

위조(fabrication)는 존재하지 않는 연구자료나 연구결과 등을 허위로 만들어내는 행위를 말한다. 위조는 연구자가 원하는 결론을 이끌어내기 위해 연구자료 혹은 결과를 거짓으로 꾸며내는 행위이므로 부적절한 연구행위이다.

(3) 변조

변조(falsification)는 연구자가 고의적으로 연구자료, 연구과정, 연구결과를 변경 또는 누락하거나, 과장 또는 축소하는 행위를 말한다. 변조는 연구내용 또는 결과를 왜곡하는 행위이므로 부적절한 연구행위이다.

(4) 표절

표절(plagiarism)은 타인의 핵심 아이디어, 연구내용, 연구결과 등을 정당한 승인 또는 출처제시 없이 도용하는 행위를 말한다. 정직한 출처 표시와 정확한 참고문헌 제시는 연구자의 중대한 의무이며 이를 위반하는 표절은 다른 사람의 지적 재산권을 침해하는 부적절한 연구행위이다.

(5) 부당한 저자 표시

논문이나 저작의 저자는 연구의 계획, 수행, 개념확립, 결과분석 및 작성 등 연구에 직접적으로 공헌한 연구자를 말하며, 저자의 자격부여는 진실에 기초하여 공정하게 이루어져야 한다. 연구에 학술적으로 기여한 사람에게 정당한 이유 없이 저자 자격을 부여하지 않거나, 연구에 학술적으로 기여한 바가 없는 사람에게 저자의 자격을 부여하는 행위는 부적절한 연구행위이다.

(6) 중복 게재

이미 출간된 본인의 논문을 적절한 인용이나 언급 없이 다른 학술지에 다시 게재하는 것을 말한다. 중복 게재는 하나의 논문으로 이중의 성과를 얻으려는 부적절한 연구행위이다. 하나의 논문으로 게재할 수 있는 연구결과를 여러 개의 논문으로 분할 게재하는 행위 역시 부적절한 연구행위이다.

CHAPTER 3 연구과정의 개요

1 연구의 유형

(1) 문헌연구법
① 주로 문헌에 기록되어 있는 자료를 통해 과거 또는 현재의 현상을 기술·설명하는 방법을 의미한다.
② 문헌연구방법의 세분화 : 도서관 서베이 방법, 역사적 연구방법, 비판적·분석적 연구방법

(2) 실증적 연구방법
① 자료수집방법보다 객관적인 기구나 도구를 사용하여 통제된 상황에서 실증적인 관찰을 통하여 연구한다는 점을 강조한 분류이다.
② 기술적 연구방법과 실험적 연구방법으로 세분될 수 있다.

(3) 사례연구방법
① 핵심적인 연구방법이라기보다는 탐색적 또는 보조적 연구의 성격을 지닌다.
② 단일사례를 집중적으로 연구한다.

2 연구의 일반적 절차

(1) 기본적인 연구용어
① 개념과 변인(변수)의 정의 (⑥기출)
   ㉠ 개념은 사물이나 현상을 추상적으로 설명하고 이름 짓는 용어로서 의미를 분리하며 이론이나 명제를 구성하는 가장 기본적인 단위이다(예 불안).
   ㉡ 높은 추상수준의 개념은 매우 일반적인 의미를 가지며 때로는 구성개념(construct)으로 불리운다. 예를 들어, 불안개념과 연관된 구성개념은 '정서적 반응'일 수 있다.
   ㉢ 좀 더 구체적인 수준에서의 용어는 변수로 불리우고 정의의 범위가 좁혀진다.
   ㉣ 변수는 개념보다는 구체적이고, 용어가 측정할 수 있게 정의되어짐을 의미한다.
   ㉤ 변수는 용어의 수치가 경우에 따라 변함을 의미한다. 만일 손바닥에서 나는 땀의 변화량에 수치를 배정할 수 있다면 '손바닥의 땀'은 불안에 관계된 변수가 될 수 있다.
   ㉥ 연구의 주된 과제는 어떤 현상과 관련된 변인들 간의 관계를 밝히는 것이다.
   ㉦ 연구주제와 관련되는 개념은 직접적으로 관찰할 수 없거나 측정할 수 있는 경험적 차원으로 다루어진다.

◎ 연구에 사용되는 모든 개념은 변인이 될 수 있으며, 변인은 속성상 두 가지 이상의 값을 갖는다.
ⓩ 변인은 변화하고 그것을 측정하는 의미가 포함되므로 양적으로 나타나게 된다.

플러스UP 개념의 기능

(1) 인지적 기능 : 관찰한 것을 조직하고 질서를 부여하는 기능
(2) 평가적 기능 : 지각한 것이 얼마나 중요하고 의미가 있는지 판단하는 기능
(3) 실용적 기능 : 개념이 규정하는 뜻을 바탕삼아 우리의 행위를 좌우하는 기능
(4) 의사소통 기능 : 개념을 사용하여 서로 뜻을 전달하고 의사소통하는 기능

② 개념의 조건
㉠ 개념을 나타내는 말이나 용어가 정확하고, 개념의 의미가 적절하며 일관성이 있어야 한다.
㉡ 개념이 뜻하는 영역 또는 대상의 범위를 명확히 규정해야 한다.
㉢ 개념은 경험할 수 있는, 또는 관찰할 수 있는 것을 나타내야 한다.
㉣ 개념적 정의는 하나의 개념을 다른 개념으로 설명하는 방법으로서 대개 문헌연구에서 연구문제나 가설에 나오는 중요한 용어를 정의하며, 동의어 반복의 결과가 되기 쉽기 때문에 실증적 연구에서는 주의해야 한다.

플러스UP 개념의 기능을 수행하기 위한 조건

(1) 개념을 나타내는 말이나 용어가 정확하고 개념의 의미가 적절하며 일관성 있어야 한다.
(2) 개념이 뜻하는 영역 또는 대상의 범위를 명확히 규정해야 한다.
(3) 개념은 경험할 수 있는 또는 관찰할 수 있는 것을 나타내야 한다.

③ 변인(변수)의 종류
㉠ 독립변수와 종속변수 ⓒ기출
ⓐ 어떤 현상과 관련된 두 변수가 있을 때, 한 변수가 다른 변수보다 시간적으로 선행하면서 다른 변수를 변화시킬 수 있는 변수를 독립변수라 하며, 변화를 받는 변인을 종속변수라 한다. 독립변수는 연구자가 종속변수에 대해 효과를 창출하기 위해 조작하거나 변화시키는 활동 또는 자극이다(처치변수 또는 실험변수라 부른다). 종속변수는 연구자가 예측 또는 설명하기 원하는 반응, 행위, 성과이다(효과변수 또는 준거측정이라 부른다). 종속변수에서의 변화는 독립변수에 의해 초래되어진다고 가정한다.

ⓑ 사람을 대상으로 하는 연구영역에서는 독립변인의 조건을 연구자가 조작하는 것이 불가능한 경우가 많다. 예 성별, 연령

ⓒ 간호 상황의 경우에, 간호사의 직무가 다양할수록 직무만족도가 높을 것이라는 가설을 만들 수 있는데, 이때 직무의 다양성이 독립변인이 되며 직업만족도가 종속변인이 된다.

ⓓ 학문영역의 성격에 따라서 독립변인을 설명변인 또는 예측변인이라 하며, 종속변인을 피설명변인, 피예측변인 또는 기준변인이라 표현하기도 한다.

ⓛ 외생변수와 매개변수 ⬡기출

ⓐ 외생변수는 연구결과에 큰 영향을 미치면서도 통제가 되지 않는 변수이다.

ⓑ 외생변수는 연구자가 관심을 가지지 않으며 동시에 통제도 되지 않는 변수이다.

ⓒ 독립변수, 종속변수에 영향을 미치는 변인으로서 독립변수와 종속변수의 관계를 밝히는 데 방해가 되는 요인이 되므로 두 변인 간의 실질적인 관계를 밝히기 위해서 연구자는 외생변인을 찾아내어 통제하여야 한다.

ⓓ 외생변수는 연구결과를 불명확하게 하는 원인이 된다.

ⓔ 매개변수는 독립변수와 종속변수 간의 관계에 영향을 미치는 외생변수의 일종으로서 독립변수와 종속변수의 사이에서 작용하는 변인을 말한다.

ⓕ 매개변수는 직접적으로 관찰할 수 없는 유기체 내부의 기존 상향 또는 하향 요인이 되며 통제되지도 않는다.

④ 이론적 정의와 조작적 정의 ⬡기출

㉠ 이론적 정의는 개념(변수)의 이론적 의미를 제공하며, 개념에 대한 이론가의 정의로부터 도출되거나 개념분석을 통해 개발된다.

㉡ 이론적 정의에서 개념과 이들에 대한 정의를 포함하는 연구 틀은 변수를 개념적으로 정의하기 위한 기반을 제공한다.

㉢ 조작적 정의는 변수의 존재 또는 존재 정도를 나타내는 감각적 효과(청각, 시각, 촉각 효과)를 얻기 위해 연구자가 수행하는 일련의 활동 또는 절차로부터 도출된다.

㉣ 조작적 정의는 시간 및 세팅에 독립적이어서 통일한 조작적 정의를 서로 다른 장소와 시간에서도 변수를 조사할 수 있어야 한다.

㉤ 조작적 정의는 변수를 측정할 수 있게 또는 구체적 상황에서 조작할 수 있게 개발된다. 변수를 연구함으로써 얻은 지식은 변수가 표현하는 이론적 개념의 이해를 증가시킬 것이다.

㉥ 조작적 정의는 이론적 개념과 실증적인 자료 사이의 연결고리의 역할을 한다.

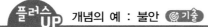

플러스UP 개념의 예 : 불안 🎯기출

(1) 이론적 정의 : 긴장을 초래하는 상황에 대한 인지적, 정서적, 행동적 반응과 관련된 과정으로 특정 순간에 경험하는 주관적 긴장감
(2) 조작적 정의 : 주관적 긴장감으로 불안자가 평가도구로 측정한 상태불안점수

플러스UP 조작적 정의

• 조작적 정의는 개념을 관찰할 수 있는 용어로 정의하여 경험적 지표를 갖게 하는 것이다.
• 조작적 정의는 어떤 이론적 개념을 경험적으로 확인하기 위하여 관찰자가 따라야 하는 활동 또는 절차를 세밀하게 묘사하는 과정이다.
• 조작적 정의는 이론세계에서 추리되는 개념을 경험세계에서 관찰하기 위해서 경험적 지표로 변화시키는 과정이다.

(2) 연구진행과정

① 문제의 진술

㉠ 좋은 연구는 연구문제 자체가 얼마나 좋은 것인지 그 정도에 달려 있다. 때로는 흥미 있고 의미 있는 주제의 선정에 골몰하다가 적절한 연구절차를 활용하는 데 소홀히 할 수가 있다. 그러나 동시에 아무리 신중하게 기술적으로 설계한 연구 프로젝트라도 실행 가능하고 의미 있는 좋은 주제가 되지 못한다면 쓸모가 없는 것이 될 것이다.

㉡ 연구를 위한 주제는 여러 가지 방법으로 얻을 수 있다. 연구주제를 선정하는 데 추천할 수 있는 표준화된 절차는 없다. 대부분의 경우 해결할 필요가 있는 문제가 연구주제가 된다.

㉢ 그리고 관심 있는 영역의 문헌을 읽으면서 해답을 얻지 못한 의문이 생길 때 그것이 주제가 되기도 하며, 또한 연구자 자신의 경험으로부터 비롯될 수 있다.

㉣ 지적인 호기심, 개인적인 배경, 개인의 지식을 합친 것이 문제영역을 확인하는 데 특히 효과 있는 자원이 될 수 있다.

㉤ 일단 일반적인 주제를 설정했으면 연구하고자 하는 구체적인 문제를 가능한 명확하게 정의해야 한다. 초보 연구자들이 가장 공통적으로 어려워하는 것 중 하나가 다룰 수 있고 연구할 수 있는 문제 진술을 개발하는 것이다.

㉥ 초기의 문제 진술이 너무 모호하고 광범위하면 프로젝트가 추구하는 방향을 결정하지 못하게 되어 결국 혼돈을 일으키게 된다.

② 관련문헌의 고찰

㉠ 연구주제에 대한 넓고 깊은 지식의 섭렵이라고 할 수 있다. 즉, 연구의 어느 특정 시기에 국한되지 않고 연구 전반에 걸쳐서 이루어진다.

    ⓛ 문헌고찰이 진행되면 선행연구에 대한 윤곽이 드러나며, 준거 틀의 맥락 속에서 연구 문제가 정확하고 체계적으로 포착될 수 있다.

    ⓒ 이론들의 작성은 연구문제와 관련된 이론적 측면을 제시하는 것으로서 관련이론의 맥락 속에서 연구문제와의 관련성을 제시한다.

    ⓡ 연구와 관련된 기존 이론이 있는 경우에는 기존 이론 자체가 이론들이 되며, 여기에서 연역된 연구가설이 도출된다.

    ⓜ 이론들은 문헌고찰의 과정에서 만들어지므로 문헌고찰의 결과로 제시된다.

③ 이론적 기틀의 개발

    ㉠ 이론이란 현상을 설명하고 예측하는 것을 주목적으로 하는 현상 간의 상호관계에 대한 일반적이고 추상적인 설명이다.

    ⓛ 이론은 특정한 시간, 장소, 개인의 특수성을 넘어서 변수 간의 관계에 대한 규칙성을 확인하는 과학의 궁극적인 목표이다.

    ⓒ 이론적 기틀이 없는 상태에서 연구가 진행될 경우 그 결과는 사건, 상황, 개인을 이해하거나 통제하기 위한 우리의 능력을 증진시키는 데 이용되지 못할 수 있다.

    ⓡ 이론은 연구에 있어 두 가지 역할을 수행할 수가 있다. 한편으로는 연구가 이론개발에 중점을 둘 수 있고, 다른 한편으로는 현존하는 이론을 검증할 수 있다.

    ⓜ 이론개발은 개념 간의 관계에 대한 주장을 확고히 하거나 수정해 나가는 데 목적을 둔 본질적으로 탐색적인 것인 반면, 이론검증은 충분한 지지를 받지 못하고 있거나 수정할 필요가 있는 현존하는 이론에서부터 시작된다.

    ⓗ 이론의 검증에는 한 이론으로부터 논리적으로 연역된 것을 검증하는 것도 포함한다. 실제로 한 연구 프로젝트에 있어 이론개발과 이론검증 간에는 상당한 중복이 있을 수 있다.

④ 연구변수의 확인

    ㉠ 이 단계는 변수를 어떻게 정의할 것인가를 자세히 서술하는 과정이다.

    ⓛ 연구자가 다음의 문제를 가지고 연구를 시작했다고 가정하자. "한 개인을 평범한 사람이 아닌 간호사로서 지각하는 것이 스트레스에 대한 느낌을 기꺼이 표현하려는 정도에 영향을 미치는가?" 이때 우리는 실제로 변수를 어떻게 측정할 것인가 하는 문제에는 관심이 없다.

    ⓒ 우리의 관심은 명확성(definition) 과정에 관한 것이다. "스트레스가 무엇을 의미하는가?", "간호사와 간호사가 아닌 사람을 어떻게 정의할 것인가?" 이러한 종류의 질문은 연구변수를 확인하는 작업에서 반드시 고려하고 해답을 내려야 할 질문이다.

    ⓡ 연구자는 실제로 어떤 것이 독립변수이고 종속변수인지를 마음속에 분명히 해야 한다. 위의 예에서 스트레스에 대한 느낌의 노출은 종속변수이고, 역할(간호사냐, 비간호사냐)은 독립변수이다. 이 단계가 적절히 이루어지지 않으면 다음 단계를 성공적으로 이어나가는 데 많은 어려움을 겪게 될 것이다.

(3) 가설 설정

① 가설은 연구하는 변수 간의 관계에 대해 연구자가 기대하는 것을 진술한 것이다. 다시 말하면 가설은 기대된 결과의 예측, 즉 연구자가 예견하는 관계를 진술하는 것이다.

② 문제 진술은 연구하려는 현상을 규명하는 것이고, 가설은 이 현상들이 어떻게 관계할 것 인가를 예측하는 것이다.

③ 예를 들어, 문제 진술은 "임신중독증은 임신 중에 받은 스트레스 요인과 연관이 있는가?" 로 표현될 수 있으며 가설은 "임신중독증이 있는 임부는 증상이 없는 임부에 비해 임신 중 받은 스트레스 사건의 빈도가 더 높을 것이다."로 바꾸어 표현될 수 있다.

④ 따라서 문제 진술은 연구 프로젝트의 방향을 나타내는 첫 번째 노력을 보여주는 것이고, 가설은 자료의 수집 및 해석을 위한 좀 더 형식화된 초점을 나타내는 것이다.

⑤ 가설을 일상생활 사건의 예측과 구별할 수 있는 몇 가지 특징이 있다. 무엇보다도 가설은 두 개 이상의 변수 사이의 기대된 관계를 진술해야 한다.

⑥ 가설은 독립변수와 종속변수가 어떻게 연결되는지를 보여주는 추측적인 진술인 것이다. 위의 예에서 스트레스 사건은 독립변수이고, 임신중독증은 종속변수이다. 이들 변수에 관한 가설은 이 두 변수가 어떻게 관계할 것인가에 대한 명백한 예측으로 발전한다.

⑦ 오직 한 변수에 대한 예측을 하는 것은 실제로 가설이 아니다. 예를 들어, "간호사는 장애 아동의 부모에 대해 상당히 동정적일 것이다."라는 진술은 간호사의 동정적인 행위와 어 떤 다른 변수 사이의 예견된 관계를 구체화하고 있지 않기 때문에 가설이 아니다.

⑧ 탐색적 연구에 비하여 순수한 기술적 연구는 변수들이 어떻게 관계하고 있는가에 대한 예측이 가능할지라도 흔히 가설 없이 연구를 진행한다.

(4) 연구설계의 선정

① 연구문제에 해답을 얻기 위하여 자료를 수집하고 분석하는 모든 방법과 절차를 사전에 계획한다.

② 일단 연구자가 검증할 수 있는 가설을 설정하고 나면 어떻게 연구를 진행해야 할 것인지 결정을 내려야 한다. 때때로 연구의 성격이 연구에 사용될 접근방법을 알려 줄 수도 있다.

③ 연구설계는 연구할 문제에 대해 어떻게 해답을 얻고 연구를 진행하는 동안 직면하는 어려 움을 어떻게 처리할 것인지에 대한 전반적인 계획이다.

④ 설계에서는 다양한 연구방법 중 어떤 것을 채택할 것이며, 연구결과의 해석능력을 높이 기 위해 여러 가지 과학적인 통계분석을 어떻게 실시할 것인가를 구체화시켜야 한다.

실험연구와 비실험연구

> (1) **실험연구** : 연구자가 능동적 역할을 하며 연구에 참여하여 그 결과를 관찰한다. 예를 들어, 약물의 효과에 대한 실험연구에선 연구자가 능동적 역할을 하며 연구에 참여하여 그 결과를 관찰한다. 예를 들어, 약물의 효과에 대한 실험연구에서 실험자는 한 대상자에게는 치료 약물을, 다른 대상자에겐 위약(placebo)을 투여한다.
>
> (2) **비실험연구** : 연구자가 새로운 치료나 변화를 시도하고자 노력하지 않고 자료를 수집하는 과정에 있어서 있는 그대로의 상태 조건, 행동, 특성에 대해 관찰 또는 측정을 한다. 이 두 가지 광범위한 범주 안에서도 서로 다른 많은 연구 접근방법들이 이용되고 있다.

⑤ 또한 연구설계는 연구상황을 통제하기 위해 사용될 절차도 자세히 기술해야 한다. 좋은 연구설계는 의미 있는 결과를 얻기 위해 편견이 개입되지 말아야 한다. 예를 들어, 입원실에 부모가 함께 있는 아동과 부모가 함께 없는 아동의 적응 정도를 비교하는 연구에서, 부모와 함께 있는 아동이 더 잘 적응했다는 결과가 나왔을 때 연구자는 입원실에 부모와 함께 있는 것이 유익하다는 결론을 내릴 것이다.

⑥ 그러나 다른 방법으로 그 결과를 설명할 수도 있다. 즉, 병실에 함께 있기를 결정한 부모는 그렇지 않은 부모와 처음부터 아동과의 관계에 차이가 있을 수 있으며, 이 부모와 아동과의 관계는 적응 결과에 영향을 미칠 수 있다. 연구설계는 이러한 어려움을 고려하여 그것을 처리할 수 있는 방법을 결정해야 한다.

(5) 모집단의 구체화

① 모집단이란 구체적으로 제시한 조건에 맞는 모든 사물, 대상, 구성원의 총체 또는 집합을 말한다.

 모집단의 예

> 미국에 살고 있는 자격간호사를 관심 있는 속성으로 구체화할 때 모집단은 미국에 거주하는 모든 면허 있는 간호사로 이루어진다. 비슷한 방법으로 서울 시내의 근 위축을 가진 10살 미만의 모든 아동으로 구성된 모집단을 정의할 수 있다.

② 연구에서 모집단을 정의해야 하는 필요성은 연구결과를 적용할 수 있는 집단을 구체화해야 할 필요성에서 비롯된다.

③ 모집단이 아주 적지 않는 한 전체 모집단을 대상으로 연구하는 것은 불가능하다. 따라서 대부분의 연구에서는 표본(sample)이라고 말하는 모집단의 일부만을 연구대상으로 이용한다.

④ 그러나 연구결과를 모집단에 일반화하기 위해선 실제로 연구에 참여하는 대상을 선택하기 전에 그 표본이 갖추어야 하는 특성이 무엇인지 아는 것이 중요하다.

⑤ 연구자가 50명의 수술환자 표본을 가지고 새로운 간호중재의 효과를 조사할 경우 궁극적인 목표는 다른 장소 또는 시간에 있는 다른 환자에 대해서도 그 결과를 적용하는 것일 것이다.

⑥ 그러므로 특정한 상황을 초월하여 설명을 하고자 하는 욕망 때문에 관심 있는 모집단, 즉 표적모집단에 대해 분명히 하는 것은 대단히 중요하다. 위의 예에서 간호중재는 모든 수술환자에 관련된 것인가? 아니면 특정한 종류의 수술을 받은 환자에만 관련된 것인가? 또는 여자 환자에만 관련된 것인가? 때로는 표적모집단을 좀 더 광범위하게 정의하고 싶은 유혹이 있을 수는 있으나 연구자는 연구결과를 일반화시킬 수 있는 집단에 대해서 현실적이 되어야만 한다.

(6) 연구변수의 조작과 측정

① 일단 개념이 신중하게 개념화되고 정의되어 연구과정의 초기 단계가 끝나면 연구변수를 실제로 측정할 수 있는 방법이 구체화되어야만 한다. 이러한 연구활동을 변수의 조작화라고 한다.

② 연구자는 흔히 현존하는 측정도구를 사용할 수 있다. 이것은 측정하고자 하는 변수가 생리적인 성질인 경우에는 믿을 만하지만 태도나 심리적인 특성을 측정하고자 할 경우에는 이용할 수 있는 시험이나 척도는 수없이 많다. 이러한 상황에서 변수를 조작화하는 작업은 비교적 단순하다.

③ 그러나 관련된 측정도구가 개발되어 있지 않은 경우에는 이 단계에서 시간, 기술, 재능이 많이 소모된다. 때때로 이 두 극단적인 경우 사이에서 타협을 할 수가 있다. 즉, 현존하는 측정도구가 연구의 필요성에 완전히 들어 맞지 않을지라도 그것을 시발점으로 채택할 수도 있다.

④ 간호연구자가 이용할 수 있는 측정도구에는 여러 가지가 있다. 흔히 자료는 자기보고 (self-report)라는 형태로 사람들로부터 수집된다. 즉, 연구자는 사람들에게 직접 물어봄으로써 그들의 태도, 신념, 행동, 성격을 측정할 수 있다.

⑤ 자기보고에 의한 정보에 의존하는 연구는 설문지나 면담계획표로 알려진 도구가 사용된다. 자기보고에 의한 자료는 지능검사, 성격장애 등과 같은 심리적 검사에 대한 반응의 형식을 취할 수도 있다. ⑥기출

⑥ 변수를 측정하는 또 다른 방법은 관찰기법을 통해서이다. 사람이 어떻게 행동하는지, 무엇을 하는지를 연구할 경우 흔히 그들을 관찰함으로써 자료를 수집할 수 있다. 예를 들어, 간호사와 성인 환자 사이의 비언어적 의사소통 양상을 연구할 경우 병원환경에서 간호사와 환자의 행동을 관찰함으로써 비언어적인 의사소통(접촉, 자세, 태도 등)의 서로 다른 측면을 측정할 수 있다. ⑥기출

⑦ 생리학적 측정은 간호연구에서 중요한 역할을 수행한다. 병원에서 일상적으로 수집된 환자 상태의 진행 과정에 대한 모든 생리학적인 정보는 간호연구를 위한 자료가 될 수 있다.

물론 관심 있는 변수에 따라 일반적으로 수행한 것 이상의 생리학적 측정이 더 요구될 수도 있다.

⑧ 기록문서, 보고서, 기록지 등을 이용하는 것도 또 다른 자료의 출처가 된다. 예를 들어, 역사적 연구는 편지, 일기, 신문기사, 원고 등의 역사적 기록에 대한 내용분석에 크게 의존한다. 내용분석은 변수를 양적으로 측정할 목적으로 글로 쓴 것이나 말로 한 것 또는 시각적인 자료를 체계적이고 객관적인 방법으로 분석하는 절차이다.

⑨ 연구변수를 조작화하는 작업은 복잡하면서도 많은 창의성과 선택을 허용한다. 여기에서 고찰한 자료수집방법은 연구가설을 검증하기 위한 것들이며 어떤 방법은 연구변수를 측정하기 위해 가능한 객관적이고 정확하게 개발되거나 선택되어야만 한다는 사실을 연구자는 알아야 한다.

⑩ 좋은 측정도구가 없이는 아무리 흥미 있고 기여도가 높은 연구 제목이라도 과학적 지식의 기초를 넓혀 주지 못할 것이기 때문이다.

(7) 예비연구의 수행과 수정보완

① 예상치 못했던 문제들이 흔히 연구를 진행하는 동안 발생한다. 이런 문제의 효과를 무시할 수도 있으나 어떤 경우에는 이 영향이 너무 심각하여 연구를 중단하고 수정해야만 하는 때도 있다.

② 예상치 못한 문제의 가능성을 최소화하기 위해 여러 절차들이 채택될 수 있다. 유용한 방법 중의 하나는 예비작업, 특히 자료수집도구를 점검하기 위해 외부의 다른 사람을 이용하는 것이다.

③ 가능하면 주요 연구를 소규모로 축소한 예비연구(pilot study)를 실시하도록 권할 수 있다. 예비연구의 기능은 연구를 진행시키거나 연구의 용이성을 사정하기 위해 정보를 수집하는 것이다.

④ 예비연구는 하나 혹은 그 이상의 측면에서 연구 프로젝트에 대한 필요성을 밝혀낼 수 있다. 예를 들어, 예비연구는 표적모집단이 너무 광범위하게 정의되었다고 암시하는 정보를 제공할 수 있다.

⑤ 또는 처음의 개념화가 부적합하거나 가설이 검증할 수 없게 진술되었다는 것을 알아낼 수 있다. 좀 더 실제적인 관점에서 볼 때, 예비연구는 의도된 절차에 따라 사람의 협조를 구할 수 없다거나 연구가 예상보다 비용이 많이 든다는 것을 알려줄 수 있다.

⑥ 흔히 예비연구의 주요 초점은 측정도구의 적합성을 사정하는 것이다. 예를 들어, 연구자는 기술적인 도구가 적절히 기능하고 있는지를 알 필요가 있다. 면담이나 설문지를 이용하는 경우, 응답자가 질문이나 지시사항을 이해하고 있는지 아는 것도 중요하다.

⑦ 예비연구는 발견된 약점이 본 연구에 내재해 있는 부적합성을 대표할 수 있을 만큼 매우 신중하게 시행되어야 한다.

⑧ 예비연구의 대상은 본 연구의 표본과 동일한 특성을 가지고 있어야 한다. 즉, 예비연구의

대상도 본 연구의 모집단으로부터 선택되어져야만 한다. 흔히 예비연구에 참여한 대상자에게 연구에 대한 전반적인 인상과 반응에 대해 질문하는 것은 유용하다.

⑨ 예비연구로부터 자료가 수집되고 자세히 검토된 후에 예비연구를 수행하는 동안 직면했던 문제를 배제시키거나 감소시키기 위해 연구자의 판단하에 수정을 한다. 너무 수정해야 할 것이 광범위한 경우에는 2차 예비연구를 실시한 후 그 결과와 통합하여 수정한다.

(8) 표본의 선정

① 대부분의 연구자료는 전체 모집단으로부터 수집되지 않는데, 그 이유는 그 방법이 불가능하고 비용이 많이 들 뿐만 아니라 그렇게 하는 것이 불필요하기 때문이다. 표본으로부터 얻어질 수 있는 정보는 흔히 모집단의 모든 사람으로부터 얻고자 했던 것을 정확하게 반영해 준다.

② 따라서 연구에서는 표본을 사용하는 것이 훨씬 효율적이다. 그러나 모든 표본이 똑같이 모집단의 행동, 속성, 증상 또는 신념을 올바르게 반영해 주는 것은 아니다.

③ 연구자가 표본을 얻는 데에는 여러 가지 방법이 있다. 이들 방법은 경비, 노력, 기술면에서 다양하지만 이들의 적합성을 사정하는 공통된 기준은 선택된 표본의 대표성이다. 즉, 표본의 질은 그 표본이 연구변수의 측면에서 모집단을 얼마나 특징적으로 또는 대표적으로 나타내는가 하는 것이다.

④ 고도의 세련된 표집절차는 모집단과 매우 유사한 표본을 선정하게 해 준다.

플러스UP 표집방법 @기출

(1) **확률표집** : 확률표집은 표집단위(개인, 대상, 조직 등 표본의 기본단위)의 선택이 무작위, 즉 모집단에 포함된 모든 구성원이 표본에 포함될 수 있는 가능성을 똑같이 가지는 것이다. 예를 들어, 모집단을 서울시내 대학 과정에 입학한 모든 학생이라고 정의했을 때 이들 학생은 모두 확률표집절차에 의해 표본에 포함될 수 있는 가능한 후보자들이다.
확률표집방법은 비용이 많이 들고 불편하기는 하지만 대표성 있는 표본을 얻어야만 할 때는 신뢰성을 보장받을 수 있는 절차이다.

(2) **비확률표집** : 모집단의 각 구성원이 모두 표본으로 선택될 기회를 가진다고 확신시킬 방법이 없다. 예를 들어, 초산부에게 모유수유를 교육하고 준비시키는 산부인과 병동 간호사의 역할을 연구할 경우, 우리는 3개 또는 4개의 지역병원에서 근무하는 산부인과 간호사를 표본으로 사용할 것이다. 이때 표적모집단은 한국 내의 모든 산부인과 간호사로 정의해 놓았음에도 불구하고, 연구지역 이외의 간호사들은 표본에 포함될 가능성이 전혀 없게 된다.

⑤ 어떤 표집절차를 선택할 것인가를 결정하기 전에 이 두 가지 기본적인 접근방법의 장점과 단점을 고려해야 한다.

⑥ 비확률표집방법의 어떤 것은 표본에 있어서 커다란 왜곡이나 편견을 최소화할 수 있으며 동시에 비교적 경제적이고 간단한 반면에, 확률표집은 대표성 있는 표본을 얻을 가능성

을 높일 뿐만 아니라 표본이 나타낸 결과가 전체 모집단을 연구했을 때 발견할 수 있었던 결과와 다른 정도를 추정할 수 있게 해 준다.

(9) 자료의 수집

① 자료의 실제적인 수집은 혼동이나 지연, 실수를 최소화하기 위해 미리 설정된 계획에 따라 진행되어야만 한다.

② 즉, 대상자에게 연구에 대한 설명을 하고, 측정도구를 배부하고, 질문에 응답하게 하는 등의 절차들은 미리 구체화되어야 한다. 복잡한 실험이나 상세한 면담을 통한 연구에서는 이 단계가 연구요원을 훈련시키는 과정에 포함될 수 있다.

③ 자료수집절차에는 상당량의 사무적이고 행정적인 작업이 필요하다. 즉, 연구의 완성을 위해서 이용할 수 있는 충분한 양의 자료나 도구 등이 필요하며, 참가자들에 대해서는 연구에 참여하는 시간과 장소에 대한 안내를 해주어야 하고, 연구요원들은 그들의 약속을 성실히 이행하고 연구계획을 혼동하지 않아야 하며, 익명으로 참가할 수 있도록 숫자를 배당하는 등 적절한 체계가 요구된다.

④ 실제로 시간이 얼마나 소요되느냐 하는 문제는 연구에 따라 큰 차이가 있지만 대체로 자료수집이 가장 많은 시간을 소요하는 단계로 볼 수 있다. 모아진 한 집단에 측정도구를 배부함으로써 자료를 수집할 경우 하루 정도면 끝낼 수 있으나 대부분의 경우에는 자료수집에만 몇 주 또는 몇 달의 기간이 소요되기도 한다.

(10) 분석을 위한 자료의 조직

① 자료가 수집되면 자료분석을 시작하기 전에 반드시 확인하고 넘어가야 할 부분이 있다. 예를 들면, 질문지나 면담계획표 등이 자료로써 이용 가능한 상태인가를 면밀히 검토할 필요가 있는 것이다.

② 때때로 응답자가 지시사항을 잘못 해석하여 빈칸으로 남겨두는 경우도 있다. 그리고 나서 관찰한 내용이나 대상자들이 응답한 질문에 대한 고유번호를 붙여 놓는다. 이러한 고유번호의 사용은 컴퓨터 분석을 위한 전공카드와 같은 다른 매체로 바뀔 때 연구자로 하여금 정보를 재점검할 수 있도록 해준다.

③ 자료를 원래 형태 그대로 직접 처리하는 경우는 거의 없다. 예를 들어, 간호에 대한 환자의 지각을 조사하고자 할 때 우리는 환자에게 "입원 중 간호사에게서 받은 간호의 질을 서술해 주시겠습니까?"라는 질문을 할 수 있다. 이때 개인에 따라 상당히 다른 반응을 보일 것이며 내용면에서뿐 아니라 표현의 길이, 복잡성, 명확성에서 큰 차이를 예상할 수 있다.

④ 따라서 분석을 시작하기 전에 연구자는 분석이 가능한 형태로 반응을 조직하기 위한 부호체계(coding scheme)를 개발해야 한다.

⑤ 위의 예에서 연구자는 각 반응을 읽은 후 ㉠ 긍정적인 반응, ㉡ 보통 또는 양가적인 반응, ㉢ 부정적인 반응으로 범주를 정할 수 있다. 자료분석에 컴퓨터를 사용하는 것은 분석업

무를 훨씬 용이하게 하며 손으로 계산했을 때 생길 수 있는 오류를 최소화해 준다. 그러므로 복잡한 계산이 예상될 때는 비교적 쉽게 이용할 수 있는 컴퓨터를 추천한다.

(11) 자료분석

① 자료 그 자체는 연구문제에 대한 해답을 제시해 주지 못한다. 원래 연구에서 수집된 자료의 양은 방대하므로 어떤 양상이나 관계를 이해할 수 있도록 체계적인 방법으로 자료를 처리 내지 분석할 필요가 있다.

② 통계적 절차는 양적인 정보를 의미 있는 해석이 가능한 방식으로 처리하는 방법이다. 통계적인 분석은 매우 간단한 절차로부터 복잡한 방법까지 광범위한 기법을 포함한다. 그러나 통계적 검증의 기본 논리는 비교적 간단하다.

③ 통계적인 분석에는 서술통계와 추론통계의 두 범주가 있다. 서술통계는 연구자가 관찰하고 측정한 것을 서술하고 요약하는 데 사용된다.

플러스UP 서술통계의 예

서술통계의 예로는, 신생아의 평균 체중과 같은 평균, 자가약물 복용자의 횟수와 같은 빈도 그리고 졸업하기 전에 누락하는 간호학생의 비율과 같은 백분율이 포함된다.

④ 가설을 검정하는 연구에서는 자료를 서술하는 것 이상의 통계방법이 필요하다. 표본에서 관찰된 관계가 더 큰 모집단에서도 일어날 것인가를 추론할 수 있는 방법이 필요하다. 이러한 문제를 해결하기 위해 추론통계로 분류될 수 있는 여러 가지 통계적인 검증방법이 이용될 수 있다.

플러스UP 서술통계의 한계와 추론통계

(1) **서술통계의 한계** : 예를 들어, 두 가지 형태의 운동이 심박동수에 미치는 효과를 연구한다고 가정하자.
이를 위해 건강하고 신체상태가 좋은 50명의 성인이 표본으로 선정되었고, 이 중 25명에겐 A형태의 운동을, 나머지 25명에겐 B형태의 운동을 수행하게 하였다. 운동을 시작한지 10분 후에 두 집단의 심박동수를 요골동맥에서 측정하였다. 서술통계를 이용할 때 A집단 대상자의 평균 심박동수는 91.6, B집단의 대상자는 101.3임을 알 수 있다. 50명의 표본을 근거로 전체 모집단에 대해 A형태의 운동이 B형태보다 심박동수를 덜 증가시킨다는 결론을 내릴 수 있는가? 운동의 효과보다는 개인 차이에 의해 두 집단의 심박동수에 차이가 생길 가능성을 배제할 수 있는가?

(2) **추론통계** : 추론통계의 표본에서 관찰된 변수 간의 관계가 같은 모집단에서 추출된 다른 표본에서도 관찰될 수 있는 관계인지를 확실하게 해 준다. 추론통계는 관찰한 것의 신뢰도, 즉 얼마나 믿을 만한가를 추정해 주는 것이다.

(12) 결과 해석

① 연구결과의 효과적인 의사소통에 앞서 그 결과들은 어떤 체계적인 방법으로 조직되고 해석되어야 한다. 해석한다는 것은 발견된 결과를 파악하고 좀 더 광범위한 맥락 속에서 결과의 의의를 통찰하는 과정이라 할 수 있다.

② 실제로 결과를 해석하는 데는 몇 가지 지적인 작업이 포함되는데, 이들 각각은 그 새로운 지식을 그 분야에 있어서 정보의 일반적인 형태로 적용시키기 위한 목적을 가지고 있다.

③ 우선 연구자는 결과를 설명해야 한다. 연구·가설이 지지되었다면 결과는 구조화된 기틀에 맞는 것이므로 설명은 항상 직선적이다.

> **플러스UP 만일 가설이 지지되지 못했다면?**
>
> 연구자는 다른 가능한 설명을 전개해야만 한다. 가령 이론이 부적합했는지? 혹은 이론이 틀린 것인지? 아니면, 이론이나 개념적 사고보다는 연구방법이 부적절했는지? 예를 들어, 표본이 너무 작고 대표성이 없었는지? 측정도구가 연구변수를 측정하기에 부적합했는지? 적절하게 분석되었는지?와 같은 문제를 구체적으로 파악해 볼 필요가 있다.

④ 얻어진 결과에 대한 합리적인 설명을 제시하기 위해 연구자는 주제에 관련된 문헌과 문제의 개념적인 기초에 익숙해야 할 뿐 아니라 방법론적인 기술에 있어서도 상당히 능숙해야 한다.

⑤ 일단 결과를 설명한 후에는 해석의 실제적인 의의와 이론적인 의의를 모두 고려해야 한다.

> **플러스UP 가설이 지지되었다면?**
>
> 어떤 방법으로 연구가 이론을 강화하고 있으며 새로운 이론개발을 유도할 수 있는가? 새로운 결과가 이미 알려진 결과와 어떻게 연결되어지는가? 하는 것을 기술하고, 가설이 지지되지 않았다면 이론수정을 위해 어떤 제언이 있는가? 연구 패러다임을 수정하도록 제시하는 것이 보다 더 적합할 것인가? 연구결과가 간호실무, 행정, 교육에 있어서 실제로 변화를 초래할 수 있는가? 간호를 발전시키기 위해선 의사결정자가 어떤 측면에서 연구결과를 사용해야 하는가? 등과 관련된 사항들을 제시해야 한다.

⑥ 마지막으로 연구결과는 앞으로의 연구활동을 위한 초석이 되기도 한다. 연구문제에 친숙해진 연구자는 그 영역에 필요한 다른 종류의 연구를 위해 좋은 제언을 할 수 있는 위치에 있다. 그러므로 해석의 부분은 그 영역에 대해 지식을 확장하거나 또는 이론에 대한 부수적인 지지를 줄 수 있는 연구를 추천하는 데 공헌해야 한다.

(13) 연구결과의 발표

① 연구결과가 다른 사람과 의사소통되지 않으면 그 결과는 아무 소용이 없게 된다. 아무리 좋은 가설로써 신중하고 철저하게 설계된 연구였을지라도 결과가 알려지지 않으면 전혀 가치가 없게 된다.

② 그러므로 연구자의 입장에서는 용두사미가 될 수도 있는 의사소통의 작업이 기교적인 문장력과 더불어 사고의 명료성, 정확성 그리고 객관성을 갖춘 중요한 작업이다.

③ 연구보고서의 길이와 양은 연구의 주제 및 종류, 읽는 사람에 따라 상당히 다르다. 논문이나 연구기금에 의한 보고서는 광범위한 문헌고찰과 모든 연구절차의 자세한 기록을 포함해야 하므로 상당한 길이가 되지만, 잡지 기사는 연구의 중요 측면만을 요약한 보고서로서 대개 짧게 쓴다.

④ 읽는 사람에 따라 보고서에 사용하는 언어와 필체 또한 다르다. 다른 연구자를 대상으로 한 보고서는 일반 대중을 목표로 한 보고서보다 기술적인 용어와 통계적인 정보를 많이 포함한다.

독학사 4단계

PART 2

연구문제 및 가설 설정

독학사 **4단계**

CHAPTER 1

연구문제 선정

1 연구문제의 출처

연구주제는 연구자의 전공분야 또는 연구자의 관심분야에 따라 결정되며, 이외에도 연구자의 지식이나 학문적 성숙, 다양한 경험이 영향을 미칠 수 있다. 연구주제는 연구자의 학문적 성숙에 의한 직관력, 분석력, 비판력, 창의력 등에 의해 선택되며, 연구주제의 출처로는 다음과 같은 것을 들 수 있다.

(1) 연구자의 관심과 흥미

연구자는 각자의 관심과 흥미에 따라 전공을 선택하기 때문에 전공분야 중 관심 있는 연구내용을 연구주제로 구체화할 수 있다. 예를 들어 청소년문제에 대해 관심을 가지고 있었던 연구자는 연구주제로 청소년문제를 선택할 수 있을 것이다. 평소에 뇌졸중 환자의 재활에 관심이 있었던 연구자는 재활과 관련된 주제를 선정할 것이다. 이때 연구자는 연구주제를 관심과 흥미 위주의 일반적인 상식 수준에 머무르게 할 것이 아니라 보다 구체적이고 체계화하여 과학적인 입장을 취해야 한다.

(2) 임상경험

전공과 관련된 관찰과 경험을 통하여 연구주제를 설정할 수 있다. 간호사의 매일의 경험은 연구를 위한 많은 문제를 제공해준다. 간호사는 흔히 의사결정을 하도록 요구되는 입장에 있기 때문에 다양한 경험은 어느 정도 간호연구를 위한 중요한 자원으로 활용될 수 있으며, 호기심을 자극하고 현재 해결할 필요성을 느끼는 즉각적인 문제에 대해서는 더 많은 노력을 기울이게 될 것이다. 이러한 환자를 간호하는 임상적 관찰을 통한 간호사의 경험은 관찰의 기록(환자의 기록물, 간호계획, 병동매뉴얼 등)을 통하여 간호의 관심사를 규명하고 임상현장에서 연구주제를 도출하도록 도울 것이다.

(3) 간호와 관련된 문헌연구

학술지의 논문을 통해서 최근 관심 있는 이론과 연구주제에 대한 연구동향을 신속히 알 수 있다. 학술지에는 연구의 제한점과 시사점 또는 후속연구를 위한 제언을 하고 있기 때문에 연구주제를 설정하고 연구계획을 수립하는 데 도움을 받을 수 있다. 그 외에도 간호학과 관련된 다양한 문헌연구를 통해 연구주제와 연구범위를 보다 손쉽게 결정할 수 있으며, 연구의 설계 및 방법에 대한 조언을 구할 수 있다.

(4) 공동연구나 연구 프로젝트의 참여

다양한 연구과정에 참여함으로써 많은 연구경험을 쌓을 수 있을 뿐 아니라, 연구주제를 선택하는 데 도움을 받을 수 있다. 특히 다른 학제와의 공동연구는 다른 분야의 새로운 지식과 주제를 접할 수 있는 좋은 기회가 된다.

(5) 새로운 학설이나 이론

이론에 대한 비판이나 새로운 이론을 검증하는 것 또한 연구주제의 출처가 된다. 이론에서 제시된 어떤 연구주제가 실무에서 적용이 어려워 적용하지 못하는 이론이 있다면, 이 이론을 실무에 적용하는 연구를 할 수 있다. 또한 간호이론 중 검증하지 않은 이론이 있다면, 특정 간호이론에서 제시된 개념을 연역적으로 연구할 수 있다.

(6) 전문가 또는 교수

연구영역의 전문가와 교수로부터 연구주제에 대한 아이디어를 얻을 수 있다. 지도교수나 해당 연구영역 전문가들과의 학문적 만남을 통해 새로운 지식을 획득할 수 있으며, 연구자가 지니고 있는 연구내용을 보다 구체화시킬 수 있게 된다. 또는 지도교수가 연구주제를 제시하는 경우도 있으며, 연구자가 연구주제 선택에 어려움이 있을 때 교수가 평소 관심을 갖던 연구주제를 학생에게 주어 연구결과를 알아보게 하는 경우도 있다.

(7) 기타

이외에도 정기간행물인 잡지나 신문 등의 매체를 통하거나 동료들 간의 상호작용을 통해서 연구주제를 선택할 수 있다. 연구자는 이러한 다양한 연구자원을 활용하여 연구주제를 구체화시키는 노력을 보다 체계적으로 해야 한다. 논문은 체계적으로 그리고 점진적으로 주제를 발전시킬 때 좋은 논문으로 거듭날 수 있다. 그러므로 어떤 관심이나 흥미 있는 분야 또는 다양한 아이디어가 떠오를 때, 연구노트를 만들어 기록해 두는 습관을 갖도록 하며, 그때마다 기록하는 것이 생각을 발전시키고 연구를 진행하는 데 도움이 될 것이다.

2 연구주제 결정

(1) 간결하고 명확한 기술

연구내용을 설명해 줄 수 있도록 제목은 분명하고 구체적이면서 간결·명확하게 서술하여야 한다. 연구제목을 통해 연구내용을 쉽게 알 수 있어야 하므로 연구제목이 연구목적이나 연구가설을 대표하도록 해야 한다. 예를 들어 '점진적 이완요법이 간호학생의 실습 불안에 미치는 효과'라는 제목에서 연구가 무엇을 밝히려고 하는지를 쉽게 알 수 있다. 따라서 점진적 이완요법에 관심이 있거나 실습 불안에 관심이 있는 연구자들은 이 논문을 읽게 될 것이다.

(2) 중심단어의 기술

연구제목에는 연구내용을 대표하는 중심단어(keyword)를 포함시켜야 한다. 중심단어를 보면 전공분야는 물론 세부영역까지 쉽게 알 수 있기 때문에 막연성과 모호성이 줄어들고 관련 논문의 참조를 용이하게 한다. 예를 들어, '2010학년도 대학수학능력시험 언어영역 검사의 차별기능문항 추출'이라는 제목에서 중심단어는 대학수학능력시험과 차별기능문항이다. 이 두 중심단어에 의하여 대학수학능력시험의 언어영역문제에 관심을 가지고 있는 독자, 특히 차별기능문항에 관심을 가지고 있는 독자는 이 논문을 참고할 것이다.

(3) 일반화된 용어의 사용

연구제목에 전문가 집단만이 사용하는 특수한 전문용어는 되도록 쓰지 말아야 한다. 연구제목에서 전문용어가 사용될 경우, 그 집단에 속하지 않는 독자는 연구의 내용을 짐작할 수가 없다. 따라서 연구제목에서 특수한 전문용어를 대치할 수 있는 다른 용어를 바꾸어 줄 때, 그 연구와 관련된 많은 연구자들이 참고할 수 있기 때문에 특수한 전문용어의 사용은 가능한 한 피하는 것이 바람직하다.

(4) 가치중립적인 단어의 사용

연구제목에서는 가치중립적인 단어를 사용하여야 한다. 연구제목이나 논문제목이 다음과 같이 감정적이거나 부정적인 용어로 표현되는 것은 바람직하지 않다. 예를 들어, '한국의 대학입시제도가 고등학교 교육을 황폐화시킨 이유 분석'이라는 논문제목보다는 '한국의 대학입학제도가 고등학교 교육에 미친 영향'이라는 표현이 보다 가치중립적이고 연구논문다운 제목이 될 것이다. 연구자는 객관적이고 과학적인 방법으로 연구를 진행하여 연구결과를 도출하고, 그 결과에 대하여 순응하는 자세를 가져야 하며 이러한 가치중립적인 제목으로 연구의 결과를 유도해 나갈 때, 연구결과의 객관성이 보장된다.

(5) 부제를 원제에 포함

연구제목을 표기할 때 내용 혹은 연구의 대상을 구체화하기 위하여 원제목 뒤에 :(콜론)으로 부제를 다는 경우를 볼 수 있으나 부제에 해당되는 내용을 압축하여 원제에 포함시키는 것이 바람직하다. 예를 들어, '교육체제 구성집단 간의 역할 갈등 : 대학의 역할구조를 중심으로'라는 제목보다는 '대학 구성집단 간의 역할구조 갈등 분석'이라고 제목을 표현하는 것이 보다 적절할 것이다.

최근 경향을 살펴보면 연구제목만 보아도 대상자와 연구개념이나 어떤 연구방법을 적용하였는지 알 수 있도록 기술하는 것이 요구되므로 가급적 쉽게 알수 있도록 연구제목을 기술하는 것이 바람직하다.

3 연구문제의 진술

연구문제는 구체적이고 명확해야 한다. 의문형이나 서술형의 형식을 갖추며, 간결하게 현재형으로 기술한다. 탐색적, 기술적인 목적에서의 양적 연구에서는 연구문제가 가설을 대신하기도 한다. 연구문제에는 연구대상, 검증하고자 하는 변수가 포함되어야 하며 연구목적과는 다르다.

> **플러스UP 연구문제**
>
> - 독거 노인의 여가활동과 삶의 만족도는 관련이 있는가?
> - 독거 노인의 여가활동과 외로움 정도는 관련이 있는가?
> - 독거 노인의 외로움과 삶의 만족정도는 관련이 있는가?

4 연구제목의 표현방법

제목(title)은 연구 내용의 핵심적인 내용을 포함해야 하며 연구의 간판 역할을 한다. 연구보고서나 결과물을 읽는 독자들은 논문의 제목을 보고 읽을지를 결정하기 때문이다. 연구제목은 본문의 내용을 함축한 것으로 핵심적인 내용을 담고 있어야 한다. 연구의 제목이 연구내용을 잘 표현해야 하며 동시에 매력적이어야 한다. 그러기에 연구제목에서 연구의 내용을 간결·명확하게 표현하고, 독립변수와 종속변수를 포함하는 것이 좋다.

논문제목을 작성하고자 할 때의 주의점은 다음과 같다.

(1) **구체적이며 간결하고 명확하게 서술한다.**

제목의 기본 기능은 연구의 내용을 압축적으로 표현하는 것으로 복잡한 명사나 수동태를 피하고, 불필요한 세부 사항은 삭제하여 간결하고 명확하게 서술한다. 일반적으로 10~12단어가 적합하다. 지나치게 길어지지 않도록 해야 하는데 연구제목이 길어지면 산만해져서 주제나 내용의 초점을 상실하게 된다.

> 서울에서 혼자 거주하는 노인의 여가활동양상, 외로움, 삶의 만족도의 관계에 관한 연구
> → (수정 후) 독거 노인의 여가활동, 외로움, 삶의 만족도의 관계

(2) **독립변수와 종속변수를 포함시키는 것이 좋다.**

연구제목을 보고 연구목적, 가설 등을 유추할 수 있기 때문이다.

> 유방암 수술 여성의 우울감에 관한 조사 연구
> → (수정 후) 유방암 수술 여성의 주관적 건강 및 신체상이 우울감에 미치는 영향

(3) 특수용어나 약어, 속어, 상품명 등은 사용하지 않는다.

연구제목에 전문용어, 은어, 약어 등의 사용은 피하는 것이 좋다. 연구논문의 독자들이 간호학 전공자가 아닐 수 있기 때문이다.

> TAVI 시술 환자의 재원기간 및 간호서비스 효과 분석
> → (수정 후) 경피적 대동맥판 삽입술 환자의 재원기간 및 간호서비스 효과분석

좋은 논문제목의 예는 다음과 같다.

> - 가족집단놀이치료가 저소득층 아동의 우울과 학교생활만족에 미치는 영향
> - 중년기 남성의 갱년기 지식 및 태도
> - 가임기 여성의 건강위험행위와 건강의 관계 : 건강신념의 매개효과
> - 병원의 조직문화와 직무 특성이 간호사의 이직의도에 미치는 영향
> - 대학생의 건강증진행위에 영향을 미치는 요인
> - 간호대학생의 자아존중감, 스트레스 대처 및 대학생활적응의 관계
> - 보건계열 대학생의 임상실습만족도

5 연구문제의 평가

관심 있는 연구주제를 선정하고 난 뒤에는 이 연구를 행하는 것이 의미가 있는 것인지 평가하여야 한다. 많은 노력과 시간을 할애한 연구의 결과가 별로 중요성이 없거나, 활용가치가 적거나 또는 연구의 수행과정상 행하기 어려운 것일 수도 있기 때문이다. 일반적으로 연구문제의 중요성, 연구 가능성, 수행 가능성에 대해 확인한다.

(1) 중요성

연구문제가 간호학에 공헌하는 정도는 연구를 진행하는 데 매우 중요하며, 연구문제는 의미 있는 방법으로 간호학 지식체에 기여할 수 있는 잠재력을 가지고 있어야 한다.
연구자는 다음과 같은 질문을 해 보아야 한다.
① 문제는 중요한가?
② 환자, 간호사 넓게는 의료계나 사회가 연구결과로 생겨날 지식에 의해 이익을 얻을 수 있는가?
③ 결과를 실제에 적용할 수 있는가?
④ 결과가 이론과 연결될 수 있는가?
⑤ 결과는 검증되지 않은 가정에 도전하는 것인가? 아니면 가정을 지지하는 것인가?
⑥ 연구가 간호실무나 정책수립 또는 정책변경에 도움을 줄 수 있는가?
⑦ 누구나 결과에 대해 관심을 가질 수 있는 문제인가?
만일 이 모든 질문에 대한 대답이 '아니요'라면 그 연구는 포기해야 한다.

(2) 연구 가능성

연구를 시행하기 위해서는 연구문제가 정확하게 정의되고 측정될 수 있는 변수를 포함하고 있어야 한다. 즉 연구에서 다루고 있는 개념은 명확해야 하며, 구체적인 질문이 가능해야 하고 직접적인 관찰이나 활동을 근거로 설명되어야 한다. 또한 그 개념이 현실세계에서 조직화되고 측정 가능해야 한다. 적합한 정의와 측정기준을 세울 수 없으면 그 연구는 진행될 수 없다.

(3) 연구수행 가능성

매우 의의가 있고 연구 가능한 문제라 하더라도 현실적으로 수행할 수 없다면 그 연구는 진행될 수 없다. 연구를 진행하기 위해서는 연구문제와 목적이 분명하고 간략할수록 용이하다. 또한 연구를 진행하는 데 고려해야 할 사항으로는 연구의 시간 및 시기, 대상자의 이용 가능성, 다른 사람으로부터의 상호협조, 시설이나 기구 사용, 연구자의 경험, 윤리적인 고려, 연구자의 관심과 추진력 등이 있다.

CHAPTER 2 문헌고찰

1 문헌고찰의 필요성

(1) 문헌고찰은 연구하고자 하는 문제에 대한 기존의 연구내용들을 사전에 검토하는 작업을 말한다. 과학적 연구의 발전을 위해서는 여러 연구결과들이 서로 어떠한 연관성을 지니는 지 그리고 연구결과들 간의 구체적인 관계의 양상은 어떠한 지를 반드시 사전에 점검할 필요가 있으므로 연구자는 자신의 연구주제를 결정하기에 앞서 기존 문헌에 나타난 연구결과들을 미리 검토하여야 한다.

(2) 문헌고찰은 구체적인 지식의 획득뿐만 아니라 선행연구의 맥락과 앞으로의 연구에 관한 전망을 할 수 있으므로 연구의 계획과정 전반에 걸쳐서뿐만 아니라 최종 단계까지도 계속 필요하다고 보아야 한다.

(3) 문헌고찰은 구체적인 지식의 획득뿐만 아니라 선행연구의 맥락과 앞으로의 연구에 관한 전망을 할 수 있으므로 연구의 계획과정 전반에 걸쳐서뿐만 아니라 최종 단계까지도 계속 필요하다고 보아야 한다.

(4) 만일 모든 연구자들이 각기 자신의 연구주제를 설정함에 있어서 기존의 연구결과들을 무시하고 학문적 차원의 소통 없이 연구자의 취향이나 편의대로 연구하려 한다면, 단편적이고 편파적인 연구결과들만이 난무할 수 있다.

2 문헌고찰의 기능

(1) 연구에 대한 착상의 출처
① 선행연구에 대한 지식은 논리적, 이론적, 방법론적인 단점을 가지고 있는 연구결과에 도전하기 위한 전략을 제시해 줄 수 있다.
② 선행연구를 다른 배경과 다른 표본에 대해 반복함으로써 결과의 일반성을 검증할 수 있다.
③ 연구자가 제시한 결과가 연구자가 기대했던 것이 아니라고 할 때 새로운 연구를 시도해 볼 것을 제안할 수 있다.
④ 본래 연구자의 예측을 확인하기 위해 선행연구를 찾았을 때 그 문제에 대한 새로운 생각 또는 새로운 측면을 부각시키는 기초가 될 수 있다.
⑤ 마지막으로 선행연구에 친숙해짐으로써 두 개의 다른 영역의 선행연구를 혼합하여 문제에 대한 새로운 접근방법을 유도해 내는 방법을 제안할 수 있다.

(2) 기존 지식에 대한 확인

① 문헌고찰의 주요 기능 중 하나는 흥미 있는 문제에 대해 이미 밝혀진 지식을 확인하는 것이다.

② 지식에 대한 현재의 상태를 알고 있어야 반복되는 노력을 피할 수 있으며, 비교적 지식이 없는 영역의 문제를 찾게 해 준다.

③ 물론 연구를 반복하기로 결정을 내릴 수도 있으나, 이 경우에도 그러한 결정을 내리기 위해선 선행연구에 완전히 친숙해 있어야 한다.

④ 관련된 연구에 대한 조사는 연구하고자 하는 현상에 대한 진리 또는 가정을 확인하는 데 도움이 된다.

⑤ 공인된 지식과 이론적 기초 없이는 과학적인 연구의 진행은 거의 불가능하다. 그러나 초보 연구자는 한 연구자가 보고한 것만 가지고 그 사실을 입증된 것으로 쉽게 가정해선 안 된다.

(3) 개념적 맥락의 제공

① 문헌고찰은 문제에 적합한 개념적 맥락의 개발에 필요한 이해력과 통찰력을 넓히는 데 중요한 역할을 한다. 연구결과는 그러한 맥락 안에서만 지식체에 공헌할 수 있다. 고립된 정보는 이용과 응용에 있어 제한성을 갖는다.

② 좋은 연구는 현존하는 지식을 기초로 하여 정립되며, 동시에 미래의 연구방향을 제시해 준다.

③ 또한 한 연구가 다른 연구와 연결되는 망을 개발하면 할수록 그 연구의 공헌도는 더 크게 된다.

④ 문헌고찰의 또 다른 주요 기능은 연구자로 하여금 문제에 대한 일가견을 갖고 연구결과를 해석할 수 있도록 도와주는 일이다. 연구결과를 초기의 결과와 비교하는 것은 갈등을 해결하거나 지식의 기초를 확장하기 위한 새로운 연구를 제안하는 좋은 출발점이 되기도 한다.

(4) 연구 접근방법에 대한 정보

① 문헌고찰의 중요한 역할은 연구를 수행함에 있어 나아갈 방향을 제시하는 것이다. 즉, 문헌고찰은 연구전략과 구체적인 절차, 측정도구, 통계분석을 파악하는 데 유용할 수 있다.

② 구체적인 절차를 얼마나 자세하게 서술하고 있는가는 연구보고서마다 다르지만 사용된 측정도구를 포함하여 연구방법에 대해선 완전한 기록을 제공해 준다.

③ 실제의 도구가 보고서와 함께 제시되지 않았을 때는 저자에게 의뢰하여 구할 수 있다.

(5) 이론 틀의 작성

① 선행연구의 연구결과를 연결하여 이론 틀이 작성될 수 있으며, 이미 관련이론이나 모델이 개발된 경우에는 그 이론이나 모델 자체가 이론 틀의 기능을 하게 된다.

② 문헌고찰을 통하여 연구자는 자신의 연구문제에 대한 가능한 해답을 추측할 수 있으므로 연구가설에 대한 이론적 근거를 발견하게 되며, 앞으로의 연구결과에 대해서 예측할 수 있다.

③ 연구방법에 대한 자세한 정보를 얻고 자신의 연구방법을 고안하는 데 방향을 제시받을 수 있으며, 연구주제에 관한 넓고 깊은 지식을 섭렵할 수 있다.

3 문헌정보의 유형

(1) 통계보고

① 연구와 관련하여 필요한 통계자료는 보건복지부나 기획재정부 또는 각 연구소에서 제공하는 통계보고서 등이 있다.

② 통계보고서는 매우 유용한 자료이나 새로운 자료가 계속 필요하므로 항상 최신의 자료를 구해야 한다.

(2) 이론이나 그 해석에 관한 단행본

① 인간을 이해하고 설명하는 관련이론들이 매우 다양하고 복잡하므로 간호현상을 설명하는 데 적합한 이론을 선택하고 적용하기 위해서는 여러 문헌이 필요하다.

② 관련이론 자체나 그에 관한 작용이나 해석을 다룬 문헌은 연구의 개념틀과 관련하여 매우 유용하다.

(3) 학술지에 게재된 간호학 연구보고서

간호학회지를 비롯하여 각 대학에서 발간하는 학술보고서는 최근 간호학자들의 연구 동향이나 관심 영역을 알 수 있는 가장 유용한 문헌 형태이다.

(4) 관련분야의 종설

① 어떤 주제에 관한 연구자의 경험이나 주관적인 견해를 제시하는 문헌을 종설이라고 한다.

② 연구의 초기 단계에 타 연구자의 의견을 참고하는 것은 연구문제를 광범위하게 이해하는 데 도움이 된다.

③ 관심이 있는 연구에 대하여 어느 정도 예비지식을 가진 상태에서 종설을 찾아보면 현재까지 연구되어 온 개요를 쉽게 파악할 수 있다.

문헌고찰의 출처

(1) 1차적 문헌
① 1차적 문헌은 연구를 수행한 사람이 직접 작성한 서술로, 대한간호학회지, nursing research에 기재된 논문이 1차 출처이다.
② 1차적 문헌은 이론이나 개념적 내용을 개발한 이론가에 의해 쓰여진 것이다.
③ 가능한 한 1차적 문헌을 이용해야 하며, 부득이 1차적 문헌을 이용할 수 없을 때에는 2차 문헌을 이용했음을 밝혀야 한다.

(2) 2차적 문헌
① 2차적 문헌은 원저자의 글을 인용하여 작성된 문헌을 연구자가 재인용하게 될 때 이 문헌을 2차적 문헌이라고 한다.
② 주제에 관련된 문헌을 요약한 종설이나 논문에서 연구자가 다른 연구자의 논문을 인용한 것과 문헌고찰 부분은 모두 2차 출처이다.
③ 2차적 문헌을 사용할 때 발생할 수 있는 문제는 원저자의 글을 다른 사람 관점에서 해석한 것을 인용함으로써 원저자의 의도와 의견이 적용되는 경우가 가끔 있다는 것이다.
④ 1차적 문헌에 대한 도서목록을 제공함으로써 1차적 문헌을 찾는 데 좋은 안내서가 되지만 1차적 문헌을 대체할 수 없다.
⑤ 2차적 문헌은 그 논문을 인용한 연구자가 관심 있는 연구의 한 측면에 관해서만 보고하거나 방법론을 제시하지 않는 등 연구논문에 대한 정보를 충분하고 자세하게 제공하지 않는다.
⑥ 연구자가 연구를 요약하고 고찰하는 과정에서 객관성을 완전하게 유지하기 어렵다.

(3) 1차 출처의 이용
① 연구계획서와 보고서를 개발할 때는 주로 1차 출처를 이용할 필요가 있다.
② 2차 출처는 1차 출처를 발견할 수 없거나 2차 출처가 창조적 아이디어를 제공할 경우 또는 1차 출처에서 발견되지 않은 정보를 독특하게 조직할 경우 이용된다.

(4) 2차 출처에 의존하려는 경향
① 초보 연구자는 주로 2차 출처에 의존하려는 경향이 있으며, 이러한 경향은 고찰의 질에 크게 영향을 미칠 수 있다.
② 2차 출처는 관련된 1차 출처에 대한 저서 목록적 정보를 제공하는 데 유용하다. 그러나 2차적인 서술이 1차 출처를 대체할 수 있다고 생각해서는 안 된다.

(5) 2차 출처의 제한점
① 2차 출처가 연구조사에 대한 모든 정보를 충분히, 그리고 자세하게 제공해 줄 수는 없다.
② 예를 들어, 2차 출처는 연구의 한 측면에 대해서만 보고하고 방법론적 배려는 무시해 버릴 수도 있다.
③ 2차 출처의 좀 더 심각한 제한점은 연구를 요약하고 고찰하는 과정에 있어 완전한 객관성을 지닐 수 없다는 사실이다.

4 문헌 찾는 방법

(1) 문헌정보의 형태

① 색인
　　㉠ 주제별로 또는 저자별로 연구제목을 정리한 목록으로서 보건의료분야의 색인집들이 출간되어 있다.
　　㉡ 간호학 문헌의 색인으로는 International Nursing Index, Annual Review of Nursing Index, Nursing Research Index 등이 있다.

② 요약집
　　㉠ 발표된 논문의 초록을 게재한 문헌으로서 색인보다 더 자세한 정보를 얻을 수 있기 때문에 보다 유용하다.
　　㉡ 미국에서 발행되는 Nursing Research Abstracts나 Psychological Abstracts 등이 유명하며, 국내에서 발행하는 요약집으로는 〈한국간호관계 논문 요약집〉이 있다.

③ 컴퓨터 탐색
　　㉠ 문헌의 관련 주요 개념을 정하고 실시하게 된다.
　　㉡ 대개 큰 도서관에는 CD ROM 체계에 의해 간호문헌의 목록과 초록을 온라인으로 추적할 수 있도록 되어 있다.

플러스UP　국내의학 정보검색

(1) CD-ROM 데이터베이스 검색
　한국의학논문정보 : 국내에서 발행되는 의학전문저널은 약 15만 건을 수록하고 있다.
(2) 온라인 데이터베이스 검색
　① Koreamed : 대한의학학술지 편집인 협의회의 '국내 의학학술지 평가사업'으로 선정된 학술지 논문의 영문서지 사항과 초록 데이터베이스를 제공한다.
　② 국회도서관 : 국내 주요 도서관과의 상호 협약 및 연계로 국가 정보능력을 향상시키고 지역 간 균형 있는 발전을 꾀하며, 국가 정보자원의 공유체제를 확대하고 발전시켜 연구자는 물론 일반 국민에게까지 온라인으로 필요한 정보를 제공하기 위해 개발한 시스템이다. 국내 정기간행물 기사, 국내 학술잡지 1,160여 종을 보유하고 있다.
　③ RICH : 보건연구정보센터로 한국과학재단 특성화 장려산업인 전문연구 정보센터로 설립되어 국내외 보건분야의 다양한 정보를 제공한다.
　④ KISS : 한국학술정보원에서 제작한 국내 학회지의 서지사항과 원문검색 시스템으로 공학, 의약학, 사회과학 등 전 분야에 걸쳐 국내 1,100여 학회에서 발간하는 학회지를 수록하고 있다.
　⑤ MedRic : 의과학 연구정보센터이며 국내 유일의 의학분야 학문연구 정보센터이다. 보건의료를 포함한 의과학 영역 학술지의 서지와 기록에 관한 정보를 제공한다.

플러스 UP **국외의학 정보검색**

(1) Medline : 전 세계에서 발행되는 생의학 관련 학술지 가운데 미국 국립의학도서관이 선별한 4,500여 종의 학술지에 실린 논문의 서지사항과 초록을 수록한 DB로 의학, 치의학, 간호학, 보건학 분야에서 가장 널리 이용되는 대표적 검색도구이다.
(2) CINAHL(Cumulative Index to Nursing & Allied Health Literature) : 간호학, 의학 등과 관련된 생명공학 문헌과 13개 보건관련 분야의 정보를 다룬다.
(3) Pubmed : 미국 국립의학도서관에서 개발한 검색도구이다.

(2) 도서관의 이용방법

① 도서관에서 단행본을 찾을 때에는 도서관에 정리되어 있는 도서카드 목록을 통해서 문헌을 찾게 된다.
② 찾고자 하는 도서명이나 저자명 또는 분류번호를 알면 도서카드 목록을 이용하여 책을 찾을 수 있다.
③ 정기간행물의 경우 대개의 도서관은 정기간행물 열람실이 따로 있어서 학술지나 잡지 등의 정기간행물이 진열되어 있다.

(3) 참고문헌 범위의 결정

① 너무 많은 문헌을 찾아놓아도 이를 적절히 분류하고 정리하는 것이 어려우므로 어느 수준까지 문헌을 찾아야 하는가를 결정해야 한다.
② 참고문헌의 범위결정은 대개 종설을 읽으면서 이를 판단하거나 학생의 경우에는 지도교수와의 토론으로 결정할 수 있다.

5 문헌의 정리와 보관

(1) 도서목록

논문은 필자명, 논문의 제목, 잡지 이름, 권, 호, 연도, 페이지 수를 기록하고 저서는 저자명, 저서명, 출판장소, 출판사, 출판 연도를 기록한다.

(2) 논문내용

문제진술, 이론적 기틀, 가설, 연구방법, 연구결과, 문헌고찰 때 인용될 중요한 인용문을 기록한다.

(3) 문헌을 기록하는 방법

① 축약

　　㉠ 문헌 전체의 기본적인 내용을 그대로 유지하면서 간단히 줄이는 방법이다.

　　㉡ 축약은 문헌을 비평하거나 평가하는 것이 아니므로 원본을 정확하고 객관적으로 축소 시켜야 한다.

② 요약

　　㉠ 내용의 가장 중요한 측면만을 뽑아서 요약하는 것이다.

　　㉡ 원본의 내용과 자신의 평가를 구별해서 기록한다.

　　㉢ 원문에서 직접인용이 필요하다고 생각되는 부분은 그 문장을 원문 그대로 정리해 둔다.

6　문헌고찰 결과의 진술방법

플러스UP　문헌고찰 결과의 옳은 진술방법

(1) 고찰된 문헌은 연구의 필요성이나 목적 부분에 또는 연구의 이론 틀 부분에서 가장 많이 이용되며, 연구방법이나 결과 또는 논의 부분에서 이용된다.

(2) 연구의 필요성이나 목적 부분에서는 자신의 연구와 부합되는 문헌의 인용을 통하여 본 연구의 필요성을 강조하는 데 이용할 수 있다.

(3) 연구의 이론 틀 부분은 하나하나의 연구결과가 이론 틀을 구성하는 데 이용되므로 각각의 연구결과를 잘 연결하여 제시되어야 한다. 이 부분에서 가장 많은 양의 연구문헌이 소개되는데, 내용별로 소제목을 붙여 정리하는 것이 좋다.

(4) 연구방법에 관하여서는 선행연구의 방법적 장ㆍ단점에 대한 평가를 통하여 자신의 연구방법을 고안하게 된 과정이 나타나도록 사용해야 한다.

(5) 논의 부분에서는 자신의 연구결과와 비교하여 평가를 한다.

(6) 참고문헌은 직접 찾아서 읽어본 후에 인용하여야 하며, 부득이한 경우에 참고문헌을 직접 찾지 못했을 경우에는 참고문헌에서 간접적으로 인용하였음을 밝혀야 한다.

(1) 문헌고찰의 조직

① 문헌고찰의 내용이 긴 경우 우선 종이에 개요를 써 놓는 것이 유용할 것이다. 그러나 짧은 고찰의 경우에는 머리속으로만 개요를 잡아 놓는 것으로도 충분하다.

② 쓰기를 시작하기 전에 잠시 동안 뒤로 물러 앉아서 대략의 골격을 구성해 둔다면 의미있고 이해할 수 있는 조직을 제시할 수 있을 것이다.

③ 처음으로 문헌고찰을 시도한 연구자의 가장 공통된 약점은 조직력이 부족한 점이다. 일단 주요 제목과 순서가 확인되면 그 순서대로 고찰내용을 기록한다. 이것은 초기에 읽었던 문헌을 회고하는 데 도움을 줄 뿐 아니라 특별한 참고문헌을 개요에 맞추어 적절하게 삽입하는 것을 결정하는 데 기초가 되는 것이다.

④ 어떤 참고문헌이 아무 곳에도 맞지 않을 경우 개요를 수정하거나 그 문헌을 버릴 필요가 있다. 문헌이 기여를 하지 못할 경우에는 억지로 포함시키지 않는 것이 좋다.

⑤ 고찰에 이용된 문헌의 수는 문헌의 관련성과 전반적인 조직에 비해 덜 중요하기 때문이다. 관련 문헌(이론적, 실증적)은 연구계획서의 서로 다른 장에 포함되도록 조직한다.

⑥ 문헌고찰 부분에 포함될 문헌은 연구문제의 현행지식을 반영할 수 있도록 조직한다.

⑦ 연구를 위한 배경과 의의를 제공하는 문헌은 서론 부분에 포함시킨다. 특정한 이론적 문헌은 연구 기틀을 제공할 것이다.

⑧ 기타 관련 문헌들은 연구변수를 정의하고, 가정과 제한점을 규명하기 위한 기반이 된다.

⑨ 방법론적으로 강한 연구는 연구설계의 개발을 안내하고 도구선택을 가이드하며 자료수집 및 분석에 영향을 미치고 결과해석을 위한 기반을 제공할 것이다.

⑩ 이 시점에서 많은 연구자는 그들 연구의 완성된 그림을 얻기 시작할 것이며 연구의 잠재성에 흥분하게 된다. 연구자는 연구문제에 대한 그들의 지식에 자신감을 느끼고 현실적으로 연구를 할 수 있는 능력에 자신감을 느낀다.

⑪ 논문을 위한 문헌고찰은 실증적 부분과 이론적 부분의 두 개 부분으로 조직한다. 그런 다음 이들 두 부분 안에서 적절한 개념에 근거할 내용을 재조직한다.

⑫ 어떤 연구에선 문헌고찰을 연구문제와 관련된 하위개념에 따라 조직한다. 문헌고찰을 조직하면서 연구자는 연구문제에 대한 현행지식을 가장 잘 제시할 수 있는 방법을 결정해야 한다.

플러스UP 연구계획서에 포함될 문헌고찰의 내용

(1) **서론** : 연구의 목적 또는 초점을 나타낸다. 문헌고찰의 목적을 규명, 문헌의 조직을 서술(개념에 의해 또는 이론적/실증적 구분에 의해), 출처의 배열 순서에 대한 근거를 나타낸다(덜 중요한 것에서 가장 중요한 순으로 또는 오래된 것에서 가장 최근 순으로). 이 부분은 간략하면서, 독자의 관심을 끌 수 있어야 한다.

(2) **이론적 문헌** : 연구목적을 지지하는 개념분석, 모델, 이론, 개념적 기틀을 포함한다. 연구를 위한 이론적 기반을 구축하기 위해 개념, 개념의 정의, 개념 간의 관계, 가정이 제시되고 분석된다. 이 부분은 적절한 연구 개념에 의해 조직된다. 이들 개념은 대체로 문헌을 탐색하고 문헌을 비평할 때 규명된다.

(3) **실증적 문헌** : 연구목적을 지지하는 우수한 연구를 포함한다. 각 연구에 대해 목적, 표본, 크기, 설계, 특이한 결과가 학문적으로 제시되어야 하며 연구에 대한 강점과 약점을 간략히 비평한 결과도 제시한다. 이 부분은 연구의 초점이 되는 개념 또는 변수에 의해 조직된다.

(4) **요약** : 연구문제를 위한 현행 지식기반을 간결하게 제시하고 지식기반 내의 틈(gap)을 규명하면서 제안된 연구가 필요한 정보를 어떻게 창출하게 될 것인가를 제시한다.

(2) 문헌고찰의 내용

① 문헌고찰은 인용문이나 요약문을 나열하는 것이 아니다. 다만, 연구에 필요한 체계적인 기반을 제공하기 위해 문헌을 조직하고 요약하는 작업일 뿐이다.

② 문헌고찰에서는 서로 다른 개념화나 방법론에 대한 불일치성을 설명할 수 있을 뿐 아니라 문헌에서의 일관성과 모순을 지적할 수 있어야 한다.

③ 연구와 특별히 관련된 문헌은 표본, 자료수집 절차, 결과, 결론에 이르기까지 모든 정보를 자세히 서술해야 하지만, 모든 문헌에 대해 이와 같이 광범위하게 서술할 필요는 없다.

④ 비교가 가능한 결과를 나타낸 보고서들은 한 곳에 모아 짧게 요약할 수 있다.

플러스 UP 문헌고찰 내용 작성 시 주의사항

(1) **모든 결과의 제시** : 동일한 주제에 관한 선행연구 결과를 진술할 때는 일관성 있는 결과를 낸 논문과 상반된 결과를 낸 논문을 모두 제시해야 한다. 또한 비일관성의 이유가 무엇인지에 대한 가능한 설명을 제공해야 한다.

(2) **관련있는 문헌** : 본 연구와 관련 있는 문헌은 연구설계, 결과, 결론을 포함하여 자세히 기술하는 반면, 관련이 적은 문헌은 과감하게 버려야 한다.

(3) **요약 및 진술** : 연구결과가 서로 비교될 수 있는 논문들은 묶어서 간략하게 요약하고 진술한다.

(4) **객관성** : 문헌고찰은 가능한 한 객관적이어야 한다. 가설이 지지되지 못한 연구나 개인적 가치관과 맞지 않는 연구라 해도 생략해선 안 된다. 서로 다른 상충된 결과를 제시한 연구들도 흔하게 있다. 중요한 것은 일치되지 않는 결과를 분석하고 지지되는 증거를 평가함에 있어 가능한 객관적이어야 한다는 점이다.

(5) **마지막 결론** : 문헌고찰 부분은 연구하고자 하는 문제의 상태를 요약하는 것으로 끝을 맺어야 한다.

요약에는 연구된 것이 무엇이고 얼마나 적절하게 연구되었는가에 대한 것뿐 아니라 연구되지 않고 있는 영역도 언급되어야 한다. 즉, 요약에는 제목에 대한 정보의 범위와 이와 관련하여 비판적인 판단이 다루어져야 된다. 이러한 비판적 요약은 연구의 필요성을 제시해 주어야 한다.

(3) 문헌고찰의 문체

① 연구자가 처음으로 문헌고찰을 준비할 때 겪는 가장 흔한 문제는 문체에 적응하는 것이다. 예를 들어, 초보 연구자는 이론이 옳다는 것을 증명하는 것으로서 선행연구의 결과를 받아들이는 경향이 있다.

② 이러한 경향은 이해할 만하다. 이것은 많은 책, 의견을 실은 기사, 기타 비연구 기사에서 흔히 사용되는 문체이다. 이러한 문체는 부분적으로는 목적을 명확히 하기 위한 욕구에서 나올 수 있다.

③ 그러나 역시 부분적인 면에서 그것은 실증적 연구로부터 나온 결론의 정도를 잘못 이해한 결과이기도 하다. 실질적 검증에 의해 명확하게 입증 또는 부정될 수 있는 이론이나 가설은 없다.

④ 연구자는 문헌고찰을 서술하면서 임시적인 언어를 채택하는 것을 배워야 한다.

⑤ 문체와 관련하여 흔히 제기되는 문제는 초보 연구자가 연구결과에 대한 자신의 의견 또는 다른 사람의 의견을 마음 놓고 퍼뜨리는 데 있다.

⑥ 고찰에서는 의견 진술은 매우 인색하게 사용해야 하며, 의견의 출처에 대해 분명히 해야 한다.

⑦ 연구자 자신의 의견은 현재 있는 연구의 질을 사정하는 경우를 제외하고는 고찰 부분에 포함시키지 않는다.

⑧ 조사하고자 하는 문제에 관한 연구자의 견해는 보고서의 결론 부분을 위해 아껴 두어야만 한다.

 문헌고찰을 위한 적절한 문체의 예

(1) 선행 연구들은 출산에 대한 교육에 참여한 여성은 그렇지 않은 여성에 비해 분만 중에 스트레스를 덜 나타낸다고 보고하고 있다.

(2) 태도에는 아마도 밤 사이에 변화될 수 없는 지속적인 속성이 있는 것 같다.

(3) 스트레스의 권위자인 A. Cassard 박사에 따르면 책임감은 내적인 스트레스 요인이다.

이론적 기틀 작성

(1) 이론의 의미

① 이론은 연구자가 실증적인 연구결과(empirical finding)를 의미 있는 양상으로 조직하는 기전으로 구성된다.

② 이론은 현상 간의 관계를 체계적으로 설명한 일종의 추상적 일반화이며 또한 현상을 설명, 예측, 그리고 통제하기 위한 원리를 구체적으로 표현한 것이다.

③ 따라서 이론구축과 검증은 과학적인 지식의 발전과 밀접하게 관련되어 있으며, 이론은 과학의 궁극적 목표라는 주장까지도 할 수 있다.

④ 학문의 성질과는 무관하게 이론은 과학에 있어 본질적으로 동일한 기능을 발휘한다.

(2) 이론적 기틀 작성의 필요성

① 이론적 체계와 개념적 체계는 인간이 살고 있는 세계의 복잡성을 이해하기 위한 인간의 가장 높고 가장 발전된 노력을 나타낸 것이다.

② 기틀은 연구개발을 가이드하고 결과를 간호지식체에 연계할 수 있게 하는 의미(meaning)의 추상적, 논리적 구조이다.

③ 양적 연구에서 이론적 기틀은 개념모델에서 나올 수 있는 또는 임상관찰로부터 귀납적으로 개발될 수 있는 검증 가능한 이론이다.

④ 질적 연구에서의 초기 기틀은 철학 또는 세계관에서 나오며, 연구를 통해 철학과 일치하는 이론이 개발된다.

⑤ 모든 연구는 기틀을 가진다. 기틀은 방법론 안에서 잘 통합되고 구조화되어 분명하게 제시되어야 한다.

⑥ 기틀을 임상에 적용하기 위해 또는 추후 연구로 이용하기 위해 연구의 기틀을 확인하고 평가한다.

(3) **이론적 기틀의 구축**

① 이론적 기틀 내에 있는 모든 개념들이 실체이론으로부터 나와야 한다.

② 개념의 정의는 이론가들이 정의한 것으로 정의되어야 하며, 조작적 정의는 개념적 정의와 일치해야 한다.

③ 명제는 검증을 위해 이론으로부터 추출되어야 한다. – 가설은 이런 진술에서 유래되어야 한다.

④ 명제를 검증하기 위해 설계된 선행연구들은 문헌고찰을 하면서 논의될 필요가 있다.

(4) **개념모델에 근거한 이론적 기틀 구축요소**

① 개념모델로부터 나온 구성개념(constructs)

② 개념모델로부터 나온 구성개념(constructs)의 정의

③ 구성개념과 관련된 명제

④ 선택된 구성개념의 부분을 표현하는 개념들(concepts)

⑤ 구성개념 정의에 적합한 개념들의 정의

⑥ 가설적 이론이나 실체이론을 표현하는 개념과 연관된 명제들

⑦ 개념을 표현하는 변수들의 선택

⑧ 개념 정의에 적합한 변수들의 조작적 정의

⑨ 명제 세트

⑩ 구성개념, 개념 및 변수와 연관된 개념 지도

CHAPTER 3

연구변수의 결정 및 가설의 설정

1 연구변인(변수)의 결정

(1) 변수(variable)란 연구대상의 다양한 값이나 결과 요소 하나하나를 의미한다. 변수는 지니는 속성을 수치화할 수 있느냐 없느냐에 따라 양적변수와 질적변수로 구분한다. 또한 변수 상호간의 관계 양상에 따라 독립변수와 종속변수로 구분한다.

(2) 연구변인은 그 현상을 대표하는 것으로 여겨지는 변인을 가능하면 폭넓게 포함시켜야 한다.

(3) 연구기간이나 인력, 연구비 등의 여건에 따라 중요한 변인만을 선택하는 경우도 있다.

(4) 연구변인은 이론적으로 또는 그 현상을 설명하는 데 중요하다고 생각되는 변인을 선택해야 한다.

(5) 선행연구에서 사용했던 변인을 사용할 때는 통계적으로 입증된 변인을 선택해서 신뢰성을 확보해야 한다.

2 가설의 설정

(1) 가설의 정의

① 연구를 시작하면서 연구자는 연구문제를 설정한다. 이때 연구자는 연구의 목적 등을 고려하여 선행연구에 대한 조사를 토대로 이 연구문제에 대한 잠정적인 결론을 내리게 되는데 이때 연구자에 의해서 내려진 결론을 가설(hypothesis)이라고 한다.

② 연구는 이 가설이 옳은지 그른지를 과학적인 방법을 통해 검증하는 것이다.

③ 가설은 크게 연구가설과 통계적 가설로 나눌 수 있다.

플러스UP 연구가설과 통계적 가설

(1) **연구가설** : 연구의 동기가 되는 추측 또는 가정으로 연구자가 오랫동안 관찰이나 경험으로부터 얻은 하나의 경험론적인 가설을 말한다.

(2) **통계적 가설** : 표본으로부터 얻은 자료를 적절한 통계기법으로 분석하여 그 표본이 추출된 모집단에 관하여 어떤 결론을 내릴 수 있도록 하는 가설이다. 통계적 가설설정을 위해서는 모집단의 특성에 대한 자료를 바탕으로 영가설과 대립가설을 정할 수 있다.

(2) 가설의 중요성

① 과학적 연구에서 연구문제를 가설 형태로 바꾸고 자료 수집과 분석을 통해 경험적으로 검증하여 이 가설을 지지 또는 기각함으로써 문제의 해답을 얻게 되므로 가설은 연구에서 중요한 부분을 차지한다.

② 모든 연구에서 가설이 필요한 것은 아니다.

③ 관심 있는 현상에 대한 정확한 서술을 목표로 하는 서술연구, 초보적 관계를 탐색하는 탐색연구 등 변수 사이의 관계를 다루지 않는 연구에서는 가설을 설정하지 않는다.

④ 가설은 문제진술에 근거하여 설정된다.

⑤ 문제진술은 '연구할 현상이 무엇인지를 규명한 것'이다.

⑥ 가설은 '연구할 현상이 어떻게 관련될 것인지에 대한 예측'이다.

플러스UP 문제진술과 연구가설

(1) 문제진술
   흡연과 폐 기능은 관계있는가?
(2) 연구가설
   흡연을 하는 흡연자는 비흡연자보다 폐기능 수치가 낮을 것이다.

---

(3) 가설의 기능

① 새로운 지식과 지침(지식의 확대)

　㉠ 많은 서술적 연구와 질적 연구의 축적에 따라 개념 간의 관계를 추측할 수 있을 때 가설 설정이 가능해진다.

　㉡ 관계가 있음직한 곳에서는 반드시 가설이 있어야 하므로 자료 수집 전에 예측의 형태로 가설을 만들고 그 결과 새로운 지식과 지침을 얻는 것이다.

　㉢ 모든 가설이 이론에서 도출되지는 않는다.

　㉣ 이론적 기틀이 없는 경우에도 연구자는 자주 연구결과를 예측하는데, 잘 설정된 가설은 방향을 제시하고 설명을 제공함으로써 지식체에 기여한다.

② 과학적 탐구(이론과 현실의 융화)

　㉠ 가설은 과학적 탐구를 이끈다.

　㉡ 가설은 연구설계, 자료 수집과 분석, 자료 해석의 방향을 제시한다.

　㉢ 가설은 변수 간의 관계에 대한 기대 진술로 변수들을 연결하며, 이들 관계가 경험적인 검증을 받게 한다.

　㉣ 가설은 자주 이론적 기틀에서 직접 도출된다.

　㉤ 검증을 통해 인정된 가설은 이론으로 발전하므로 가설은 이론과 현실을 연결하는 역할을 한다.

ⓗ 연역적 추론을 통해 과학자는 이론에서 가설을 도출하고 이들 가설을 현실세계에서 검증한다.

③ 현상의 이해
  ㉠ 가설이 지지되지 않을 때에도 가설이 있는 경우가 없는 경우보다 현상 이해를 돕는 데 많은 기여를 한다.
  ㉡ 연구에서 "수술 전 교육을 받은 군은 교육을 받지 않은 군보다 수술 후 합병증이 낮을 것이다."라는 가설을 설정한 경우 연구자는 가설 설정의 근거를 마련하기 위해 선행이론과 같은 선행연구를 고찰하고 논리적 사고를 통해 이들을 종합한다.
  ㉢ 연구결과 수술 전 교육을 받은 군과 교육을 받지 않은 군의 수술 후 합병증이 통계적으로 유의한 차이가 없어 이 가설이 지지되지 않은 경우 연구자는 가설이 지지되지 못한 이유를 찾기 위하여 이론이나 선행연구 결과를 비판적으로 분석하고 연구방법의 제한점을 주의깊게 검토하며 결과에 대한 대안적 설명을 찾게 된다.

④ 연구방향의 제시
  ㉠ 가설은 연구문제를 근거로 하여 몇 개의 관련성 있는 가설로 구성된다.
  ㉡ 가설은 연구의 기본방향뿐만 아니라 자료 수집, 분석, 해석의 과정에서도 하나의 틀을 제시한다.

(4) 가설의 목적
① 이론과 현실의 통합
  ㉠ 가설은 흔히 이론적 기틀로부터 직접 도출된다.
  ㉡ 과학자는 이론에서 가설을 추론하고 이들 가설을 실제 상황에서 검정한다.
  ㉢ 연역적 추론으로 이론에서 가설을 도출하고 이 가설을 현실세계에서 검증하며 이론의 가치를 평가할 수 있는 것은 오직 가설을 통해서이다.
  ㉣ 이론의 타당성은 절대로 직접 검증되지 못한다. 오히려 이론의 가치가 평가될 수 있는 것은 가설을 통해서이다.
  ㉤ 그러므로 가설은 이론을 실제 상황에 연결시키는 매개체이다.

> **플러스UP 강화이론으로부터 연역된 가설**
>
> (1) 혼자 식사를 하는 것에 대해 간호사로부터 칭찬을 받은 노인 환자는 칭찬을 받지 못한 환자에 비해 식사하는 데 덜 도움을 요청한다.
> (2) 중단하지 않고 15분간 작업할 때 보상(사탕이나 과자 등)을 받은 과다활동 아동은 보상을 받지 못한 동료 아동에 비해 작업을 수행하는 동안 중단하는 행위를 덜 나타낸다.

② 지식의 확장
  ㉠ 모든 가설이 이론에서 도출된 것은 아니다.

ⓛ 이론적 기틀이 없을 때라도 결과에 대해 예측을 하지 않고 자료를 수집할 경우 그 결과를 인간 지식으로 만드는 것은 위태롭다.

ⓒ 좋은 가설은 방향을 제공하고 설명을 유도한다.

ⓔ 현상 간의 관계에 대해 추측하기를 꺼리는 연구자는 어떤 것을 지지 또는 거부할 때 증거를 이용할 자격이 없다.

ⓜ 초보 연구자들은 스스로 그렇게 할 자격이 없다고 느끼거나 또는 잘못되는 것을 두려워 하고 있기 때문에 예측하기를 꺼린다.

ⓗ 이러한 태도는 버려야 한다. 가설을 개발하는 데 포함된 논리적 분석은 지식의 확장에 기여하지 못한다.

ⓢ 그러나 비록 가설이 확증되지 않았을지라도 가설의 존재는 이해력을 증진시킬 가능성을 더 높여준다.

ⓞ 근거로 할 기존 이론이 없으면 관찰과 선행연구를 기초로 하여 이론적 기틀을 형성하고 그에 따라 가설의 논리를 정당화해야 한다.

ⓩ 예측한 가설이 지지된 경우에는 이론이 검증되어 지식이 확대되며, 예측한 가설을 지지하지 못했을 때에는 연구에 기초가 되었던 이론적 기틀이나 선행연구를 비판적으로 분석하게 되며 연구방법상의 제한점을 주의 깊게 고찰하게 되고, 결과에 대해 다른 설명을 모색하게 된다.

ⓧ 가설의 사용은 비판적 사고를 도움으로써 연구결과에 대한 피상적 설명을 예방하고 연구결과를 잘못 해석할 가능성을 최소화하며 그 결과 현상 이해를 촉진한다.

플러스UP 확증되지 않은 가설의 존재가 이해력을 증진시키는 경우

(1) 가설의 설정
  ① "4년제 대학을 졸업한 간호사가 3년제를 졸업한 간호사에 비해 첫 근무에서 더 스트레스를 경험한다."라는 가설을 설정했다고 하자.
  ② 우리는 이론(역할갈등, 인지부조화 이론 등)을 근거로, 선행연구를 기반으로, 논리학을 근거로 또는 이들을 조합한 것을 근거로 우리의 추측을 정당화할 수 있다.

(2) 정당화시키려는 욕구
  ① 정당화시키려는 욕구는 연구자로 하여금 논리적으로 생각하고 비판적으로 판단하며 선행연구 결과를 서로 연결시키게 한다. 위의 가설이 확증되지 않는 경우를 가정해 보자.
  ② 즉, 우리는 3년제 대학 출신과 4년제 대학 출신 간호사가 첫 근무에서 모두 똑같은 양의 스트레스를 경험했다는 것을 알았다.

(3) 비판적 사고의 유도
  ① 예측이 지지되지 않았을 때 연구자는 이론이나 이전의 연구를 비판적으로 분석하고 연구방법의 제한점을 자세히 검토하고 결과에 대한 다른 설명을 찾아보게 된다.
  ② 다시 말해서, 가설의 사용은 비판적인 사고를 유도함으로써 이해력을 증진시킨다.

③ 연구방향 제시

　　㉠ 문제진술은 연구가설에 비해 좀 더 모호하다.

　　㉡ 가설의 중요한 기능은 연구설계와 자료의 수집, 분석, 해석을 위한 방향을 제시해 준다는 것이다.

　　㉢ 가설이 없으면 고립된 정보조직만을 수집하게 된다.

　　㉣ 가설은 공식적인 관계의 진술을 통해 연구변수를 서로 연결하는데, 이들 관계는 실질적인 검증을 받게 된다.

> **플러스UP** 연구방향을 제시하는 가설의 예
>
> (1) "운동프로그램을 시행한 당뇨환자들이 시행하지 않은 환자들보다 혈당 수치가 낮을 것이다."라고 가설을 세울 경우 연구설계는 실험군과 대조군이 필요한 실험연구가 될 것이고, 표본은 당뇨환자가 될 것이다.
> (2) 자료의 분석은 정규분포라고 가정하면 t 검증을 사용하여 이루어질 것이다.

(5) 가설의 요건

① 기대되는 관계의 진술

　　㉠ 가설의 역할은 둘 또는 그 이상의 변수 사이 관계의 성질을 예측하는 것이다.

　　㉡ 가설을 통해 서로 관계 지어진 변수들은 독립변수(추측된 원인)와 종속변수(추측된 효과)이다.

　　㉢ 초보 연구자가 예측을 함에 있어 가장 공통된 약점은 관계를 진술하는 데 실패하는 것이다.

　　㉣ "산전교육을 받은 임부는 분만 경험에 대해 좋은 반응을 보인다."라는 예측은 과학적으로 받아들일 수 있는 가설이 아니다.

　　㉤ 이 진술은 기대 관계를 표현한 것이 아니며, 실제로 한 가지 변수(분만 경험에 대한 반응)만이 존재한다.

　　㉥ 관계는 최소한 2개의 변수를 필요로 한다. 그러나 이 예측은 독립변수와 종속변수를 가진 적합한 가설로 바뀌어질 수 있다.

　　㉦ 즉, "산전교육을 받은 임부는 산전교육을 받지 않은 산모에 비해 분만 경험에 대해 더 좋은 반응을 보인다."에서 관계의 예측은 '~에 비해 더'라는 문귀에 내포되어 있다.

　　㉧ 만일 진술된 가설에 '~보다 더', '~보다 덜', '~에 비해 큰', '~와 다른', '~에 관계된' 등과 같은 문귀가 없으면 연구자는 예측을 재구성할 필요가 있다.

잘 서술된 가설의 특징

(1) 가설에 사용된 용어가 명확하여 이해하기기 쉬워야 한다.
(2) 가설에 사용된 용어가 경험적 수준에서 관찰 가능하고 측정 가능해야 한다.
(3) 가설은 이론, 이론적 기틀, 문제진술로 도출되어야 한다.
(4) 가설에 의한 자료 분석의 결과로 이론의 진위가 밝혀져야 한다.

② 검증가능성

　ㄱ 변수 사이의 예측된 관계를 진술하지 못한 가설은 대체로 검증할 수 없다. "산전교육을 받은 임부는 분만 경험에 대해 좋은 반응을 보인다."의 가설은 예측의 한 측면(분만 경험에 대한 반응)만이 변수로 간주될 수 있다.

　ㄴ 즉, 모든 임부가 분만 경험에 대해 똑같이 긍정적인 반응을 보이지 않으므로 이것은 한 가지 변수만을 고려한 것이 된다.

　ㄷ 이러한 형태의 예측은 검증할 수 없다.

　ㄹ 그러나 가설을 "산전교육을 받은 산모는 산전교육을 받지 않은 산모에 비해 분만 경험에 대해 더 좋은 반응을 보인다."로 수정한다면 검증은 훨씬 간단해진다. 즉, 산전교육 경험이 다른 두 집단에 대해 질문에 응답하도록 한 다음 두 집단의 반응을 비교하면 된다.

　ㅁ 검증가능성의 두 번째 기준은 가설에 포함된 변수가 측정할 수 있거나 관찰할 수 있는 것이어야 한다는 점이다.

　ㅂ "매해 신체검사를 받은 개인은 매해 신체검사를 받지 않은 개인에 비해 건강상태가 더 양호하다."라는 가설은 두 변수 사이의 예측된 관계를 진술했다는 점에서는 만족스러우나 '건강상태'를 정의하고 측정하기가 어렵다.

　ㅅ 가설을 검증하기 위해서는 변수가 조작적으로 정의되어야만 한다. 즉, 연구자는 변수를 측정하거나 수량화할 수 있는 절차를 개발할 필요가 있다.

　ㅇ 그러므로 가설설정의 중요한 단계는 변수의 개념화와 정의이다.

　ㅈ 문제진술은 '건강상태', '스트레스', '전인간호', '간호수행' 등과 같은 모호한 추상적인 용어를 가지고 시작한다. 그러나 이들 개념은 관찰할 수 있거나 측정할 수 있는 현상으로 바꾸어야 한다.

플러스UP 도덕적, 윤리적 또는 가치관이 개입된 문제의 검증가능성

> (1) 도덕적, 윤리적 또는 가치관이 개입된 문제에 대한 가설은 과학적으로 검증할 수 없다.
> (2) "간호사는 의사에 비해 여성에게 피임 상담업무를 더 잘 제공한다."라는 진술은 관계를 진술한 것이기는 하나 판단적인 질문을 제시한 것이기 때문에 과학적인 방법에 의해 연구될 수가 없다.
> (3) 이 질문은 사람이 가진 가치관에 따라 다른 대답이 나올 수 있다.
> (4) 그러나 이 가설을 "10대 여성은 피임을 위한 정보의 출처로 의사보다는 간호사를 좋아한다."로 바꿀 경우 검증할 수 있다.
> (5) 즉, 이 가설은 10대 여성에게 그들이 좋아하는 피임정보의 출처에 대해 질문함으로써 검증될 수 있다.

③ 정당성

　㉠ 가설은 정당한 이론적 근거에 기반을 둔 것이어야 한다.

　㉡ 이상적인 가설은 선행연구 결과로부터 나오거나 이론에서 연역된 것이다.

　㉢ 새로운 영역을 조사하고자 할 때 연구자는 예측을 정당화하기 위해 논리적 추리나 개인적 경험을 잘 이용해야 한다.

　㉣ 그러나 연구증거가 전혀 없는 주제는 거의 없다.

　㉤ 정당성의 기준은, 좋은 가설은 현재 있는 연구결과와 일관성이 있어야 함을 의미한다. 그러나 연구문헌에서 서로 엇갈리는 결과를 발견하는 것은 흔히 있는 일이기 때문에 이 요구를 만족시키기는 어렵다.

　㉥ 이와 같이 선행연구 결과가 일치하지 않을 때 모든 결과에 일치되는 가설을 설정하는 것은 불가능하다.

　㉦ 그러므로 연구자는 결정을 내려야만 하며, 이러한 결정을 위해 확고한 기반은 선행연구에서 이용한 방법을 비판적으로 평가하는 것이다.

　㉧ 즉, 연구자는 연구방법을 조사하여 왜 그러한 엇갈리는 결과가 나오게 되었는가를 이해해야 한다.

(6) 가설의 종류

① 단순가설

　㉠ 두 변수 간의 관계(연상 또는 인과)를 언급한다. 즉, 하나의 독립변수와 하나의 종속변수 사이의 기대되는 결과를 서술한 가설이다.

　㉡ 단순연상가설을 진술하기 위한 형식은 "변수 X는 변수 Y와 관계가 있다."라고 표현한다.

　㉢ 단순인과가설은 한 개의 독립변수와 한 개의 종속변수 간의 관계를 규명한다.

② 복합가설

  ㉠ 복합가설은 독립변수가 종속변수가 두 개 이상인 가설을 말한다.

  ㉡ 복합가설은 연구설계에서 현실세계의 복잡성을 보여줄 수 있는 장점이 있다.

  ㉢ 현실세계에서 현상은 대부분 많은 변수들에 의해 영향을 받으므로 하나의 독립변수로는 종속변수에 대한 설명력을 증가시킬 수 있기 때문이다.

플러스 UP 가설의 종류

(1) **가설의 단순성** : 단순가설, 복합가설
(2) **가설의 방향** : 지시적 가설, 비지시적 가설
(3) **가설의 방향성 유무** : 연관가설, 인과가설
(4) **검정 중심** : 연구가설, 통계적 가설

가설	독립변수	종속변수	가설유형
1. 헤로인에 중독된 산모의 아기는 그렇지 않은 산모의 아기보다 저체중 출생아이다.	산모의 중독 여부	출생 시 체중	단순
2. 미숙아에 있어 촉각, 청각자극과 심박동률 사이에는 관련성이 있다.	촉각자극, 청각자극	심박동률	복합
3. 고령의 간호사는 젊은 간호사보다 확대된 역할에 대해 쉽게 찬성하지 않는다.	간호사의 연령	간호사의 확대된 역할에 대한 승인	단순
4. 구조화된 수술 전 지지는 구조화된 수술 후 지지보다 외과 환자의 동통 지각과 진통제 요구를 감소시키는 데 효과적이다.	간호중재의 시기	외과 환자의 동통 지각	복합
5. 임종 환자를 맡고 있는 학생 간호사는 그러한 경험을 갖지 않은 학생에 비해 72시간 내에 신체적인 호소를 더 많이 한다.	임종 환자를 간호한 경험	신체적 호소	단순
6. 의사는 임상간호사보다 환자에게 처치계획을 설명하는 데 더 적게 소요한다.	의료인의 역할	환자에게 처치계획에 대해 설명하는 데 소요된 시간	단순

③ **지시적 가설**

  ㉠ 지시적 가설은 두 변수 사이의 관계에 대해 연구자가 기대하는 방향을 제시함으로써 관계의 존재뿐 아니라 관계의 특성을 예측하는 가설이다.

  ㉡ "A가 B보다 높을 것이다." 등을 사용하는 가설이다.

  ㉢ 검증의 방향을 결정하므로 연구자에게 분명한 한계를 지시하고 사용하는 분석방법도 단측검증을 사용한다.

  ⓔ 이 가설은 명확한 논리적 근거가 있거나 선행연구에서 방향을 제시하고 있을 때 흔히 사용된다.

④ 비지시적 가설

  ㉠ 비지시적 가설은 관계의 방향을 제시하지 않아 변수 사이의 관계는 예측하나 관계의 정확한 특성은 예측하지 않는다.

  ㉡ "A와 B는 관련있을 것이다." 등으로 기술된다.

  ㉢ 가설이 이론에서 도출되거나 선행연구가 특정 기대에 대한 근거를 제시할 때 연구자는 지시적 가설을 설정할 수 있다.

  ⓔ 반면, 가설과 관련된 이론이나 선행연구가 없을 때 또는 선행연구 결과가 일관성이 없거나 연구자의 경험상 기대의 방향이 명확하지 않을 때 비지시적 가설을 사용하게 한다.

 지시적 가설과 비지시적 가설의 예

(1) **지시적 가설** : 유치 도뇨관이 있는 환자 가운데 방광 훈련을 받은 환자는 그렇지 않은 환자보다 도뇨관 제거 후 방광 기능장애 발생률이 낮을 것이다.

(2) **비지시적 가설** : 유치 도뇨관이 있는 환자의 방광 훈련 유무에 따른 방광 기능장애 발생 가능성에는 차이가 있을 것이다.

⑤ 연관가설

  ㉠ 실세계에 함께 존재하는 변수들을 규명한다.

  ㉡ 연관관계에서는 한 변수가 변하면 다른 변수도 변한다.

  ㉢ 모집단에서 변수 X는 변수 Y와 관계가 있다(관계를 예측).

  ⓔ 모집단에서 변수 Y가 증가하면 변수 X도 증가한다(긍정적 관계 예측).

  ⓜ 모집단에서 변수 Y가 감소하면 변수 X도 감소한다(긍정적 관계 예측).

  ⓗ 모집단에서 변수 Y가 감소하면 변수 X는 증가한다(부정적 관계 예측).

  ⓢ 모집단에서 변수 Y가 증가하면 변수 X는 감소한다(부정적 관계 예측).

  ⓞ 연관가설의 기호적 표현은 A ↔ B이다.

연관가설의 예

(1) **지시적, 긍정적 연관가설의 예**
  "출산에 대한 산모의 기대는 출산 후 모아애착에 긍정적인 관계가 있을 것이다."

(2) **지시적, 부정적 연관가설의 예**
  "출산에 대한 산모의 기대는 출산 후 모아애착에 부정적인 관계가 있을 것이다."

⑥ 통계적 가설

 ㉠ 연구가설을 통계적으로 검증하기 위해 영가설과 대립가설을 설정한다.

 ㉡ 대립가설은 영가설을 부정하는 진술문으로 연구가설과 같게 진술한다.

 ㉢ 영가설은 독립변수와 종속변수 사이에 관계가 없다고 진술하는 것이다.

 ㉣ 영가설은 변수 사이에 관계가 없다고 진술하는 것이며, 가설검증을 위해 추론통계를 사용할 때 전제가 되는 가설이다.

> **플러스 UP 영가설의 예**
>
> 3가지 서로 다른 부위에 피하주사를 놓았을 때 주사부위의 멍(bruise) 발생에 차이가 없다. 이 가설을 검증했을 때 3개 부위에 대해 주사 후 60, 72시간 후에 나타난 멍 발생은 통계적으로 유의한 차이가 없는 것으로 나타나 이 영가설은 지지되었다.

⑦ 연구가설과 통계적 가설

 ㉠ 연구가설은 실제적 가설, 진술적 가설, 과학적 가설이라고 하며, 이는 변수 사이의 기대되는 관계의 진술로 연구자가 연구를 통해 발견하기를 기대하는 가설이다.

 ㉡ 영가설은 통계적 가설 또는 귀무가설이라고도 하는데, 통계적 가설은 영가설이 통계검증에 이용되기 때문에 붙여진 이름이다.

 ㉢ 과학적 연구방법에서 영가설을 반증하는 과정은 흔히 법정에서의 재판과정에 비유한다.

> **플러스 UP 연구가설의 예**
>
> "간호의 공격성에 대한 간호사의 태도는 DNR 지시가 있을 때 감소한다."

(7) 가설검증

① 연구의 중요한 부분

 ㉠ 가설의 가치는 그것이 실세계에서 검증 가능한지 여부에 달려 있다. 그러므로 가설검증은 연구의 중요한 부분이 된다.

 ㉡ 검증 가능한 가설은 실제에서 측정 또는 조작할 수 있는 변수를 포함한 것이다.

 ㉢ 가설이 설정된 후 연구자는 설계방법을 정하고 적절한 모집단과 표본을 규정하고 자료 수집 도구를 개발하거나 선정하며, 자료를 수집하고 그 결과를 분석하게 된다.

② 반복연구를 하는 이유

 ㉠ 이론이 가설적으로 증명되는 것은 아니다.

 ㉡ 즉, 그 자료가 가설의 타당도를 증명했거나 그 결론이 이론의 가치를 증명했다고 하는

것은 부적당하다. 이유는 증명은 결정론적 입장의 표현인데, 과학적 방법은 확률론에 따라 제시하는 것이 정석이기 때문이다.

ⓒ 연구자는 자연현상을 이해하기 위한 기초로서 항상 객관적이고 반복 가능한 증거를 탐구하며 연구결과는 항상 일시적인 것으로 생각해야 한다.

ⓔ 반복적인 연구에서 동일한 결과가 산출될 때 비로소 더 신뢰를 받을 결론에 도달하게 된다.

③ 검증된 가설

ⓐ 일반적으로 가설이 검증되면 반드시 그 결과가 기각 또는 지지되느냐 하는 결론이 난다.

ⓑ 그 결과가 지지될 때에는 그 가설이 유도된 이론이나 문제진술이 지지될 것이기 때문에 이론 정립, 수정, 문제해결이 가능해진다.

ⓒ 반대로 가설이 기각되거나 지지되지 못했을 때에는 그 해석이 다양해진다. 즉, 선행연구에서 제시된 이론이 맞지 않을 경우가 있다. 만약 그렇다면 이는 기존 이론을 반박하는 결과이다.

ⓔ 표본에서 얻은 결론은 언제나 확률적인 것이어서 증명된다는 말은 불합리하며 대신 지지되거나 기각된다는 어휘를 사용한다. 또한 측정의 정확성, 가정의 타당성, 논리적 추론의 합리성 등으로 인해 가설이 증명되었다고 결론짓기는 어렵다.

ⓜ 가설이 지지받지 못했을 경우에는 연구자는 반드시 그 원인을 찾아내어 논의에서 그것이 무엇이었는지 분명하게 밝혀야 한다.

3 변인 간 관계

(1) 필요성

① 연구자는 관심 있는 두 변인을 고찰함에 있어서 두 변인 간의 차이를 가져오는 다른 변인들이 있을 수 있다는 가능성에 대하여 생각해야만 한다.

② 연구자는 관심 있는 두 변인 간의 관계를 규명하고자 할 때, 그 변인과 관련이 있는 다른 특성에 대하여 고려하거나 또는 외생변인이나 그 상황을 혼동시키는 중재변인에 대한 사전조사나 문헌연구를 통하여 알고 있어야 하며 연구설계에 반영시켜야 한다.

③ 독립변인과 종속변인 간의 관계를 검증함에 있어서 연구자는 독립변인이 종속변인의 원인임을 말하고자 하지만 그 원인이 항상 우리가 생각하는 것이 아닐 수 있다.

(2) 관계의 유형

관계의 유형은 독립변인과 종속변인 간의 인과성을 기준으로 인과관계와 비인과관계로 나눌 수 있다.

① 인과관계

ⓐ 한 변인에서의 변화가 다른 변인의 변화를 유발할 때 이들 두 변인 간에는 인과관계가 있다고 한다.

ⓛ 인과관계에서는 항상 원인이 되는 변인과 결과가 되는 변인이 고정되며, 이 관계의
방향에 변화가 없는 관계이다.

ⓒ 인과관계에서 독립변인의 변화가 대체적으로 또는 평균적으로 종속변인의 변화를 가
져오는 관계를 가진 경우를 추계적 관계라 하며, 독립변인의 변화가 반드시 종속변인
의 변화를 가져오는 경우를 결정적 관계라 한다. 예 수입과 학력의 관계는 추계적인
관계이다.

② 비인과관계

㉠ 두 변인 간에 어느 정도의 관계는 존재하지만 한 변인의 변화가 다른 변인의 변화를
유발하지는 않는 관계이다.

ⓛ 비인과적 관계를 보통 간접적이라고도 한다.

독학사 4단계

PART 3

연구설계

독학사 4단계

CHAPTER 1 연구설계의 유형

1 실험연구설계

(1) 개념

실험연구설계는 처치와 결과 사이에 인과성을 확인하기 위한 연구설계방법으로, 인과관계가 성립하기 위해서는 처치와 결과 사이의 시간적 순서, 연관성, 비허위성이 전제되어야 한다. 시간적 순서는 어떤 현상이나 문제의 원인을 규명하기 위해서 독립변수가 먼저 발생하든지 종속변수보다 선행되어야 하는 것을 의미한다. 연관성(covariation/association)은 한 변수가 변화할 때 다른 변수가 함께 같은 방향으로 변화하는 것으로 처치와 결과 사이에 인과관계가 성립한다면 처치가 변화할 때 결과도 함께 변화해야 하는 것이다. 비허위성(non-spuriousness)은 외생변수의 영향을 배제하여도 두 변수 간의 관계가 유지되는 것을 의미한다. 실험연구설계의 조건은 엄격하게 실험 환경을 통제하고 변수의 조작, 외생변수의 통제, 실험대상을 무작위로 배정하는 것이다. 변수의 조작(manipulation)은 실험군에 연구자가 실험처치나 중재를 실시하는 것으로 변수를 인위적으로 변화시키거나 조작하는 것이다.

외생변수의 통제는 독립변수와 종속변수 간의 관계에 혼동을 주는 외생변수를 통제하는 것으로 독립변수 이외에 어떠한 변수도 종속변수에 영향을 미치지 않도록 하는 것이다. 외생변수를 통제하기 위한 가장 대표적인 방법은 대조군을 두어 실험군의 결과가 실험처치, 즉 독립변수로 인한 결과라는 것을 증명하는 것이다. 실험처치를 하지 않은 기준 집단인 대조군을 두어 실험군에서의 결과 변화가 집단의 특성 등 외생변수로 인한 것이 아님을 설명할 수 있게 된다.

실험대상의 무작위화(randomization) 혹은 무작위 배정(random assignment)은 전체 집단에서 각 대상들이 실험대상으로 뽑힐 확률이 모두 동일하도록 배정하는 것이다. 실험대상을 무작위로 배정할 때 가장 큰 장점은 모집단을 대표하는 표본을 선정할 수 있다는 것이다. 실험설계의 유형에는 크게 순수실험설계, 유사실험설계, 원시실험설계로 나눌 수 있다. 순수실험설계는 변수의 조작, 외생변수의 통제, 무작위화의 3가지 실험설계의 조건을 모두 갖춘 설계이며, 유사실험설계는 3가지 조건 중 무작위 혹은 통제의 조건을 갖추지 않은 설계이다. 원시실험설계는 외생변수의 통제가 거의 이루어지지 않아 가설검정보다는 문제를 도출하거나 문제를 명확히 규명하기 전 탐색적 연구를 목적으로 하는 실험설계방법이다.

연구자는 실험연구를 계획할 때 중재유무와 비교대상 여부, 외생변수 통제, 연구 타당도 위협요인, 측정도구, 조사의 시기와 횟수, 연구 수행 환경에 대해 고려해야 한다. 실험연구의 조건은 조작, 무작위화, 통제이며 이를 모두 만족하는 경우 순수실험 연구설계라 한다. 위 3가지 조건 중 일부 충족하지 않는 경우 유사실험 연구설계라 한다. 비록 조작, 무작위화,

통제의 조건을 다 갖추었다 해도 연구의 타당성에 대한 위험이 존재하면 순수실험 연구설계를 제대로 수행했다고 볼 수 없다.

(2) 실험연구설계의 과정

① **조작(manipulation)** : 실험연구에서 조작은 보통 중재 혹은 실험 처치를 제공하는 것을 의미한다. 조작은 독립변수로서 역할을 하게 되며 조작에 의해 영향을 받는 결과변수를 종속변수라고 한다. 연구자는 실험연구의 중재를 표준화하거나 다른 연구자가 반복연구를 할 수 있을 정도로 명확하고 상세히 기술해야 한다.

② **무작위화(randomization)** : 무작위화는 무작위 배정(random assignment) 또는 무작위 할당(random allocation)이라고도 한다. 무작위화는 연구대상자를 대조군과 실험군에 무작위로 배정하여 각 집단에 할당될 확률(기회)을 균등하게 하는 것이다. 무작위화를 통해 연구자는 외생변수를 가장 효과적으로 통제할 수 있으며 연구의 내적 타당도를 높일 수 있다.

③ **통제(control)** : 통제는 독립변수와 종속변수 사이에서 혼동을 줄 수 있는 외생변수의 영향력을 예방하거나 조절하는 것이다. 따라서, 독립변수가 종속변수에 미치는 실제 영향력을 밝혀 내기 위해 연구환경과 외생변수를 적절히 통제할 수 있는 방법을 적용하고, 적절한 측정도구를 선택하여 자료를 수집하며, 적절히 잘 개발된 중재를 모든 대상자에게 일관되게 제공하는 것이 중요하다.

  ㉠ **대조군(control group)** : 대조군은 중재나 실험처치를 받지 않는 집단으로, 실험군(experimental group)과 같이 무작위로 배정하여 외생변수의 영향력을 통제할 수 있다. 실험연구에서 실험군은 중재나 실험처치를 받는 집단을 의미한다. 앞에서 설명한 대로 무작위화는 외생변수를 통제하는 데 가장 효과적인 방법이다. 대조군과 비교군(comparison group)이라는 용어가 혼용되어 연구에 사용되기도 하는데, 비교군은 실험군과 무작위로 배정이 되지 않거나, 새로운 처치를 받는 실험군에 비해 전통적인(일반적인) 치료를 받는 군에 해당한다.

  ㉡ **통계적 통제(statistical control)** : 통계적 통제는 연구설계에 포함하여 측정한 외생변수를 공변량(covariates) 처리하여 통계분석을 하는 것이다. 이 방법을 통해 종속변수에 대한 외생변수의 영향력과 독립변수의 영향력을 분리할 수 있다.

  ㉢ **짝짓기법(matching)** : 짝짓기법은 외생변수가 되는 대상자의 특성에 맞춰 짝짓기를 한 후에 각 집단에 무작위로 배정하여 집단 간 동등성을 유지시키는 방법이다. 만약 실험군과 대조군 두 집단을 대상으로 실험연구를 진행할 경우 연구대상자의 특성 수준에 맞게 대상자를 두 명씩 짝짓기를 하고 실험군과 대조군에 각 1명씩 무작위 배정을 하는 것이다. 단, 연구자는 외생변수를 먼저 잘 파악해야 하는 전제조건이 있다. 또한, 대상자의 특성 중 외생변수가 3가지 이상일 경우 적절히 짝짓기법을 하기에 상당한 어려움이 있을 수 있다.

ⓔ **연구환경 통제** : 연구대상자가 참여하는 연구환경은 가능한 일관되게 유지하는 것이 필요하다. 인공적인 환경에서 실험처치나 중재를 제공하는 것이 가능하다면 외생변수를 최대한 통제할 수 있다. 그러나, 현실적으로 연구환경을 완벽히 통제하는 것이 어렵기 때문에 연구자는 최대한 비슷한 연구환경을 유지하려는 노력이 필요하다. 만약, 중재를 제공하는 장소를 대상자의 거주지에 따라 다르게 설정한다면 중재 장소의 차이가 연구결과에 영향을 미칠 수 있을 것이다.

예를 들어 연구대상자를 대조군과 실험군으로 배정할 때 대조군은 대도시에 있는 A병원에서 실험군은 중소도시에 있는 B병원에서만 모집한다면 지역의 차이가 중재의 영향력을 제대로 측정하는 것을 방해할 수 있다. 또한, 실험군과 대조군의 대상자가 서로 의사소통을 할 수 있는 연구환경인 경우, 실험군에게만 적용되어 하는 실험처치 혹은 중재가 대조군에게도 전달되어(실험효과의 확산) 실제로 두 군에서 중재의 효과의 차이가 있음에도 차이가 없는 것처럼 연구결과가 나오는 2종 오류가 발생할 수도 있다.

ⓜ **시간 혹은 계절효과 통제** : 연구 주제나 대상자의 특성은 시간 혹은 계절에 의해 영향을 받을 수 있기 때문에 적절하고 일관된 시점에 자료를 수집하고 중재를 제공하는 것이 필요하다. 하루 중에 오전, 오후, 저녁 언제 자료수집을 했는가에 따라 대상자의 피로도와 집중도가 다르므로 연구자는 일관된 시간에 연구를 진행할 필요가 있다. 또한, 계절에 영향을 받는 질병(예 우울증, 뇌졸중)에 대한 연구를 계획할 때에는 연구시점을 잘 설정하여 계절효과를 통제하는 것이 중요할 것이다.

예를 들면, 계절에 따라 뇌졸중 발생이 다른데, 뇌졸중 재발 예방 교육 프로그램을 진행할 때 봄과 가을에 대조군을 대상으로 연구를 진행하고 여름과 겨울에 실험군을 대상으로 연구를 진행한다면 계절효과에 의해 영향을 받아 중재의 효과를 적절히 확인하는 데 어려움이 있을 수 있다.

ⓗ **중재 통제** : 실험연구에서 중재 혹은 실험처치는 표준화되고 상세히 기술하여 프로토콜화해야 한다. 연구자는 모든 대상자에게 같은 강도의 처치를 일관되게 제공해야 한다. 더불어, 연구대상자가 교육받은 중재를 잘 수행해야 하는 경우 대상자가 중재를 충실히 수행하도록 연구전략을 짜야 한다.

ⓢ **측정, 자료수집 절차 통제** : 측정하고자 하는 개념에 맞는 측정도구를 선택하고 적절한 자료수집 절차에 준하여 일관성 있게 측정하는 것이 중요하다. 부정확하고 타당도 확보가 안 된 측정도구를 선택하거나 자료수집 절차를 체계적으로 일관성 있게 적용하지 않을 경우에는 중재를 적절히 일관되게 제공하였다 하더라도 연구결과의 타당성을 입증하기 어려울 것이다.

(3) 실험연구설계의 유형

① 순수실험설계

ㄱ 무작위(동등성) 대조군 사전-사후설계 : 대상자를 모집단에서 무작위 할당법으로 표출하여 실험군과 대조군에 배정한 후 사전조사를 실시하고 처치 후 사후조사를 실시하는 연구방법으로 실험설계 중 가장 이상적인 연구설계이다. 예를 들어 심도자 시술 환자들을 실험군과 대조군으로 무작위로 배정한 후 활력징후, 불안 정도, 혈중 코티솔 수준을 측정한 뒤 실험군에게만 일정기간 마사지를 시행한 후 활력징후, 불안 정도, 혈중 코티솔 수준을 측정하여 실험군과 대조군의 종속변수의 변화를 비교하여 마사지의 중재효과를 측정하는 것이다.

	사전조사	처치	사후조사
EG(R)	O_1	X	O_2
CG(R)	O_1		O_2

※ 동등성 대조군 사전-사후설계의 예

〈재발예방 교육프로그램이 뇌졸중 환자의 건강증진행위와 혈중지질 농도에 미치는 효과〉를 파악하기 위해 동등성 대조군 사전-사후 설계를 적용하였다. 연구대상자는 A시에서 운영하는 2개의 뇌졸중센터를 방문하는 환자로 연구 참여를 동의한 90명이 대조군 45명과 실험군 45명으로 무작위 배정되었다. 사전조사로 설문지와 혈액검사를 활용하여 건강증진행위와 혈중지질 농도를 측정한 후에 실험군에게 주당 6시간 총 4주간 재발예방 교육프로그램을 시행하였고 대조군에게는 센터방문을 위한 치료 외에 다른 처치를 제공하지 않았다. 프로그램 종료 1주 후에 사후조사로 건강증진행위와 혈중지질 농도를 측정하였다.

≫ 동등성 대조군 사전-사후설계 예

집단	무작위 배정	사전조사	실험처치	사후조사
실험군	R	O_1 건강증진행위 혈중지질 농도	X 재발예방 교육프로그램	O_2 건강증진행위 혈중지질 농도
대조군	R	O_1 건강증진행위 혈중지질 농도		O_2 건강증진행위 혈중지질 농도

R : 무작위 배정, O_1 : 사전조사, X : 실험처치, O_2 : 사후조사

구체적인 무작위 대조군 사전-사후설계의 장점은 다음과 같다.

첫째, 대조군을 선정하는 설계방법으로 외생변수가 존재하는 경우라 할지라도 외생변수가 실험군과 대조군 모두에게 동일하게 영향을 미칠 것이므로 외생변수의 효과를 통제할 수 있어 내적 타당도가 비교적 높다.

둘째, 무작위 할당을 통해 대상자 추출과 실험군과 대조군을 배정하여 선택편의 (selection bias)를 최대한 배제할 수 있다.

셋째, 중재나 처치(독립변수)가 둘 또는 그 이상일 경우 약간의 변형으로 무작위 솔로몬 4집단설계 등으로 확장이 가능하다.

반면 무작위 대조군 사전-사후설계 시 외적 타당도를 감소시킬 수 있는 원인은 다음과 같다.

첫째, 사전조사와 처치 간에 상호작용이 있을 수 있다. 만약 사전조사 자체가 대상자를 민감화시키거나 변화시켜서 사전조사가 없었을 경우와는 다른 반응을 나타낸다면 외적 타당도는 감소하게 된다. 이런 문제는 생리적 측정법을 이용했을 경우보다 자가보고법이나 관찰의 방법으로 자료를 수집할 때 더욱 문제가 된다.

둘째, 실험진행과정에 대한 반응 효과가 나타나 외적 타당도를 감소시키는 원인이 될 수 있다. 대상자가 자신이 실험군에 배정되었음을 알 경우 평소와는 다른 행동을 할 수 있는데 자가보고법이나 관찰방법으로 자료를 수집할 때 더욱 문제가 될 수 있다. 이러한 문제는 대상자가 실험군에 소속된 것을 모르게 하는 눈가림법(blinding)으로 해결이 가능하다.

셋째, 처치와 특별한 사건이 상호작용을 할 경우 외적 타당도가 감소할 수 있다. 예를 들어 실험이 전쟁이나 지역분쟁, 또는 국가적인 비상사태 등과 공존할 경우 대상자가 처치에 대해 평소와는 다르게 반응할 수 있다.

ⓛ **무작위(동등성) 대조군 사후설계** : 실험군과 대조군을 무작위 할당으로 배정하고 사전조사를 시행하지 않고 실험군에게만 처치를 한 후 두 집단 모두 사후조사를 실시하여 비교하는 방법이다.

	사전조사	처치	사후조사
EG(R)		X	O_2
CG(R)			O_2

무작위 할당으로 실험군과 대조군을 배정하였으므로 종속변수에 영향을 미칠 수 있는 외생변수를 최대한 통제하여 두 집단의 동질성을 확보하였다는 가정으로 사전조사를 생략하는 것이다. 이 설계방법은 무작위 할당으로 내적 타당도가 보장되었고 외적 타당도를 높이는 목적의 연구설계 방법이다.

무작위 대조군 사후설계의 구체적인 장점은 다음과 같다.

첫째, 무작위 대조군 사후설계는 사전조사가 불가능한 상황에서 유용한 연구설계 방법이다. 예를 들어, 아버지와 신생아 접촉이 부친-신생아 간 애착에 미치는 영향을 알아보고자 하는 연구는 사전조사가 불가능하므로 신생아 접촉이라는 중재 이후에 애착관계를 측정할 수밖에 없다.

둘째, 사전조사가 사후조사 결과에 영향을 미치리라고 예상되는 경우 무작위 대조군 사후설계가 유용하다. 예를 들어 당뇨교육이 당뇨 환자들의 자가간호수행에 영향을 미치는지를 알아보고자 하는 연구에서 사전조사로 당뇨병에 대한 자가 간호수행 정도를 측정한 경우, 대조군에 배정된 대상자들도 사전조사를 받는 과정에서 자가간호수행에 대한 관심이나 경각심이 증가하여 당뇨교육을 시행받지 않았음에도 불구하고 자가간호수행 정도가 증가할 수 있다.

무작위 대조군 사후설계의 단점은 다음과 같다.

첫째, 무작위 할당이 모든 경우에 실험군과 대조군의 동질성을 보장하는 것은 아니다. 특히 표본 수가 작은 경우에는 무작위 할당을 하였더라도 두 집단의 동질성을 확보하기가 어렵다. 따라서 사전조사를 하지 않는 무작위 대조군 사후설계의 경우 두 집단 간의 동질성을 확보하지 못할 수 있다.

둘째, 집단의 동질성을 확보할 수 없는 경우 사후조사 결과 나타난 실험군과 대조군 간의 차이가 반드시 처치만의 단독 효과라고 확증하기 어려울 수 있다. 즉, 처치의 효과 이외에도 처음부터 실험군과 대조군 간의 차이로 인하여 실험결과에 영향을 미친 것일 수 있기 때문이다.

셋째, 집단의 동질성을 확보하기 위하여 표본 수를 적정하게 확보하여야만 한다는 것이다.

ⓒ 솔로몬 4집단설계 : 연구결과에 영향을 줄 수 있는 여러 가지 효과들의 결과를 따로 설명할 수 있도록 하는 가장 적합한 연구설계이지만 현실적으로는 시행이 어려운 연구설계 방법이다.

솔로몬 4집단설계의 장점은 첫째, 연구결과에 영향을 줄 수 있는 여러 효과들의 영향을 따로 분리해서 볼 수 있다는 것이다. 처치만의 효과, 사전조사의 효과, 사전조사와 처치 간의 상호작용 효과를 측정할 수도 있다.

- 처치(X)만의 효과를 보려면 3D에서 4D 효과를 뺀다.
- 사전조사 단독의 효과를 보려면 2D에서 4D를 뺀다.
- 사전조사와 처치 간의 상호작용 효과를 보려면 2D와 3D 를 더해서 1D의 효과를 뺀다.

둘째, 무작위 대조군 사전-사후설계가 실험 진행과정에 대한 반응 효과로 외적 타당도가 감소할 위험이 있는 데 반해 무작위 솔로몬 4집단설계는 사전조사를 하지 않은 집단(Ez, Cz)을 두어 이러한 위험을 배제할 수 있다는 것이다.

셋째, 무작위 할당에 의한 집단 간의 동질성을 유지할 수 있다는 것이다.

넷째, 이 설계는 실험을 두 번 시행한 것과 같은 효과를 볼 수 있으므로 두 번의 결과에 일관성이 있다면 연구결과의 신뢰성이 높다고 해석할 수 있다.

다섯째, 무작위 할당을 시행함과 동시에 대조군 중 사전조사를 실시하지 않는 군을 두어 중재와 시간에 흐름에 따른 대상자의 성숙 그리고 중재와 성숙의 상호작용 결과도 측정할 수 있다는 장점이 있다.

1D	$E_1(R)$	T_1	X	T_2
2D	$C_1(R)$	T_1	T_2	O_2
3D	$E_2(R)$	X	T_2	
4D	$C_2(R)$		T_2	O_2

솔로몬 4집단설계가 매우 우수하고 신뢰성 있는 연구설계임에도 불구하고 다른 연구와 비교해 두 배 이상의 표본 수를 필요로 한다는 것이 가장 큰 단점이다.

집단	무작위 배정	사전조사	실험처치	사후조사
실험군 1	R	O_1	X	O_2
대조군 1	R	O_1		O_2
실험군 2	R		X	O_2
대조군 2	R			O_2

ⓓ **요인설계(factor design)** : 요인설계 연구자가 관심을 가지는 독립변수가 두 가지 이상이고 범주형 변수일 때 사용하는 연구설계이다. 한 번의 연구에서 여러 가지 독립변수를 조작하여 연구할 수 있고, 여러 독립변수 간 상호작용 여부도 확인할 수 있다. 독립변수를 요인이라고 하며 각 요인들은 반드시 2개 이상의 수준을 가지고 있어야 하고, 설계방법은 요인수준×요인수준으로 표시한다. 다음은 2×2 요인설계를 표로 나타낸 것이다.

성별 \ 시행 여부	운동프로그램 시행	운동프로그램 시행하지 않음
남		
여		

예를 들어 비만 클리닉을 방문한 환자들에게 자체 개발한 체중감소 운동프로그램을 시행한 후 그 효과를 측정하기로 하였다. 연구자는 운동프로그램 시행 여부와 함께 성별이 중요한 변수라고 가정하여 요인설계 방법으로 연구설계하였다. 이 경우 본 연구의 설계는 다음과 같은 2×2 요인설계이다.

이와 같이 한 번의 연구로 운동프로그램과 성별이 체중감소에 미치는 영향을 측정할 수 있을 뿐만 아니라 운동프로그램의 시행 여부와 성별 간 상호작용도 측정할 수 있다. 요인설계의 주된 장점은 종속변수에 영향을 미칠 것으로 추측하는 여러 독립변수의 영향을 한 번의 연구로 측정할 수 있고, 독립변수 간 상호작용 여부도 함께 측정할 수 있다는 것이다.

음악요법(B) \ 이완요법(A)	유(A1)	무(A2)
유(B1)	A1 + B1 (R)	A2 + B1 (R)
유(B2)	A1 + B2 (R)	A2 + B2 (R)

요인설계의 단점은 집단의 구분(남자와 여자, 운동프로그램 시행 유무 등)이 증가함에 따라 필요한 표본의 수도 점차 증가하여 요구되는 표본 수가 많아진다는 것이다. 또한 독립변수가 세 가지 이상이 되면 독립변수 간에 상호작용이 있다고 하여도 해석 자체가 어렵고 실제에서 큰 의미가 없을 수도 있다는 것이다.

ⓜ **무작위 임상시험** : 무작위 임상시험은 새로운 약물이나 치료방법의 효과를 측정하기 위하여 실험군과 대조군을 무작위로 배정한 후 그 외 조건을 통제하여 약물이나 치료방법의 효과를 측정하는 설계방법이다. 무작위 임상시험은 임상시험의 단계 중 세 번째 단계인 제3상 연구이다. 임상시험의 제1상은 신약이나 방법의 초기 개발 이후에 동물실험 등을 통한 안전성을 검증하는 시험 단계이다. 제2상은 신약의 효과와 안전성을 평가하기 위한 사람을 대상으로 한 예비시험으로 소규모의 실험 연구를 하는 단계이다. 제3상은 실험군과 대조군을 무작위로 할당하고 통제된 환경에서 효과를 측정하는 단계이고 무작위 임상시험연구가 이 단계에 해당한다. 무작위 임상시험의 결과를 전체 인구집단에 일반화하기 위하여서는 표본수를 적정하게 선정하여야 한다. 제4상은 신약 승인을 받은 후에 환자를 추적하여 흔하지 않은 부작용을 규명하고 안전성을 재확립하며 새로운 적응증을 탐색하는 연구 단계이다.

② **유사실험설계**

㉠ **비동등성 대조군 사전-사후설계** : 비동등성 대조군 사전-사후설계는 대상자들을 실험군과 대조군에 무작위로 배정하지 않았다는 것을 제외하고는 비동등성 대조군 사전-사후설계와 동일한 설계방법이다. 무작위 할당이 이루어지지 않아 실험군과 대조군 간에 동질성을 확보하기 어려우므로 연구자는 실험군과 대조군을 최대한 동질한 집단으로 구성하도록 노력하여야 한다.

	사전조사	처치	사후조사
EG	O_1	X	O_2
CG	O_1		O_2

※ 비동등성 대조군 사전-사후설계 예

〈재발예방 교육프로그램이 뇌졸중 환자의 건강증진행위와 혈중지질 농도에 미치는 효과〉를 파악하기 위해 비동등성 대조군 사전-사후 설계를 적용하였다. 연구대상자는 A시에서 운영하는 2개 뇌졸중센터를 방문하는 환자로 90명의 연구대상자가 연구참여에 동의하였다. 실험중재가 두 군 간에 확산되지 않도록 외래 방문일이 짝수인 경우 대조군, 홀수인 경우 실험군으로 배정하였다. 사전조사로 설문지와 혈액검사를 활용하여 건강증진행위와 혈중지질 농도를 측정한 후에 실험군에게 주당 6시간 총 4주간 재발예방 교육프로그램을 시행하였고 대조군에게는 센터방문을 위한 치료 외에 다른 처치를 제공하지 않았다. 프로그램 종료 1주 후에 사후조사로 건강증진행위와 혈중지질 농도를 측정하였다.

본 연구의 설계는 다음과 같다.

집단	사전조사	실험처치	사후조사
실험군	O_1 건강증진행위 혈중지질 농도	X 재발예방 교육프로그램	O_2 건강증진행위 혈중지질 농도
대조군	O_1 건강증진행위 혈중지질 농도		O_2 건강증진행위 혈중지질 농도

O_1 : 사전조사, X : 실험처치, O_2 : 사후조사

비동등성 대조군 사전-사후설계의 장점은 다음과 같다.

첫째, 실험군과 대조군을 무작위 할당으로 배정하기 위하여 기존에 속하여 있는 집단을 와해하지 않아도 된다는 점이다. 예를 들어, 병원 전산화가 간호사들의 간접간호 시간에 미치는 영향에 대한 연구를 하기 위하여 무작위로 전산화 사용군(실험군)과 미사용군(대조군)을 배정한다면 실험군에 배정된 간호사가 기존 근무병동을 변경하여야 하는 경우가 발생할 수 있으나 이 설계방법을 사용한다면 병동을 옮기지 않고도 연구가 가능하다. 즉 병동을 실험군과 대조군으로 배정하여 두 집단에 소속되어 있는 병동 간호사들의 간접간호 시간을 미리 사전조사하고 실험군에 소속된 병동에만 전산화 작업을 한 후 나중에 다시 한 번 간접간호 시간을 측정하여 비교하면 가능하다. 무작위 할당이 되지 않아 동질성을 확보할 수 없는 단점은 사전조사 결과를 비교해 두 집단의 동질성을 확인하는 통계분석 절차를 거쳐 보완할 수 있다. 만약 사전조사 결과 두 집단의 동질성을 확증할 수 없는 경우는 선택편중이 발생한 경우이므로 통계방법을 통하여 통제가 가능하다.

둘째, 실험과정에 대한 반응 효과가 연구결과의 일반화에 부정적인 영향을 주는 정도가 무작위 대조군 사전-사후설계보다는 정도가 덜하다는 것이다.

반면 비동등성 대조군 사전-사후설계의 단점은 다음과 같다.

첫째, 무작위 할당이 이루어지지 않았기 때문에 사전조사에서 발견하지 못하였던 두 집단 간의 차이가 사후조사 결과에 영향을 미칠 수 있다. 예를 들어 실험군에 자원한

병동간호사로 실험군이 구성되었을 경우 실험군에 속한 간호사들은 대조군에 속한 간호사들보다 더 많이 동기부여되어 있을 수 있어 전산화의 효과보다는 두 군의 차이로 인하여 간접간호 시간에 차이가 발생할 수 있다는 것이다.

둘째, 통계적 회귀가 발생할 가능성이 있다. 통계적 회귀는 사전 조사에서 극단값에 있던 대상자들이 처치에 관계없이 사후조사에서 평균값으로 회귀하는 것이다. 물론 사전조사 결과를 비교하여 동질성을 확보하는 과정을 통해 보정할 수는 있지만 반드시 확인하여야 한다.

ⓒ 비동등성 대조군 사후설계 : 비동등성 대조군 사후설계는 순수실험설계의 무작위 대조군 사후 실험설계와 유사하지만 무작위 배정이 이루어지지 않았다는 점과 사전 측정을 하지 않고 사후측정만 실시하였다는 차이가 있는 설계방법이다. 예를 들어, 질식분만과 제왕절개분만의 초산부 통증지각에 관한 연구 시 분만 전 통증지각을 사전조사하는 것은 불가능하고 무작위 배정도 할 수 없다. 무작위 배정과 사전조사가 없으므로 두 군의 통증지각 정도가 단지 분만형태에 따른 것인지 두 군 간의 다른 차이에 의한 것인지 연구결과를 일반화하기 어려우므로 반복측정을 통하여 확인하여야 한다.

	사전조사	처치	사후조사
EG		X	O_1
CG			O_1

ⓒ 비동등성 대조군 전후 시차설계 : 비동등성 대조군 전후 시차설계는 대조군이 있으나 무작위로 배정하지 못하고 실험군과 대조군에 시차를 두어 실험하는 설계방법이다. 자료수집을 같은 시기에 하지 못하여 시간경과에 따른 효과가 나타날 수 있다는 단점이 있으므로 처치의 확산 문제가 우려될 때 사용하는 것이 바람직하다.

집단	사전조사	사후조사	사전조사	실험처치	사후조사
실험군			O_1	X	O_2
대조군	O_1	O_2			

O_1 : 사전조사, X : 실험처치, O_2 : 사후조사

※ 비동등성 대조군 사전-사후 시차설계 예

〈재발예방 교육프로그램이 뇌졸중 환자의 건강증진행위와 혈중지질 농도에 미치는 효과〉를 파악하기 위해 비동등성 대조군 사전-사후 시차설계를 적용하였다. 연구대상자는 A시에서 운영하는 2개 뇌졸중센터를 방문하는 환자로 90명의 연구대상자가 연구 참여에 동의하였다. 실험중재가 두 군간에 확산되지 않도록 3~4월 동안에 대조군 45명을 먼저 사전조사와 사후조사를 완료하였고, 5~6월 동안 실험군 45명을 모집하여 사전조사 후 실험중재를 수행하고 사후조사를 하였다. 사전조

사로 설문지와 혈액검사를 활용하여 건강증진행위와 혈중지질 농도를 측정한 후에 실험군에게 주당 6시간 총 4주간 재발예방 교육프로그램을 시행하였고 대조군에게는 센터방문을 위한 치료 외에 다른 처치를 제공하지 않았다. 프로그램 종료 1주 후에 사후조사로 건강증진행위와 혈중지질 농도를 측정하였다. 본 연구의 설계는 다음과 같다.

집단	사전조사	사후조사	사전조사	실험처치	사후조사
실험군			O_1 건강증진행위 혈중지질 농도	X 재발예방 교육프로그램	O_2 건강증진행위 혈중지질 농도
대조군	O_1 건강증진행위 혈중지질 농도	O_2 건강증진행위 혈중지질 농도			

ⓔ 단일집단 시계열설계 : 처치 이전에 사전조사를 여러 번 반복 측정하며, 처치 이후에도 여러 번 반복하여 사후조사를 시행하는 설계방법이다. 처치 전후에 여러 차례 측정이 이루어진다는 점을 제외하면 단일집단 사전–사후설계와 동일한 연구설계라고 할 수 있다. 무작위 할당한 집단을 일정기간 유지하여 반복 측정을 계속하는 것은 매우 힘든 일이다. 따라서 단일집단 시계열설계는 대부분 무작위 할당으로 진행되지 않는다.

O_1	O_2	O_3	O_4	X	O_5	O_6	O_7	O_8

여러 차례 조사가 시행되는 것이 단일집단 시계열설계에서의 외적 타당도를 향상시킬 수 있다. O_1부터 O_4까지 4번의 사전조사 결과에 차이가 없다가 처치 후 O_4와 O_5, 사이에 차이가 생겼다면 이 차이는 성숙이나 시험 효과, 통계적 회귀의 결과일 수 없다. 이 설계의 단점은 첫째, 대조군이 없기 때문에 어떤 영향력이 있는 사실이 O_4와 O_5, 사이에 발생하였을 경우, 즉 사건이 외적 타당도를 위협할 수 있다. 이러한 경우 O_4와 O_5, 사이에 생긴 차이가 정말 처치에 의한 효과인지를 확증할 수가 없다.

둘째, 선택편중과 처치 간 상호작용이 발생할 수 있다. 특히 연구대상자들이 자원자일 때 또는 어떤 특정한 인구통계학적 특성을 가진 집단을 선정한 경우, 조사의 반복이 어떤 특정한 인구통계학적 특성을 가진 집단의 탈락을 초래한 경우 외적 타당도를 확보하기는 어렵다.

ⓜ 대조군 시계열설계 : 대조군 시계열설계는 단일집단 시계열설계에 단순히 대조군을 더한 형태이다. 대조군을 두어 단일집단 시계열설계의 주된 약점을 극복할 수 있다.

EG	O_1	O_2	O_3	O_4	X	O_5	O_6	O_7	O_8
CG	O_1	O_2	O_3	O_4		O_5	O_6	O_7	O_8

첫째, 단일집단 시계열설계에서는 어떤 영향력 있는 사건이 O_4와 O_5와 사이에 발생하였을 경우 외적 타당도가 위협당하게 되나 대조군 시계열설계에서는 대조군이 있어 이러한 문제를 해결한다. 만일 실험군은 O_1과 O_5, 사이에 차이가 생겼는데 대조군은 차이가 없다면 실험군에서 발생한 차이는 실험처치에 의해 발생한 것일 가능성이 훨씬 커진다.

둘째, 성숙과 선택편중의 상호작용을 통제하므로 비무작위 대조군 사전–사후설계보다 우수한 연구설계라고 할 수 있다.

셋째, 여러 번 사후조사를 하는 단일집단 시계열설계와 대조군 시계열설계는 한 번의 사후조사로 알지 못하는 정보를 찾을 수 있다. 즉, 처치가 비교적 단기적인 영향을 미칠 경우 이들 두 설계방법은 이러한 변화의 경향을 파악할 수 있게 해준다.

③ 원시실험설계 : 원시실험설계는 비실험설계(non-experimental design) 혹은 전실험설계(pre experimental design)라고 한다. 비교집단이 없고 연구자가 실험변수를 조작하기 어렵고 실험대상을 무작위화할 수 없으므로 정확히 실험설계라고 할 수 없다. 원시실험설계는 가설의 검증보다는 문제의 도출을 위하여 순수실험 전에 시험적으로 실시하는 탐색조사에 해당한다.

㉠ 단일집단 사전–사후설계 : 단일집단 사전–사후설계는 실험군만 있으며 그 실험군에 실험조작을 실시하고 사전조사와 사후조사의 차이를 비교하는 설계방법이다.

	사전조사	처치	사후조사
EG	O_1	X	O_2

예를 들어, 새로운 운동방법에 따른 비만 환자들의 체중변화를 측정하여 실제로 차이가 있는지를 알아보는 것이다. 같은 대상자들을 대상으로 하며, 전후를 비교함으로써 선택편중과 탈락의 문제를 통제할 수 있다. 다른 집단을 비교할 경우에 문제가 될 수 있으나 같은 대상자들을 대상으로 하므로 선택편중의 문제가 일어날 수 없고 사전조사에만 참여하고 사후조사에는 참여하지 않은 사람들의 자료를 제외하는 방법으로 탈락의 문제를 통제할 수 있다.

그러나 이 설계는 장점보다 단점이 더 많은데 구체적인 내용은 다음과 같다.

첫째, 실험처치가 사전조사와 사후조사 사이의 차이를 발생시키는 주요 원인인지 확증할 방법이 없다. 비교집단이 없기 때문에 실험처지 때문인지 실험도중 발생한 대상자의 변화 때문인지 구분하기가 어렵다. 예를 들어, 운동프로그램 사전조사와 사후조사 사이에 대상자들 중 많은 수가 단식을 시도하여 체중에 변화를 초래했을지도 모른다.

둘째, 성숙의 효과가 있을 수 있다. 즉, 비만을 이유로 치료를 받고 있는 환자의 경우 시간이 지나면서 운동프로그램이 아니어도 시간의 흐름으로 인하여 체중의 감소가 있는 경우가 대부분일 것이다.

셋째, 시험 효과가 개입될 수 있다. 예를 들어, 사전조사에 의해 비만을 극복하려는 동기가 일어나 평소와는 다른 적극적인 태도를 보일 수 있다.

넷째, 선택편중과 탈락의 문제가 복합되어 발생할 경우 문제가 될 수 있다. 예를 들어, 어떤 대상자가 사전조사는 받고 사후조사는 받지 않았을 경우 사전조사결과와 사후조사 결과의 차이는 통제되지 않은 다른 변수나 원인요인에 의해 일어난 것일 수 있다.

ⓛ 단일집단 사후설계 : 어떤 실험처치를 시행한 후 그 결과를 측정하는 방법으로 통제가 전혀 이루어지지 않는 제일 취약한 연구설계이다. 예를 들어 비만 환자들에게 새로운 운동요법을 시행한 후 얼마 후 체중의 변화 정도를 측정하는 경우이다.

처치	사후조사
X	O_1

구체적인 단점은 첫째, 통제가 전혀 이루어지지 않았기 때문에 내적 타당도에 매우 큰 위협을 받는다는 것이다. 빠르고 쉽게 연구를 할 수 있으나 잘못된 판단을 초래할 수 있다.

둘째, 암시적이고 직관적이고 인상적인 것을 제외하고는 어떤 비교도 가능하지 않다는 것이다. 과학적 증거를 확보하기 위해서는 적어도 하나 이상의 비교가 이루어져야 한다.

셋째, 비교집단이 없기 때문에 사건과 선택편중의 문제가 발생할 수 있다. 따라서 둘째와 셋째의 문제를 해결하기 위해서는 대조군을 설정하는 것이 가장 좋은 방법이다. 단일집단 사후설계는 연구자들이 사전경험 등에 의해 이미 전통적인 방법으로는 어떤 결과가 나오리라는 것을 알고 있을 때, 새로운 방법을 쓰면 어떤 결과가 나오는지 알고자 할 때, 이론적 기반이 취약할 때, 또는 연구할 만한 문제를 탐색하여 아이디어를 개발하는 과정에 유용할 수 있다.

2 비실험연구설계

비실험연구란 실험연구가 아닌 연구를 의미한다. 그렇다면 실험연구와의 차이점은 무엇일까? 실험연구를 실행하기 위해 연구자는 대상자의 상황을 조작하고 통제한다. 특정한 중재 효과를 측정하기 위해 대상자에게 인위적으로 중재를 적용하는 조작의 행위와 다른 사람과의 접촉을 제한하는 등, 통제의 행위를 통해 실험연구를 하는 것이다. 다시 말하면 독립변수를 조작하거나 외생변수를 통제하는 것이 실험연구의 특징이라고 할 수 있다. 반면 비실험연구는 대상자에게 처해 있는 상황을 조작하거나 통제하지 않고 자연적으로 일어나는 정보를 이용하여 자료를 수집한다. 따라서, 실험연구보다는 자료수집이 용이한 편이나 외생변수가 통제되지 않은 상태에서 수집된 자료를 분석해야 하므로 연구를 설계할 때 외생변수를 어떻게 통제할 것인가에 대한 깊이 있는 숙고가 필요하다.

(1) 조사연구

조사연구(survey study)는 자연적으로 일어나는 현상에 대한 정보를 수집하며 대부분의 조사연구는 자가보고 형식의 설문조사를 통해 이루어진다. 연구자는 조사연구를 다양한 의미로 사용하는 경향이 있는데 광범위한 의미로 서술적 혹은 상관연구를 뜻하며(Kerlinger& Lee, 2000) 좁은 의미로 설문조사를 뜻하기도 한다(Gray & Grove, 2020). 조사연구는 연구대상자에 따라 전수조사와 표본조사로 나뉠 수 있으며, 연구시점에 따라 후향적 조사와 전향적 조사로 나뉘고, 연구기간에 따라 횡단적 조사와 종단적 조사로 나뉜다. 또한, 연구목적에 따라 기술연구, 비교연구, 상관연구, 방법론적 연구로 나뉠 수 있다.

》 조사연구의 분류

기준	조사연구 분류
연구대상자	전수조사 vs. 표본조사
연구시점	후향적 조사 vs. 전향적 조사
연구기간	횡단적 조사 vs. 종단적 조사

① **후향적 조사와 전향적 조사**
  ㉠ **후향적 조사** : 후향적(retrospective) 조사는 연구를 계획하기 이전에 수집된 자료를 이용하여 진행하는 연구를 일컫는다. 최근 많은 연구에서 의무기록 등과 같이 이전에 기록된 자료를 이용하거나, 한국보건산업진흥원, 한국 아동 청소년 데이터 아카이브 등과 같은 특정 단체에서 연구를 위해 수집해 놓은 자료를 이용하여 연구한다. 이와 같이 이미 수집된 자료를 이용한 연구에서는 연구자가 자료 수집을 위해 사용해야 할 에너지, 비용, 시간 등을 절약할 수 있다. 그러나 이미 수집된 자료이므로 연구자가 고려하고자 하는 외생변수의 자료를 얻을 수 없어 통제하기 어려울 수도 있다. 따라서 연구를 진행하기 전에 이용하고자 하는 변수에 대해 면밀히 관찰할 필요가 있다.
  ㉡ **전향적 조사** : 전향적(prospective) 조사는 연구계획서를 준비한 후 자료를 수집하는 연구이다. 연구자가 관심 있는 현상에 대해서 자료수집을 하고 이를 분석하는 연구이므로 연구자가 수집해야 할 독립변수, 종속변수, 외생변수 등을 결정할 수 있다. 따라서 연구자가 원하는 도구로 원하는 내용을 수집할 수 있는 장점이 있다. 그러나 자료수집을 하기 위해 연구윤리심사 뿐만 아니라 대상자 선정, 자료수집 등의 과정을 거쳐야 하므로 자료수집을 위해 비용, 시간, 노력 등이 필요하다.
② **횡단적 조사와 종단적 조사** : 연구자들은 본인의 연구결과가 일반화된 이론을 만드는 데 도움이 되고자 노력한다. 따라서 가능한 다양한 대상자에게 자료를 수집하고자 노력한다. 다양한 대상자를 선택하기 위해 한 시점에 모든 대상자를 선정하기도 하며, 일부의 대상자가 시간의 흐름에 따라 어떻게 변화하는지를 살펴보기 위해 장기간 동안 자료를 수집하기도 한다. 이를 횡단적 조사와 종단적 조사라고 한다.

ⓐ 횡단적 조사 : 횡단적(cross-sectional) 조사는 한 시점에 다양한 대상자에게 자료수집을 한다. 예를 들어, 〈초등학생의 비만도에 따른 인터넷 중독의 차이〉를 연구할 때 초등학교 1학년부터 6학년 학생을 한 시점에 모두 조사하는 경우 횡단적 조사라고 한다. 횡단적 조사는 자료수집을 단기간에 수행할 수 있는 장점이 있으나 대상자가 다양해서 외생변수를 통제하는 데 제한이 따른다. 횡단적 연구는 초등학교 1학년부터 6학년 학생들 모두에게 자료수집을 해야 하므로 비만도에 영향을 미칠 수 있는 각 학년의 특성을 모두 통제하기가 어렵다. 예를 들어, 3, 4학년 일부의 학생들에게 비만 관리 프로그램이 진행되었다면 다른 학생들보다 비만도가 낮을 수 있으므로 비만 관리 프로그램은 외생변수가 될 수 있다. 그러나 이러한 개별적인 특성까지 통제하기 어려우므로 종단적 조사보다는 외생변수 통제가 어려운 편이다.

ⓑ 종단적 조사 : 종단적(longitudinal) 조사는 같은 대상자의 자료를 여러 시점에서 수집한다. 예를 들어, 〈초등학생의 비만도에 따른 인터넷 중독의 차이〉를 연구할 때, 초등학교 1학년 학생들을 대상으로 변수들을 측정한 후 학년이 올라갈 때마다 측정하여 대상자들이 6학년이 되는 6년 동안 계속 자료수집을 하는 경우 종단적 조사라고 한다. 종단적 연구는 일정한 대상자의 변화 흐름을 볼 수 있기 때문에 다른 외생변수를 통제하기 좋은 방법이나, 위의 예에서도 알 수 있듯이 많은 시간과 비용이 필요하며 대상자 탈락의 위험이 있다.

종단적 연구 중 의료계에서 많이 사용하는 연구 방법 중 하나가 코호트 연구(cohort study)이다. 코호트는 '동일한 속성을 가진 집단'을 의미하며 특정 요인에 노출되는 것이 질병 발생에 영향을 미치는지 알아보고자 할 때, 질병이 없는 연구대상자들을 모아서 특정 요인 노출 여부를 확인하고 시간이 흐름에 따라 질병이 발생하는지 조사하여 요인과 질병 발생 간의 관계를 보는 연구를 말한다.

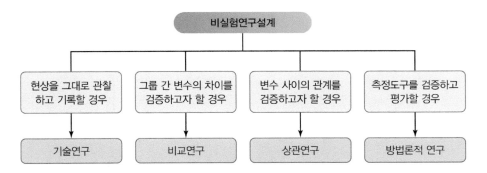

(2) 서술(기술)연구

서술연구는 어떤 새로운 현상을 기술하기 위하여 특정 모집단을 정확히 묘사할 목적으로 수행된다. 서술연구는 인류학적 민속학, 인구 조사연구 및 사회학적 인구통계학을 포함한다.

서술연구는 연역적이나 귀납적일 있다. 그러나 대체로 타당한 서술은 이론 검정뿐만 아니라 이론 구축에도 기여한다. 서술연구는 이론을 개발하고 현재의 실무에서 일어나는 문제를 규명하고 현재의 실무를 정당화하며, 유사한 상황에서 다른 실무자가 하고 있는 것에 대해 판단과 결정을 내리려는 목적으로 사용될 수 있다. 인과관계를 조사하기 전에 현상의 윤곽을 정확하게 그리는 것이 필요하다. 그러므로 간호학에서의 서술연구는 관심 있는 간호현상에서 기초자료를 모으기 위해 다양한 특성을 증명하는 데 사용하며, 간호학의 발전을 위해서 간호자원을 분류하고 기술하고 보고할 수 있는 방법이다.

이 유형의 연구는 변수의 조작은 포함시키지 않는다. 또한 인과관계를 규명하는 것이 아니기 때문에 독립변수와 종속변수는 사용하지 않는다. 서술연구는 항상 그런 것은 아니지만 대개 횡단적이며 질적·양적 자료수집방법을 모두 사용한다.

선택된 방법의 종류는 표본의 크기, 변수와 모집단에 대한 지식의 수준에 달려 있다. 복잡성의 수준에 따라 서술적 연구가 구분이 되는데, 어떤 연구는 두 개의 변수를 갖고 있지만, 다른 연구는 많은 변수를 갖고 있을 수 있다.

① 단순 서술연구 : 단순 서술연구는 단일 표본을 대상으로 그대로의 상황이나 관심영역을 정확히 서술하기 위한 설계이다. 이 연구는 관심 있는 현상을 규명, 현상안에 있는 변수를 확인하며, 변수에 대한 이론적 정의와 조작적 정의를 서술하고, 이론적 의미 해석과 가설을 개발하는 것이다.

② 비교 서술연구 : 비교 서술연구는 둘 이상의 집단에서 변수의 차이를 조사하고 서술하는 것이다. 집단 간의 차이를 비교하기 위해서 각 집단에서 선정된 표본은 각 모집단에 대한 대표성을 지녀야 한다. 아래 그림은 비교 서술연구에 대한 설명을 나타낸 것이다.

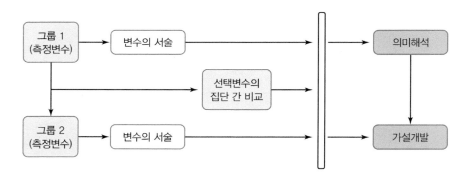

※ 비교연구의 예 : 간호대학생의 성격유형에 따른 온라인 수업선호도
  본 연구의 목적은 〈간호대학생의 성격유형에 따른 온라인 수업선호도의 차이〉를 파악하고자 함이며 독립변수는 성격유형이고 종속변수는 온라인 수업선호도이다.
  독립변수는 성격유형이며 MBTI 점수로 내향과 외향으로 분류한다. 종속변수는 온라인 수업선호도이며 온라인 수업에 대한 선호정도를 측정하는 측정도구 점수의 총합을 의미한다. 간호대학생의 성격유형에 따른 온라인 수업선호도를 정확하게 판단하기 위해서 외생변수를 통제해야 한다. 본 연구에서 외생변수는 독립변수 이외에 종속변수인 온라인 수업선호도에 미치는 요인들이라고 할 수 있으며 성별, 나이, 학년, 동거가족 유무, 통학시간, 경제수준 등이 있다. 따라서 연구자는 위와 같은 외생변수를 측정하여 연구대상자의 외생변수가 종속변수에 영향을 미치지 않는지 알아볼 필요가 있으며 비교조사연구에서는 이러한 외생변수의 두 그룹간 차이를 검증하여 두 군의 동질성이 확보되었는지 판단해야 한다.

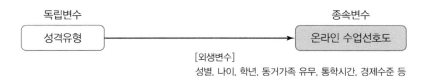

(3) 상관연구

상관관계 연구는 서술적 상관관계 연구, 예측적 연구, 모델검증 연구로 구분할 수 있다. 단일 집단에서 두 개 이상의 변수 관계를 조사하는 연구로, 단순히 서술적으로 관계를 알아볼 수 있으며, 변수 사이의 예측적 관계를 알아 볼 수도 있고, 이론에서 제시된 모든 관계를 테스트해 보는 모델검증의 연구도 가능하다.

간호학 분야에 있는 많은 지식은 연구자가 변수들 간의 관계에 초점을 두고 있다. 상관관계 연구의 장점은 실험적으로 조작할 수 없는 흥미 있는 많은 변수들이 간호학, 의학, 사회과학 연구부문에서 아주 유용하고 단시간 내에 많은 자료의 수집이 가능하다는 것이다. 또 현실적 상황에서의 연구결과는 다른 상황에서 일반화시키는 데 다소 유리하다. 그러나 상관관계 연구에서는 변수의 범위가 매우 다양하기 때문에 표본은 변수 측정의 다양성을 모두 반영할 수 있어야 하므로 상관관계 연구는 매우 많은 대상자 수가 필요하다.

상관관계 연구의 유형을 결정하기 위한 알고리즘이 아래 그림에 제시되었다.

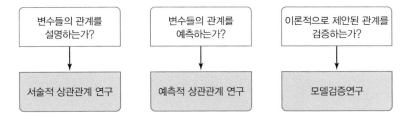

① **서술 상관관계 연구** : 서술 상관관계 연구의 목적은 변수들 간의 관계를 발견하기 위한 것이다. 변수들 간의 인과성을 파악하기보다는 관련성을 파악하는 연구로서 이를 탐색연구라고 명명하기도 한다.

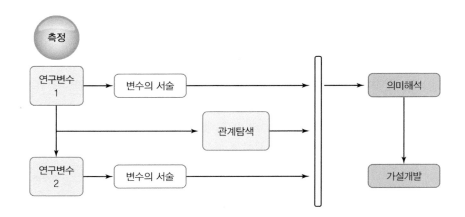

※ **상관연구의 예** : 간호대학생의 자아존중감이 회복탄력성에 미치는 영향

본 연구의 목적은 간호대학생의 자아존중감이 회복탄력성에 미치는 영향을 파악하고자 함이며 독립변수는 자아존중감이고 종속변수는 회복탄력성이다.

독립변수인 자아존중감은 자아존중감 척도로 측정한 점수의 총합을 의미하며 종속변수인 회복탄력성은 청소년 회복탄력성 척도로 측정한 점수의 총점을 의미한다. 간호대학생의 자아존중감이 회복탄력성에 미치는 영향을 파악하기 위해서는 연구대상자의 회복탄력성에 영향을 미칠 수 있는 다른 외생변수를 통제해야 한다. 간호대학생의 회복탄력성에는 독립변수인 자아존중감 이외에 성별, 나이, 학년, 경제수준 등이 있으며 이를 외생변수라고 생각할 수 있다. 따라서 본 연구대상자들의 성별, 나이, 학년, 경제수준이 종속변수인 회복탄력성에 영향을 미치지 않는다는 것이 전제되어야 자아존중감이 회복탄력성에 미치는 영향에 대해 명확하게 판단할 수 있다.

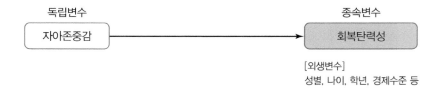

② **예측 상관관계 연구** : 예측 상관관계 연구는 독립변수 값에 근거하여 종속변수 값을 예측하는 인과적 설계연구이다. 한 변수는 종속변수이고 그 외 다른 모든 변수들은 독립변수가 된다.

가장 효과적인 독립변수는 종속변수와 높은 상관성을 보이지만, 연구의 다른 독립변수와는 상관성이 높지 않다. 이 설계는 종속변수를 효과적으로 예측할 수 있는 독립변수를 제안할 수 있다. 연구자는 이 가설을 검정하기 위하여 회귀분석을 이용한다.

③ **모델검증연구** : 이론에 근거한 복잡한 변수들 간의 인과관계를 경로로 표시하여 개념도를 만들고 분석하여 자료가 모델과 일치하는가를 평가한다.

(4) 방법론적 연구

방법론적 연구(methodological study)는 측정도구 개발을 위한 연구(developmental study)이다. 간호학에서 기존의 도구를 사용하거나 자신의 연구목적에 맞는 도구를 개발하여 사용하기도 한다. 이러한 도구를 만들고 검증하고 평가하기 위해 고안된 연구이다. 방법론적 연구는 통상적인 연구설계의 단계를 모두 거치지 않는 특성이 있다. 연구자의 관심이 독립변수와 종속변수에 있는 것이 아니고 측정하려는 개념을 적절히 측정할 수 있는 도구를 개발하는 데 있기 때문에 추상적 개념을 관찰하고 기록하여 구체화하는 것이 중요하다. 연구단계는 다음과 같다.

① 측정하고자 하는 개념을 정한다.
② 문헌고찰 및 면접 등을 사용하여 그 개념이 포함된 하부개념을 총망라하여 문항을 작성한다.
③ 잠정적 문항을 이용해 자료수집을 한다. 자료수집의 대상자는 그 내용에 대해 잘 알고 있는 사람이어야 한다.
④ 도구의 신뢰도와 타당도를 조사한다.
⑤ 조사결과에 의해 수정된 문항으로 최종도구를 작성한다.

(5) 사례연구

극소수나 단일체에 대한 집중적인 조사이다. 그 대상은 한 인간 혹은 집단, 가족에서부터 때로는 기구가 되기도 한다. 어떤 현상을 깊이 있게 다루기 위해서는 한 개인이나 한 집단에 대해 심도 있게 조사할 필요가 있다. 이 연구에서는 대상자를 발달과정이나 역사 속에서 면면히 조사함으로써 깊이 있게 대상자를 연구하는 것을 특징으로 한다. 사례연구의 종류는 다음과 같다.

① **개인집중연구** : 어떤 개인이나 집단의 생활, 현상에 대한 기록을 통해 그의 성격, 사회관계, 생활양식 및 생활철학 또는 특정행위로 이끈 동기, 그를 좌절시키거나 자극하는 장애물 또는 성공으로 이끈 독창력 등을 탐구한다. 이 연구의 특징은 특정인물이나 특정집단을 대상으로 하여 그에 관해 쓰여진 사문서, 일기장, 자서전, 편지문, 신문기사, 학교 성적 등을 자료로 이용하여 분석하고 결론을 내리는 것이다.
② **임상사례연구** : 임상사례연구는 비교적 가설설정이 빈약하고 가설형성에 지침이 될 만한 연구가 결여된 분야에서 특정한 예를 집중적으로 탐구하는 연구이다.
즉 개인의 행위를 이해하기 위해 그 행위를 일으킨 사회적·문화적 환경 또는 심리적 현상을 관찰 또는 면담을 통해 파악하고, 통계적 분석방법보다는 기술적 분석방법을 이용한다. 이 연구에서는 조사원의 숙련도가 매우 중요하다. 조사자가 피조사자로부터 신뢰를 얻지 못하면 피조사자로부터 정직한 대답을 얻어낼 수 없게 된다.
③ **단일대상자 시계열연구** : 단일대상자를 이용하는 사례연구이지만, 시차를 두어 그 대상자의 종속변수를 관찰하여 특정 조작을 가한다는 점에서 사전 실험연구와 동일하다.
사례연구는 연구에서 얻은 결과를 이용하여 실험연구를 할 수 있는 가설을 설정할 수 있

다는 장점이 있다. 또한 사례연구가 환자의 증상 중심의 연구가 아니라 그 환자를 둘러싸고 있는 환경과의 상호작용 내에서 움직이는 환자의 전체상을 파악하는 데 도움이 되기 때문에 전인간호 활동에 기여할 수 있다고 본다. 그러나 가장 큰 단점은 일반화의 결여이다. 즉 한 사례연구에서 나타난 결과가 다음 사례에서 반드시 나타난다는 보장이 없다는 점이다. 이와 같이 타당성 있는 일반화를 기대하지 못하기 때문에 사례연구가 가설검정의 목적으로 사용되기에는 부적절하다.

3 연구설계상의 고려

연구 타당도의 유형에 따라 제시한 다양한 타당도 위협 요인 중 주요 쟁점이 되는 부분은 다음과 같다.

(1) 내적 타당도

내적 타당도(internal validity)는 외생변수의 영향 없이 연구결과(종속변수)가 독립변수에 의해 진실되게 나타난 정도를 의미한다. 인과성을 보는 연구에서 내적 타당도는 특히 중요하다. 내적 타당도를 위협하는 요인은 시간순서의 애매모호함, 대상자 선택편중, 제3의 변수 개입, 성숙, 통계적 수렴, 대상자 탈락, 시험효과, 측정도구의 변화 등이 있다

① 시간순서의 애매모호함(ambiguous temporal precedence) : 시간순서의 애매모호함은 어떤 변수가 원인이고 어떤 변수가 결과가 되는지 시간 순서의 명확성이 불분명한 경우이다. 실험연구인 경우 중재 적용 후 결과 변수를 측정하므로 시간 순서가 명확한 편이다. 그러나, 비실험연구이면서 횡단연구인 경우 독립변수와 종속변수 중 어느 쪽이 시간상으로 먼저인지 불분명하다.

② 대상자 선택편중(selection bias) : 대상자 선택편중은 집단 간 대상자의 특성이 서로 동등하지 않아 발생한다. 연구대상자가 무작위 배정이 되지 않는 연구에서 대상자 선택편중의 위험이 더 크다.

③ 제3의 변수 개입(history) : 제3의 변수 개입은 연구 과정 중에 예상치 못한 사건이 발생하여 독립변수가 종속변수에 미치는 효과를 혼동시키는 것이다. 예를 들어 한 연구자가 뇌졸중 센터에 내원 중인 환자를 대상으로 뇌졸중 재발예방 교육프로그램 중재를 4주간 진행하는 중간에 인기 있는 방송에서 뇌졸중 예방 캠페인을 하게 되면 대조군과 실험군에 속한 대상자 모두 방송을 통한 캠페인 정보를 접하게 된다. 이렇게 연구 중간에 제3의 변수가 개입하게 되면 연구자의 교육프로그램이 연구 결과에 영향을 미치는 유일한 요인이라고 보기 어려워진다.

④ 성숙(maturation) : 성숙이란 연구 기간 중 독립변수의 영향이 아니라 단순히 시간의 흐름에 따른 자연적인 변화(예 신체의 변화, 심리적 성숙 등)가 결과변수에 영향을 주게 되는 경우를 의미한다. 예를 들어, 7~10세 어린이를 대상으로 신체 발달을 증진하기 위한 운동중재 프로그램을 적용했을 때 어린이의 신체 발달 정도가 중재 프로그램의 영향이 아닌

시간의 흐름에 따른 자연스러운 신체의 변화에 의한 것임을 반박할 수 없게 된다.

⑤ 통계적 수렴(statistical regression) : 통계적 수렴은 초기 조사에서 극단적인 점수로 응답했던 대상자가 같은 도구를 이용한 재조사 시 특별한 이유 없이 초기 조사보다 평균점수에 가깝게 응답하게 경우를 의미한다. 신뢰도가 높은 도구를 사용하거나 대상자를 무작위 배정하여 이 문제를 예방할 수 있다.

⑥ 대상자 탈락(participant attrition, mortality) : 대상자 탈락은 연구대상자가 연구가 완료되기 전에 참여를 중단하는 경우이다. 대상자 탈락은 연구참여의 동기 저하 혹은 참여 부담, 이사, 질병, 사망 등으로 발생할 수 있다. 탈락한 대상자가 집단 간에 이질적인 경우 탈락 편향(attrition bias)이 발생하게 된다.

⑦ 시험효과(testing effect) : 시험효과는 한 연구에서 같은 도구를 이용하여 반복적으로 조사할 경우 첫 번째 조사(사전조사)의 내용을 연구대상자가 기억하여 사후조사에 영향을 주는 경우이다.

⑧ 측정도구의 변화 : 사전조사와 사후조사에 사용한 측정도구나 응답형식기준을 변화(수정 혹은 변경)하거나, 관찰방법을 변경하는 경우 타당도에 위협이 될 수 있다. 사전조사에서 키를 측정한 도구를 사후조사에서 다른 회사 것으로 변경하여 키를 측정하였을 때 변경된 기계가 부정확하다면 실제와 다르게(과소 혹은 과대하게) 잘못 측정될 수 있다. 또한 같은 도구로 측정하더라도 시간의 흐름에 따라 측정자의 피로도나 숙련도의 차이로 인해 측정의 정확도에 변화가 생길 수 있다.

(2) 통계적 결론 타당도

통계적 결론 타당도(statistical conclusion validity)는 통계분석을 통해 추정된 원인(독립변수)과 결과(종속변수)의 관계가 실제 현실을 얼마나 정확하게 반영하고 있는지에 대한 것이다. 즉, 연구자는 통계적 결론 타당도를 확보하기 위해 연구결과가 제대로 검증되었음을 증명할 근거를 제시해야 한다. 통계적 결론 타당도를 위협하는 요인으로 낮은 통계 검정력, 변수 범위의 제한, 중재 수행의 신뢰도 문제 등이 있다.

① 낮은 통계 검정력(low statistical power) : 검정력(power)은 실제 존재하는 변수 간의 차이나 관계를 밝힐 수 있는 능력이다. 낮은 통계 검정력은 실제로 차이나 관계가 있는데 없다고 영가설을 기각하는 2종 오류의 위험을 높인다. 따라서, 연구자는 적절한 수준의 검정력을 확보하기 위해 인과성을 밝힐 수 있는 연구설계를 선택하며, 충분한 표본 수와 적절한 측정도구를 이용하고, 외생변수를 잘 통제해야 한다.

② 변수값 범위의 제한(restriction of range) : 연구자가 변수값의 범위를 제한하여 측정하는 경우 변수 간의 차이나 관계를 제대로 찾기 어려울 수 있다. 만약, 〈유산소운동 프로그램 적용이 당뇨 합병증 발생에 미치는 영향〉을 보는 연구에서 대상자를 30대 미만의 성인으로만 제한한다면 당뇨 합병증이 발생한 대상자를 제대로 얻기 어려울 것이며 연구결과의 통계적 결론타당도가 낮을 것이다.

③ 중재 수행의 신뢰도 문제 : 연구자가 적용할 중재를 표준화하지 못하거나 표준화한 중재라 하여도 일관되게 대상자에게 중재가 전달되지 못한 경우에 발생한다.

(3) 구성 타당도

구성 타당도(construct validity)는 연구의 개념을 얼마나 잘 측정하였는지에 대한 것으로, 개념적 정의와 조작적 정의가 적합하게 맞는 정도이다. 구성 타당도를 위협하는 요인은 구성 개념의 부적절한 조작화, 연구 상황에 대한 반응, 실험자 기대효과, 진기성 효과, 보상 동등 화, 보상 경쟁, 대상자 사기저하, 중재의 확산 등이 있다.

① 구성개념의 부적절한 조작화(inadequate explication of constructs) : 구성개념의 조작화가 부적절한 경우는 개념적 정의에 맞게 조작적 정의를 하지 못한 것을 의미한다. 연구자는 조작적 정의의 범주가 해당 구성개념보다 넓거나, 좁지 않도록 하며, 구성개념을 잘못 정 의하지 않아야 한다.

② 연구 상황에 대한 반응(reactivity to the experimental situation) : 연구 상황에 대한 반응은 호손효과(Hawthorne effect)라고도 하며, 연구대상자가 자신이 연구에 참여하고 있다는 사실을 의식하여 평소와 다르게 행동을 하는 것이다. 호손효과를 줄이기 위해 눈가림 혹 은 맹검(blind)을 이용하여 대상자가 대조군에 속하는지 실험군에 속하는지 모르도록 할 수 있다.

③ 실험자 기대효과(experimenter expectancies) : 실험자 기대효과는 로젠탈 효과(Rosenthal's effect)라고도 하며, 실험자의 특성(예 연령, 성별, 외모, 인종, 옷차림, 태도 등)과 무 의식적 기대가 대상자에게 전달되어 대상자가 반응(행동)하게 되는 것을 의미한다. 실험 자는 실험군에 속한 대상자에게 칭찬과 격려를 함으로써 무의식적으로 연구결과에 대한 기대를 전달할 수 있다. 실험자 기대효과를 줄이기 위해 실험자도 대상자가 속한 집단이 대조군인지 실험군인지 모르도록 맹검을 취할 수 있다.

④ 진기성 효과(novelty and disruption effects) : 진기성 효과는 처치의 새로움에 대한 대상 자의 반응으로 열광적으로 반응하거나 회의적으로 반응하는 것을 의미한다. 따라서, 중재 자체의 효과이기보다는 새로움에 대한 대상자의 반응으로 연구결과가 도출될 수 있다.

⑤ 보상 동등화(compensatory equalization) : 보상 동등화는 중재 제공자가 대조군이 중재 를 받지 못하는 것을 불평등하다고 생각하여 대조군에게 실험군이 받는 대우(예 중재, 물 질적 보상)를 제공함으로써 보상하는 것이다. 이러한 문제를 확인하기 위해 연구자는 연 구원, 연구대상자와 면담을 할 필요가 있다.

⑥ 보상 경쟁(compensatory rivalry) : 보상 경쟁은 존 헨리 효과(John Henry effect)라고도 하며, 대조군과 실험군 배정이 대상자에게 눈가림 되지 않았을 때, 대조군의 대상자가 실 험군처럼 잘할 수 있음을 경쟁적으로 보여주려고 하는 것이다. 보상 경쟁의 실제 예로 1870년대 존 헨리의 일화를 들 수 있다. 존 헨리는 철도공사장에서 망치로 돌을 부수는 일을 가장 빠르게 잘하는 사람이었는데, 새로 발명된 증기드릴(steam drill) 기계와 그의

작업량을 비교하고 있다는 것을 알고 경쟁적으로 과도하게 일을 하다가 사망하였다.

⑦ **대상자 사기저하(resentful demoralization)** : 대상자 사기저하는 대상자가 원하는 처치를 받지 못하거나 기대에 미치지 못하는 처치를 받는 경우에 발생할 수 있는 상황이다. 실망하거나 분노한 대상자는 연구 참여를 중단하거나 다른 대상자에 비해 더 부정적인 반응을 보일 수 있다.

⑧ **중재의 확산(treatment diffusion)** : 중재 혹은 처치의 확산은 한 집단의 대상자가 다른 집단의 대상자가 받는 처치 중 일부 혹은 전부를 받게 되는 것이다. 실험군의 대상자와 물리적으로 가깝거나 의사소통을 하게 된 대조군의 대상자는 실험군과 비슷한 중재를 습득하여 실험군에게 기대되는 중재 효과를 보일 수 있다. 반대로, 실험군에 속한 참여자가 중재에 참여하지 않거나 중재에 순응하지 않으면 중재 참여 대조군과 비슷한 상태가 된다.

(4) 외적 타당도

외적 타당도(external validity)는 한 연구결과에서 나타난 인과관계가 다른 대상자, 연구중재, 연구환경 등을 넘어서 일반화할 수 있는지에 대한 정도이다. 외적 타당도의 위협은 인과관계와 사람, 처치변동, 연구환경 사이에 상호작용이 있을 때 발생한다.

① **인과관계와 사람 사이의 상호작용(interaction of the causal relationship with units)** : 특정 대상자에게서 나타난 효과가 다른 특성을 가진 대상자에서는 관찰되지 않을 때 인과관계와 사람 사이의 상호작용이 있음을 고려해야 한다. 성별, 연령, 인종, 연구참여 동기 등의 특성 차이에 따라 중재의 효과는 달라질 수 있다. 예를 들면, 백인 남자를 대상으로 중재를 적용했을 때 얻은 연구효과가 백인 여자 혹은 다른 인종의 대상자에게 일관되게 나오지 않을 수 있다. 또한, 연구 참여동기가 높은 대상자와 연구참여 동기가 낮은 대상자 간에는 중재의 효과가 다르게 나타날 수 있다.

② **인과관계와 처치 변동 사이의 상호작용(interaction of the causal relationship over treatment variations)** : 인과관계와 처치 변동 사이의 상호작용은 처치와 다른 처치의 결합으로 생길 수 있고, 처치가 적용되는 대상자의 범위에 따라서 생길 수 있다. 예를 들면, 대상자에게 운동 프로그램만 적용했을 때보다 운동 프로그램과 음악요법을 같이 적용했을 때 대상자의 중재 순응도가 높아져 더 좋은 결과가 나타날 수 있다. 다른 예로, 대중의 인식변화를 위한 프로그램을 적용할 때는 일부지역에서만 하기보다는 지역사회 전체를 대상으로 캠페인을 하였을 때 프로그램 효과가 더 좋게 나타날 수 있다.

③ **인과관계와 연구환경 사이의 상호작용(interaction of the causal relationship with settings)** : 특정 지역의 대상자에게 효과적인 중재가 다른 지역의 대상자에게 나타나지 않을 때 인과관계와 연구환경 사이의 상호작용이 발생함을 고려할 수 있다. 예를 들어, 도시에 사는 대상자에게 적용한 원예요법의 효과가 산간지역에 사는 대상자에게 적용했을 때 나타나지 않을 수 있다. 여러 지역(기관)을 대상으로 연구를 진행할 때 연구환경 사이의 상호작용 문제를 다룰 수 있다.

CHAPTER 2 표집방법

1 표본연구의 필요성

대부분의 경우 연구자가 모집단 전체를 대상으로 연구를 진행하는 것은 현실적으로 불가능하기 때문에, 모집단의 특성을 대표할 수 있는 표본을 추출하여 연구를 진행한다. 표본추출 (sampling)은 표집이라고도 부른다. 표본추출을 할 때 연구자는 가장 먼저 연구에 포함할 대상자 선정기준과 제외기준을 설정하여 표적 모집단을 규명한다. 그 다음, 연구의 목적과 연구의 진행 가능성에 비추어 근접 모집단을 규정하고, 최적의 표본추출 방법과 표본의 크기를 결정하여 표본추출을 진행하게 된다. 연구자는 보통 근접 모집단에서 연구대상자를 모집하여 표본을 추출하고, 연구의 결과를 일반화하는 대상을 표적 모집단에 둔다.

2 표집과 관련된 용어의 정의

(1) 모집단

모집단(population)은 연구에 부합하는 연구자가 관심을 가지는 사례 전체를 의미한다. 사례는 사람, 행동, 사건, 혈액수치, 의무기록 등을 포함할 수 있다. 사례가 사람인 경우 연구대상자라고 한다. 연구대상 단위는 개인일 수도 있고 집단일 수도 있다.

(2) 표본

모집단을 연구대상으로 모두 포함시키는 것은 불가능하기 때문에 모집단을 대표할 수 있는 단위가 작은 연구대상 집단이 필요하며, 이를 표본(sample)이라고 한다.

(3) 표집(표본추출)

표본추출(sampling)은 표집이라고도 부른다. 표본추출을 할 때 연구자는 가장 먼저 연구에 포함할 대상자 선정기준과 제외기준을 설정하여 표적 모집단을 규명한다. 그 다음, 연구의 목적과 연구의 진행 가능성에 비추어 근접 모집단을 규정하고, 최적의 표본추출 방법과 표본의 크기를 결정하여 표본추출을 진행하게 된다. 연구자는 보통 근접 모집단에서 연구대상자를 모집하여 표본을 추출(sampling)하고, 연구의 결과를 일반화하는 대상을 표적 모집단에 둔다.

(4) 대표성

표본이 모집단의 특성과 매우 근접한 경우 표본이 모집단을 대표한다고 본다. 표본이 모집단과 유사한 대표성(representativeness)을 가지려면 연구에 영향을 줄 수 있는 대상자의 특성(인종, 성별, 연령, 교육 정도, 경제수준 등), 환경(setting), 측정된 변수값의 분포측면에서 모집단과 비슷한 특성을 가져야 한다.

(5) 표본추출편중

표본추출편중(sampling bias)은 연구주제와 관련된 모집단의 어느 특성이 체계적으로 과잉되거나 부족하게 표본에 반영된 상태를 의미한다. 표본추출편중은 연구자가 특정 대상자를 의식적으로 배제하여 발생할 수 있다. 예를 들면, 선정기준에 맞는 뇌졸중 환자들 중 A 환자가 평소 의료진에게 협조적이지 않은 것을 보고 A 환자를 표본에서 배제하기로 연구자가 의식적으로 결정함으로써 편중이 발생할 수 있다. 표본추출편중은 무의식적으로 더 많이 발생될 수 있다. 예를 들어, 뇌졸중 환자의 건강증진행위를 조사하기 위해 외래에 내원한 뇌졸중 환자를 대상으로 자료를 수집하게 된다면, 입원치료 중인 뇌졸중 환자는 자연히 제외하게 되므로 연구자는 모집단의 특성이 과소하게 반영된 편중된 표본을 얻게 되어 표본의 대표성을 확보하기 어려워진다.

(6) 계층

계층(strata)은 모집단이 가진 특성 중 한 가지 이상을 기준으로 상호 배타적 하위집단으로 나눈 것을 의미한다. 예를 들면, 50세 이상인 뇌졸중 환자를 모집단으로 할 때 연령대를 계층으로 보면 50대 환자와 60대 환자 70대 이상 환자 집단으로 나눌 수 있다.

3 모집단의 구체화

(1) 표적 모집단(target population)

표적 모집단은 연구결과를 일반화하여 적용할 수 있는 선정기준에 맞는 사례 전체를 의미한다. 연구결과의 일반화란 표본추출된 대상자에게서 발견된 현상(연구결과)을 연구자의 관심대상자 전체(모집단)에 반영할 수 있는 것을 의미한다. 즉, 모집단을 충분히 대표할 수 있는 대상자를 표본추출하였을 때 연구 결과의 일반화가 가능하다. 근접 모집단(accessible population)은 표적 모집단의 기준을 충족하며(표적 모집단의 일부분으로) 연구자가 현실적으로 접근 가능한 사례 전체를 의미한다.

> **플러스UP 모집단, 표적 모집단, 근접 모집단의 예**
>
> 〈항암치료를 받는 암환자의 자기관리에 미치는 영향요인〉이라는 연구를 진행하게 될 때, 모집단, 표적 모집단, 근접 모집단은 다음과 같이 정의내릴 수 있다.
> - 모집단 : 항암치료를 받는 암환자 전체
> - 표적 모집단 : 지난 1년 동안 항암치료를 받은 경험이 있는 암환자 전체
> - 근접 모집단 : 특정 병원에서 지난 1년 동안 항암치료를 받은 경험이 있는 암환자 전체

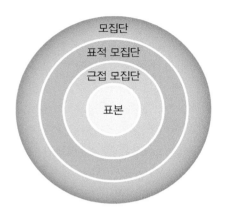

4 표집의 목적과 방법

표본추출방법은 무작위로 대상자를 선택하였는지에 따라 확률표본추출과 비확률표본추출로 구분된다.

(1) 확률표본추출

확률표본추출(probability sampling)은 모집단의 개별요소가 무작위로 선정되어 연구대상자로 선택될 확률이 똑같아지게 된다. 따라서, 확률표본추출 방법은 모집단의 대표성을 가진 표본을 뽑을 수 있다는 장점이 있다. 확률표본추출 방법에는 단순 무작위 표본추출, 층화 무작위 표본추출, 계통적 표본추출, 집락 표본추출 등이 있다.

① 단순 무작위 표본추출(simple random sampling) : 단순 무작위 표본추출은 가장 기본적인 확률표본추출이다. 이는 모집단의 전체 구성요소를 파악하여 대상자가 동일하게 선택될 기회를 가지도록 추출하는 방법이다. 표본추출 절차는 표적 모집단을 규정하고 대상자 선정기준에 맞는 모집단 전체 사례 요소 목록인 표본추출틀(sampling frame)을 만든다. 표본추출틀의 요소에 순서대로 번호를 붙인 후, 무작위 숫자표(난수표), research randomizer(https://www.randomizer.org/)와 같은 무료 웹사이트, 소프트웨어 프로그램(예 Excel, R, SPSS, SAS, Python 등)을 이용하여 무작위 숫자 목록을 생성하고, 이에 해당되는 대상자를 표본으로 선정한다.

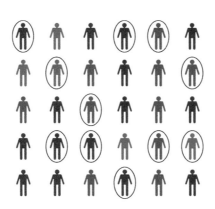

≫ 단순 무작위 표본추출 적용의 예

플러스 UP **단순 무작위 표본추출**

- 장점 : 모집단의 특성에 대한 정보가 없는 상태에서 표본추출이 가능하다. 인위적 분류 시 발생할 수 있는 오류를 막을 수 있다.
- 단점 : 모집단의 크기가 클수록 표본추출에 시간과 비용이 많이 든다. 동일 크기의 표본인 경우 층화 무작위 표본추출보다 오차가 크다.

② 층화 무작위 표본추출(stratified random sampling) : 층화 무작위 표본추출은 모집단을 2개 이상의 계층이나 집단으로 나누고 각 계층에서 무작위로 표본을 뽑는 것이다. 계층은 종속변수에 영향을 주는 변수(예 인종, 성별, 연령, 질병 중증도)를 이용하여 하부 단위로 나눈 후에 무작위로 표본을 추출한다.

연령대	환자 수	비율	추출할 환자 수
50~59세	20,000	20%	200×0.2=40명 무작위 추출
60~69세	30,000	30%	200×0.3=60명 무작위 추출
70세 이상	50,000	50%	200×0.5=100명 무작위 추출
합계	100,000	100%	200명의 환자를 무작위 추출

플러스 UP **층화 무작위 표본추출**

- 장점 : 표본추출에 드는 시간과 비용을 절약할 수 있다. 더 작은 표본의 크기로 단순 무작위 표본추출과 유사한 대표성을 얻을 수 있다.
- 단점 : 계층에 대한 정보가 없다면 단순 무작위 표본추출보다 더 많은 시간과 비용이 든다.

계층을 나눈 후 모집단에서 각 계층의 비율을 확인하고 무작위 표본추출 시 모집단 계층의 비례대로 표본추출을 하는지에 따라 비례층화 표본추출(proportional stratified sampling)과 비비례층화 표본추출(disproportionate stratified sampling)로 구분된다. 대개 모집단의 각 계층변수의 비율대로 표본을 선출하는 비례층화 표본추출을 많이 사용하게 된다.

 비례층화 표본추출 예

> 50대 이상의 뇌졸중을 처음으로 진단받은 환자를 대상으로 연령을 층화변수로 사용하여 무작위 표본추출을 할 때, 모집단이 만 50~59세는 20%, 60~69세는 30%, 70세 이상은 50%라고 가정하자. 200명의 뇌졸중 환자를 비례층화 표본추출한다면, 표본은 50대 40명, 60대 60명, 70대 100명이 된다.

하지만, 한 계층의 표본이 너무 작은 경우에 비례층화 표본추출을 하면 계층 간 비교분석에 제한점이 생긴다. 이 경우 모집단의 계층변수 비율을 따르지 않는 비비례층화 표본추출을 하고 전체 모집단을 대표할 수 있도록 가중치를 주어 조정한 표본으로 분석하는 것이 비례층화 표본추출보다 더 적절할 수 있다.

비비례층화 표본추출 예

> 50대 이상의 뇌졸중 환자를 대상으로 연령을 층화 변수로 사용하여 무작위 표본추출을 할 때, 모집단이 만 50~59세는 5%, 60~69세는 10%, 70세 이상은 85%라고 가정하자. 100명의 뇌졸중 환자를 비례층화 표본추출한 다면, 표본은 50대 5명, 60대 10명, 70대 이상 85명으로 50대와 60대 뇌졸중 환자의 표본의 크기가 너무 작아 연령대에 따른 비교가 어려워진다.
> 이 경우 비비례층화 표본추출을 이용하면 연구자는 모집단의 비례를 따르지 않고 작은 표본의 수를 늘려 50대 30명, 60대 30명, 70대 이상 40명으로 무작위 표본추출한 뒤, 이를 모집단 가중치로 조정하여 통계분석을 가능하게 할 수 있다.

③ **계통적 표본추출(systematic sampling)** : 계통적 표본추출 혹은 체계적 표본추출은 모집단 명부 목록에서 무작위로 선택된 대상자를 시작으로 매 k번째 개체를 연구 대상자로 선정하는 방법이다. 예를 들어 모집단이 2만 명의 신규간호사이고 이 중 200명을 표본으로 추출할 경우, 표본 추출 간격(k)은 다음과 같다.

> k = 모집단 수(N)/필요한 표본의 크기(n) = 20,000/200 = 100

즉, 1에서 100 사이의 숫자에서 무작위로 77번을 추출하면 모집단 목록에서 77번째 대상자를 첫 번째 대상자로 선정하고 그 이후 대상자는 100번째 간격마다 선정하면 된다. 따라서, 표본추출되는 연구 대상자는 77번째, 177번째, 277번째 등의 순으로 200명이 된다.

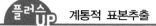

계통적 표본추출

- 장점 : 첫 번째 대상자를 선정할 때만 무작위로 추출하고 이후에는 추출간격에 따라 선정한다.
- 단점 : 명부리스트의 배열이 무작위가 아닌 특정 경향성을 보이면 표본추출 편중이 생길 수 있다.

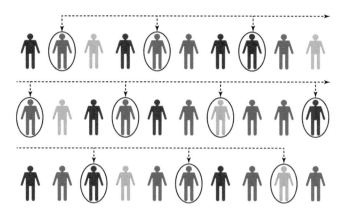

30명 중 10명을 계통적 표본 추출시 : 무작위로 두 번째 대상자 추출 후
매 3번째 대상자 추출

》 계통적 표본추출 적용의 예

④ **집락 표본추출**(cluster sampling) : 집락 표본추출은 군집 표본추출 또는 군락 표본추출이라고도 한다. 집락 표본추출은 모집단 규모가 매우 크고 지리적으로 광범위하거나 모집단 목록을 얻는 것이 현실적으로 불가능하여 단순 무작위 표본추출과 같은 다른 확률적 표본추출이 어려운 상황에서 사용된다.

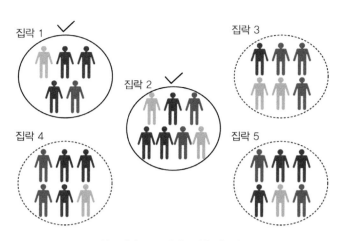

» 집락 표본추출 적용의 예

대개 여러 단계를 거치는데 집락에서 시작하여 개인을 표본으로 추출해가는 다단계 집락 표본추출(multi-stage cluster sampling)을 적용한다. 예를 들어, 집락을 먼저 추출하고 여기에서 하위 집락을 추출한 뒤 개인을 표본으로 추출하는 경우 3단계 집락 표본추출(3-stage cluster sampling)을 적용한 것이다. 대한민국 성인을 모집단으로 하는 대규모 연구를 위한 3단계 집락 표본추출의 예는 다음과 같다. 연구자는 먼저 표준 지역을 나누는 행정 단위를 나열하여 9개 도시 중 무작위로 3개 도시를 추출하게 된다. 그 후 선정된 3개 도시의 가정을 하위 집락으로 나열하여 무작위로 200개의 가정을 추출할 수 있다. 마지막으로 각 가정 내에서 성인인 가족 구성원 2명을 무작위로 추출하여 총 400명의 대상자를 선정한다.

> **플러스UP** **집락 표본추출**
>
> • 장점 : 모집단 규모가 광범위하여 모집단 목록을 얻기 어려운 경우 다른 확률 표본추출보다 실용적이다. 모집단의 지리적 집락 정보가 있는 경우 단순 무작위 표본추출보다 시간과 비용을 절약할 수 있다. 집락의 특성을 분석에 반영할 수 있다.
> • 단점 : 동질한 집락을 선정하게 되는 경우 편중된 표본을 추출할 위험이 있다.

(2) 비확률 표본추출

비확률 표본추출(non-probability sampling)은 모집단의 개별요소가 무작위로 선정되지 않아 연구대상자로 선택될 확률이 균등하지 않다. 많은 연구자가 비확률 표본추출을 사용하는데 이는 현실적으로 확률 표본추출이 어려운 경우가 많고 연구의 목적에 맞는 표본이 반드시 확률 표본추출을 통해 얻을 필요가 없는 경우에 해당된다. 그럼에도 비확률 표본추출을 하면 표본이 모집단을 대표하는 정도가 낮아지게 되어 연구결과를 일반화하는 데 제한적이다. 비확률 표본추출 방법에는 편의 표본추출, 의도 표본추출, 할당 표본 표본추출, 네트워크 표본추출 등이 있다.

① 편의 표본추출(convenience sampling) : 편의 표본추출은 임의 표본추출(accidental sampling)이라고도 하며 연구자의 편의에 의해 쉽게 접근가능한 사례를 연구 대상으로 선정하는 것이다.

실험연구에서는 표본의 동질성을 갖춘 집단을 연구 대상으로 하기 때문에 연구자는 편의 표본추출을 실험연구 대상자 모집에 많이 이용한다.

플러스 UP **편의 표본추출의 예**

- 특정 병원 내과병동에 근무하는 간호사에게 참여 요청
- 연구자가 근무하는 병원에 입원한 환자에게 연구참여 요청
- 병원 게시판에 대상자 모집안내문을 올려 모집
- 인터넷에 대상자 모집안내문을 올려서 모집
- 길을 지나가는 사람에게 연구참여 요청

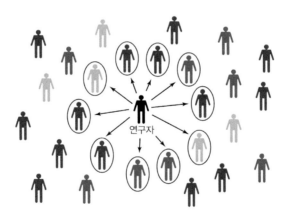

≫ 편의 표본추출 적용의 예

플러스 UP **편의 표본추출**

- 장점 : 다른 표본추출방법에 비해 연구대상자를 얻기가 쉬우며 비용과 시간을 절약할 수 있다.
- 단점 : 표본의 선택편중(표본추출 편중) 가능성이 크기 때문에 표본의 대표성이 확보되지 않는다.

② 의도 표본추출(purposive sampling) : 의도 표본추출 혹은 판단 표본추출(judgemental sampling)은 모집단에 대해 연구자가 사전지식을 가지고 표본추출을 하는 것이다. 연구 주제에 대해 많이 아는 사람들을 의도적으로 선택한다. 모집단의 대표성보다 연구목적에 부합되는 특정기준에 근거한다.

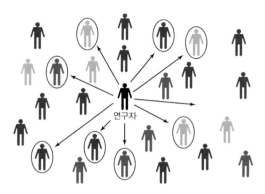

≫ 의도 표본추출 적용의 예

플러스 UP 의도 표본추출

- 장점 : 새로 개발된 도구의 타당성을 사전에 확인 시 해당 분야의 전문가를 연구 참여자로 선정한다면 도구를 검증하는 데 유용하다.
- 단점 : 참여자들이 얼마나 전문성을 갖추었는지 평가할 객관적 수단이 없으므로 주관적이다. 표본편중의 위험이 있다.

③ 할당 표본추출(quota sampling) : 할당 표본추출은 모집단의 특성(계층)을 반영하여 편의로 표본추출을 하는 방법이다. 따라서 연구자는 할당 표본추출을 통해 성별, 연령, 인종, 경제적 지위, 교육정도와 같은 모집단의 특성을 어느 정도 유지하여 편의 표본추출방법에 비해서 모집단의 대표성을 더 갖춘 표본을 얻게 된다. 할당표집은 모집단의 계층 비율에 준하여 표본을 추출을 한다는 점에서 층화 무작위 표본추출과 비슷하나 할당 표본추출은 대상자를 편의로 표출하는 것이고 층화 무작위 표본추출에서는 무작위로 표본을 추출한다는 점에서 다르다.

- 장점 : 모집단 특성에 맞추어 표본을 추출하여 표본의 대표성을 높일 수 있다. 편의 표본 추출을 사용하기 때문에 대상자 모집이 간편한 편이다.
- 단점 : 편의 표본추출로 표본추출편중이 발생할 위험이 크다.

연령대	환자 수	비율	추출할 환자 수
50~59세	20,000	20%	200×0.2=40명 편의추출
60~69세	30,000	30%	200×0.3=60명 편의추출
70세 이상	50,000	50%	200×0.5=100명 편의추출
합계	100,000	100%	200명의 환자를 편의추출

④ 네트워크 표본추출(network sampling) : 네트워크 표본추출은 눈덩이 표본추출(snowball sampling)이라고도 며 알코올 중독자, 학교폭력 혹은 성폭력 피해자와 같이 연구대상자를 찾기 어려운 경우에 사용하는 방법이다. 연구자는 표본 선정 기준에 충족하는 몇 명의 연구 참가자를 편의표본추출 혹은 의도 표본추출을 사용하여 찾으면 유사한 특성을 지닌 지인들을 소개하도록 부탁하는 네트워크 표본추출을 통해 필요한 표본 크기를 충족하기 위해 연구대상자를 늘려간다.

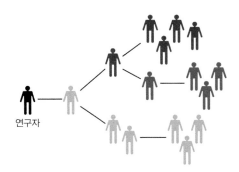

≫ 네트워크 표본추출 적용의 예

- 장점 : 모집단의 특성을 파악하기 어렵거나 구하기 어려운 대상자를 확보하는 데 효율적이다.
- 단점 : 표본의 선택편중 가능성이 크기 때문에 표본의 대표성이 확보되지 않는다.

5 표집과 표본의 크기

연구를 계획할 때 얼마나 많은 대상자를 연구에 포함시킬지를 결정하는 것은 매우 중요하다. 연구를 마치고 대부분의 연구자가 연구의 제한점에서 표본의 크기가 작았음을 진술한다. 그렇다면 표본의 크기가 크면 클수록 좋은 연구라고 할 수 있을까? 연구자는 연구를 진행하는 시간과 경제적인 면을 고려하고 또한 연구진행 및 분석을 고려하여 가장 적절한 표본크기를 산출하기를 원한다. 표본크기를 산출하는 데 고려해야 할 변수는 크게 유의수준, 검정력, 효과크기가 있다.

(1) 유의수준

유의수준은 제1종 오류(type I error)를 허용하는 수준이며 a라고 표기한다. 제1종 오류는 예를 들면, 새로운 항암제를 개발한 A씨가 개발한 항암제를 실험군에게 적용하고 대조군과 비교하여 효과를 입증하고자 할 때 효과가 없는데 있다고 할 오류이다. 즉, 두 군의 회복 정도의 평균값의 차이가 없는데도 차이가 있다고 결론짓고 항암제를 사용하게 하는 치명적인 오류이다. 이는 귀무가설이 참인데 귀무가설을 기각하는 심각한 오류이다. 따라서 흔히 유의수준, 즉 제1종 오류를 허용하는 수준을 .05로 정한다. 통계분석에서는 $p < .05$라고 표기하는데, 이는 100번 시도했을 때 오류를 5번 미만으로만 허용한다는 것이다. 오류가 5번 이상일 때는 결과가 통계적으로 유의하지 않다라고 결론짓는다. 이러한 제1종 오류의 범위는 연구를 시작하기 전에 연구자가 미리 결정하는 것으로 개발한 항암제가 독성이 매우 강해 허용범위를 $p < .05$보다 더 엄격하게 $p < .01$로 결정한다면 이는 1000번 시도했을 때 오류범위를 10번 미만으로만 허용하는 것이다. 따라서 유의수준을 .05로 한 경우보다 좀 더 엄격한 .01로 결정한 경우 검증하는 데 필요한 표본의 크기는 더 커야 할 것이다.

그림을 살펴보면, 첫 번째 그래프는 제1종 오류의 허용범위인 유의수준 a를 .05로 결정하였고, 두 번째 그래프는 .01로 결정한 경우이다. 유의수준이 .01인 경우는 .05인 경우에 비해 상대적으로 오류의 허용범위가 적어 좀 더 엄격하기 때문에 연구에 필요한 표본 수는 더 커지게 된다. 즉, 유의수준(제1종 오류 허용범위)이 작아질수록 필요한 표본 수는 더 커지게 된다.

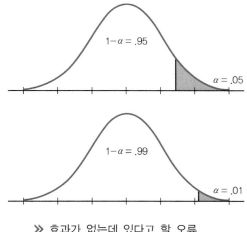

>> 효과가 없는데 있다고 할 오류

(2) 검정력

검정력(power)은 제2종 오류(type II error, B)를 범하지 않을 확률이며 1−B라고 표기하며, 개발한 항암제가 효과가 있을 때 있다고 증명할 수 있는 확률이다.

이는 통계적으로 귀무가설이 거짓일 때 귀무가설을 기각하는 확률이다. 구체적으로 살펴보면 제2종 오류란 개발한 항암제가 효과가 있는데 없다고 할 오류이다. 즉, 두 군의 회복 정도의 평균값의 차이가 있는데도 차이가 없다고 결론짓고 항암제를 사용하지 않는 오류이다. 이는 귀무가설이 거짓이므로 기각할 수 있는데도 기각하지 않는 오류이다. 제2종 오류는 제1종 오류보다는 치명적이 아니기 때문에 대부분 20%를 허용한다. 따라서 검정력은 연구시작 전에 대부분 80%로 범위를 결정한다.

그림에서와 같이 제2종 오류를 20%로 허용했기 때문에 검정력은 80%가 되는 것이다. 만일 연구자가 좀 더 엄격하게 제2종 오류의 허용범위를 10%로 줄인다면 필요한 검정력은 90%가 될 것이며 이를 위해 필요한 표본크기는 더 커져야 할 것이다. 즉, 검정력을 높이려면 필요한 표본 수는 더 커지게 된다.

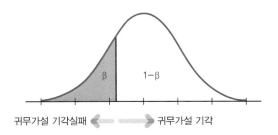

귀무가설 기각실패 ◀━━━▶ 귀무가설 기각

제2종 오류 : 효과가 있는데 없다고 할 오류, β
검정력 : 효과가 있어서 있다고 식별하는 능력, 1−β

(3) 효과크기

효과크기(effect size)는 독립변수와 종속변수와의 관계의 강도 혹은 크기이다. 실험연구의 경우 어떠한 중재의 효과크기, 즉 실험군과 대조군의 평균값의 차이를 표준편차로 나눈 값이라고 할 수 있다.

일반적으로 효과크기 정도는 small, medium, large로 구분하는데, 실험연구의 t-test에서 small은 실험군과 대조군의 평균값의 차이가 .20 표준편차인 경우, medium은 .50인 경우, large는 .80인 경우이다.

효과크기의 개념을 이해하기 위하여 그림과 같이 t-test의 효과크기별 실험군의 평균값과 대조군에서의 백분위수를 비교할 수 있다. 먼저 효과크기를 결정하려면 진행하려는 연구와 비슷한 선행연구의 효과크기를 선택하거나 주로 중간크기인 medium effect size를 선택한다. 그림과 같이 중간크기도 대조군과 비교하면 69번째 백분위 수에 해당되므로, 연구시작 전 표본 수 계산 시에 large effect size를 사용하는 것은 위험하다. 효과크기는 통계분석의 방법에 따라 다양하므로 선택 시 반드시 분석방법을 먼저 고려해야 한다. 예를 들면, t검정에서의 효과크기 d는 small=.20, medium=.50, large=.80이고, 상관분석에서의 효과크기 r은 small= 10, medium=.30, large=.50이고, 분산분석(ANOVA)에서의 효과크기 f는 small=10, medium=.25, large=.40이고, 회귀분석에서의 효과크기는 small=.02, medium=15, large=.35이다.

PART 4

연구자료 수집

독학사 4단계

CHAPTER 1 측정

1 측정의 의미

측정(measurement)은 어떤 규칙과 대상의 특성에 따라 숫자를 배정하는 과정이다. 즉, 연구자가 일정한 규칙에 따라 어떤 사물이나 사건 혹은 속성 등에 수치를 배치하는 절차를 측정이라고 한다(Polit & Beck, 2017). 연구자는 측정을 통해 자료를 얻게 되고, 이러한 자료는 연구가설을 검증하는 데 사용된다.

우리가 무엇을 측정한다고 할 때 측정되는 것은 대상 자체가 아니라 대상의 속성이나 특성이다. 사람의 몸무게, 키, 영양에 대한 지식은 측정할 수 있으나 사람을 측정한다는 것은 불가능하며 또 무의미한 것이다. 간호상황에서 측정하고자 하는 특성, 예를 들면 스트레스, 돌봄, 대응, 불안, 자기효능감, 이행, 통증과 같은 추상적인 개념이 많다. 측정하고자 하는 요소가 추상적인 경우 개념적 정의를 내려 명확하게 해야 하며, 측정은 이러한 개념적 정의에 따른 실제 측정하는 의미와 도구를 소개하는 조작적 정의로부터 시작된다.

연구변수를 측정하기 위해서는 구체적인 절차가 필요하다. 측정절차가 체계적이고 과학적이어야 수집된 자료가 타당하고 신뢰도가 있으며 또한 연구결과도 타당하다.

그러므로 연구자는 연구를 시작하기 전에 무엇을 어떻게 측정하여야 하는가를 항상 염두에 두고 연구를 진행하여야 한다. 따라서 측정이 불가능한 속성에 대해서는 양적 연구를 하기 어렵다. 측정의 일반적인 절차는 다음과 같다.

첫째, 무엇을 측정할 것인지를 결정한다.

둘째, 어떤 방법으로 측정할 것인지를 결정한다.

셋째, 어떻게 수를 부여할 것인지를 결정한다.

연구에서 무엇을 측정할 것인가는 관심을 가지는 연구대상의 특성이 된다. 즉, 유아의 어휘능력이라든가 서울에 거주하는 성인 남녀의 사회문제에 대한 인식 등과 같은 연구대상의 속성이 양적 연구에 있어서 변수가 될 수 있다. 무엇을 측정할 것인가를 결정하면 어떤 방법으로 측정할 것인지, 즉 기계로 측정할 것인지 질문지나 검사 도구를 사용할 것인지 혹은 관찰할 것인지를 결정해야 한다. 연구에서 관심을 가지는 속성을 측정하는 도구가 없으면 연구자가 직접 측정도구나 검사도구를 제작해야 한다. 그러므로 연구자는 연구를 시행하기 전에 연구를 위하여 사용할 측정도구나 검사방법이 있는지를 점검해 보는 것이 바람직하다.

기계를 사용할 경우에는 주어진 측정단위가 존재하므로 수를 부여하는 데 문제가 없다. 그러나 측정을 위하여 질문지나 검사도구를 사용하거나 관찰을 할 경우에는 수를 부여하는 원칙을 결정하여야 한다. 연구대상의 인식이나 태도를 측정할 때 몇 문항으로 측정할 것인지 그리고 이때 각 문항은 '예', '아니요' 혹은 단계별로 측정하는 Likert 평정척도를 사용할 것인지를 결정하고, 각 단계에 어떤 점수를 부여할 것인지를 결정해야 한다.

관찰법의 경우 분류방법이나 행위에 점수를 부여하는 규칙을 결정하여야 한다. 수를 부여하는 방법의 일관성이 결여되면 타당하고 신뢰할 수 있는 연구결과를 얻을 수 없다. 기존에 사용하고 있는 검사나 측정도구를 사용한다고 하여도 그 도구가 일관성 있게 측정하고 있는지를 검증하여야 한다. 예를 들어 검사불안에 대한 연구를 할 때 현재 사용하고 있는 검사불안에 대한 검사도구가 있다면, 이 검사도구가 본 연구를 위하여 타당하고 신뢰도 있는 검사도구인지 확인하여야 한다.

측정에서 중요한 점은 객관성, 정확성, 의사소통이다. 객관적인 관찰은 다른 연구자에 의해서도 동일하게 검증될 수 있어야 한다. 모든 과학적 측정도구가 완전히 객관적이라고는 할 수 없으나 대부분이 주관성을 최소화하기 위한 규칙을 지키려고 노력한다. 숫자로 나타난 측정결과는 정확성에서 그렇지 않은 경우에 비해 훨씬 정확한 정보를 얻을 수 있게 해준다. '영희는 큰 편이다'라고 서술하는 대신에 '영희는 키가 175cm이다'라고 할 때 더 정확하며, 또한 의사소통을 분명하게 할 수 있다. 과학자들 사이의 의사소통은 필수적이다. 숫자는 단어에 비해 모호하지 않기 때문에 수량화된 측정은 여러 사람들이 정보를 의사소통하는 데 상당히 좋은 역할을 한다.

2 측정의 수준

측정의 수준(level of measurement)은 정보의 양을 기준으로 하였을 때 명목, 서열, 등간, 비율 순으로 구분된다. 개념의 특성에 따라 변수의 측정수준이 달라진다. 명목수준과 서열수준으로 측정된 변수는 범주형 척도(categorical scale)로 분류하여 빈도와 비율 등이 통계분석 시 대표값으로 사용된다. 등간수준과 서열수준으로 측정된 변수는 연속형 척도(continuous scale)로 분류하여 평균, 표준편차 등이 통계분석 시 대표값으로 사용된다.

(1) 명목수준 측정

명목수준 측정(nominal-level measurement)은 정보의 양이 가장 적은 수준의 측정으로, 상호 배타적 특성을 분류하여 범주(category)화할 때 사용한다. 명목수준에서 범주는 명칭으로 구분되며 순위를 정할 수 없다. 명목수준 측정의 예로 성별, 종교, 인종, 혈액형, 진단명 등이 있다. 명목수준의 변수라 하여도 자료분석을 위해 성별인 경우 남자는 1, 여자는 2 등으로 숫자를 부여하는데, 이때 부여된 숫자는 구분을 위해 사용되며 숫자 자체의 의미가 없어 수학적 계산에는 사용될 수 없다.

• 귀하의 성별은?	1) 남자 2) 여자
• 귀하의 종교는?	1) 불교 2) 천주교 3) 기독교 4) 힌두교 5) 기타 6) 없음
• 귀하의 혈액형은?	1) A형 2) B형 3) AB형 4) O형

(2) 서열수준 측정

서열수준 측정(ordinal-level measurement)은 특성을 분류할 때 상대적 순위에 따라 범주 (category)화하는 것이다. 서열수준에서 범주는 크고 작은 순위를 정할 수 있으나 순위간 차이는 일정하지 않아 양적인 비교는 어렵다. 서열수준 측정의 예로 교육정도, 직급, 사회계 층순위를 들 수 있다. 병원에 따라 직급명의 상이한 점은 있으나 간호사의 직급순위는 아래 의 예와 같이 나누어 볼 수 있다. 서열수준 측정에서 순위 간 차이는 같지 않으므로, 일반간 호사와 수간호사 간 차이와 수간호사와 간호팀장 간 차이가 같다고 볼 수 없다.

> • 귀하의 교육정도는? 1) 고졸 이하   2) 대학교 재학 3) 대학교 졸업 4) 대학원 재학 5) 대학원 졸업
> • 귀하의 직급은?   1) 일반간호사 2) 수간호사   3) 간호팀장   4) 간호부장   5) 간호부원장

(3) 등간수준 측정

등간수준 측정(interval-level measurement)은 특성을 순위에 따라 분류하되 순위가 매겨 진 범주 간 간격이 동일하다. 등간수준 측정의 예로 온도, 성적, 지능지수, 만족도 등을 들 수 있는데 섭씨 30도는 50도보다 20도만큼 온도가 낮고 섭씨 40도는 20도보다 20도만큼 온도가 높다. 이 경우에서 두 온도의 차는 20도로 동등한 값이다. 등간수준의 측정은 절대 0점(영점)이 존재하지 않고 임의적 0점만 존재한다. 즉, 섭씨 온도계에 0도는 온도가 없음을 의미하지 않는다.

> • 귀하의 토익 성적은?
> • 귀하의 학교생활 만족도는?
>   1) 매우 만족한다 2) 만족한다 3) 보통이다 4) 만족하지 않는다 5) 매우 만족하지 않는다

(4) 비율수준 측정

비율수준 측정(ratio-level measurement)은 정보의 양이 가장 많은 수준의 측정으로, 등간 수준 측정에 더하여 절대 0점이 존재하기 때문에 모든 수학적 계산이 가능하다. 비율측정 수준의 예로 연령, 키, 체중, 거리, 시간, 가격 등이 있다. 비율수준으로 측정된 자료인 경우 다른 측정 수준의 자료에 비해 다양한 통계분석이 가능하다.

3 측정도구의 오차

이 세상에 완벽한 도구는 존재하지 않기 때문에 측정 시 생기는 오차를 고려해야 한다. 측정 오차(measurement error, E)는 현상에 존재하는 실제 값(true score, T)과 도구로 측정한 관찰 값(observed score, O)의 차이이다. 즉, 측정된 관찰 값(O) = 실제 값(T) + 측정오차(E) 이다. 측정오차는 무작위 오차와 체계적 오차로 구분된다.

(1) 무작위 오차

무작위 오차(random measurement error)는 관찰 값이 실제 값을 중심으로 방향성 없이 다양하게 존재하여 오차의 유형이 없는 것이다. 예를 들어 복수가 찬 환자의 복부 둘레의 참값이 98cm라고 할 때, A 간호사는 줄자를 조금 위로 올려 96cm로 측정하고 B 간호사는 줄자를 조금 느슨하게 해서 100cm로 측정하였다. 즉, A 간호사는 위치를 부정확하게 잡아 실제 값보다 과소하게 측정하였고, B 간호사는 줄자를 느슨하게 해서 실제 값보다 과대하게 측정하였다. 이 경우, 두 간호사가 한 환자의 복부 둘레를 측정하는데 오차를 낸 이유가 다르며 두 오차 값의 방향도 다르기 때문에 무작위 측정오차가 발생함을 알 수 있다.

(2) 체계적 오차

체계적 오차(systematic measurement error)는 관찰 값이 실제 값을 중심으로 특정 방향으로 존재하는 것이다. 예를 들어 교정(calibration)되지 않은 혈당 측정기로 혈당을 측정하여 정상 혈당치보다 10% 정도 낮게 측정된다면, 어떤 간호사가 측정을 하여도 측정된 모든 혈당수치는 실제 값보다 10%가 낮게 측정될 것이다. 즉, 교정되지 않은 혈당기를 사용하여 측정함으로써 모든 측정값이 실제 값보다 10% 낮게 한 방향성으로 잘못 측정되어 체계적 오차가 발생함을 알 수 있다.

4 측정의 타당도

측정도구의 타당도(validity)는 연구자가 측정하려는 개념을 제대로 정확히 측정한 정도이다. 예를 들면 만성질환자의 우울을 한국판 우울증 선별도구(Patient Health Questionnaire-9, PHQ-9(안제용 등, 2013)를 이용하여 자가 보고식 설문으로 측정하였을 때 측정된 우울 점수가 실제 만성질환자의 우울 정도를 얼마나 잘 반영하였는지에 대한 것이다. 추상적 개념인 우울을 자가 보고식 설문을 통해 간접측정하는 경우 측정의 타당도를 확보하기 어려운 면이 있다. 측정 도구의 타당도는 여러 가지 측면에서 평가할 수 있는데 내용 타당도, 준거 타당도, 구성 타당도로 구분한다.

(1) 내용 타당도

내용 타당도(content validity)는 도구의 문항들이 보고자 하는 개념을 측정하기에 충분하고 적절하게 포함되어 있는지를 파악하는 것이다. 예를 들어 삶의 질을 측정하기 위해 개발된 도구의 내용 타당도를 볼 때 삶의 질의 다차원성(신체적, 사회적, 심리적, 영적 차원)을 파악할 수 있는 문항들로 적절히 구성되어 있는지 확인할 필요가 있다. 측정 도구의 내용 타당도는 흔히 전문가 패널을 이용하여 평가한다. 전문가 패널은 해당 분야의 전문가 5인에서 10인 사이로 구성할 것을 권장한다(Almanasreh, Moles, & Chen, 2019).
내용 타당도 정도를 수치화하기 위해서 내용 타당도 지수(content validity index, CVI)를 이용하는데 3~5점 척도를 이용할 수 있다. 만약 4점 척도로 CVI를 구할 경우 대체로 '1 전혀 관련이 없음', '2 = 조금 관련이 있음', 3 = 상당히 관련 있음', '4 매우 관련이 있음'으로 문항마다 내용 타당도를 평가하도록 한다(Polit & Beck, 2021).

※ 내용 타당도 평가지의 예

다음은 백혈병 환아의 호중구 감소 식이와 관련한 보호자들의 음식 섭취 이행 정도를 측정하기 위한 항목들입니다. 각 문항이 측정하고자 하는 내용과 관련되어 있고 적절한지에 관하여 귀하의 의견과 가장 가까운 곳에 표시해주십시오.

번호	문항	각 문항에 대한 적절성				의견 및 수정사항
		매우 관련 있음	상당히 관련 있음	조금 관련 있음	전혀 관련 없음	
1	껍질을 두껍게 깎거나 벗겨서 먹는 생과일은 먹인다.					
2	딸기, 포도와 같은 과일도 잘 씻어서 먹인다.					
3	상추 등 쌈 종류를 잘 씻어서 먹인다.					

CVI 계산은 3, 4점을 부여한 전문가의 숫자를 전체 전문가 수로 나누어 계산한다. 즉, 문항마다 전문가가 3, 4점을 부여한 경우 문항이 적절한 것으로 보고 1점으로 코딩하고 1, 2점으로 평가한 경우 문항이 적절하지 않은 것으로 하여 0점으로 코딩을 한 후에 전체 전문가 점수의 평균값을 구하면 된다. 각 문항별로 보는 내용 타당도 지수를 문항 내용 타당도 지수(item content validity index, I-CVI)라 하며, 전체 문항의 내용 타당도 지수를 척도 내용 타당도 지수(scale content validity index, S-CVI)라고 한다. 보통 내용 타당도 지수가 0.8 이상인 경우 도구의 내용 타당도가 적절하다고 본다(Polit & Beck, 2021).

문항	전문가 1	전문가 2	전문가 3	전문가 4	전문가 5	I-CVI
1	1	1	1	1	1	1.0
2	1	0	1	1	1	0.8
3	0	1	1	1	1	0.8
4	1	1	1	1	1	1.0
5	0	0	1	1	1	0.6
6	1	1	1	1	1	1.0
7	1	1	1	0	1	0.8
8	1	1	1	1	1	1.0
9	1	1	0	1	1	0.8
10	1	1	1	1	1	1.0
S-CVI	0.8	0.8	0.9	0.9	1.0	0.88

I-CVI : 문항 내용 타당도 지수(item content validity index)
S-CVI : 척도 내용 타당도 지수(scale content validity index)

(2) 준거 타당도

준거 타당도(criterion-related validity)는 연구자가 개발하거나 번역한 도구로 측정한 점수와 기존의 타당성이 공인된 도구(외적 준거, gold standard)로 측정한 점수의 관련성 정도로 볼 수 있다. 두 점수 간의 관련성이 클수록 준거 타당도가 높다고 평가할 수 있다. 준거 타당도를 평가할 시 신뢰도와 타당도가 검증된 외적 준거를 잘 선택하는 것이 필수적이다. 준거 타당도는 동시 타당도와 예측 타당도로 구분된다.

① 동시 타당도(concurrent validity) : 동시 타당도는 외적 준거의 측정과 측정 도구의 측정을 동시에 수행하여 측정 도구로 측정한 점수가 현재 대상자의 상태를 올바르게 판단하는지 정도를 평가하는 것이다. 즉, 측정된 도구가 외적 준거가 되는 도구를 대체할 수 있는 역량이 있는지를 검증하는 것이다. 예를 들어, 만성질환자의 불안을 측정하는 도구를 개발한 후에 동시 타당도를 보려면, 연구자는 자료수집을 할 때 불안을 측정하는 공인된 도구로도 불안을 동시에 측정하여 두 점수 간의 상관관계를 구한다. 만약, 두 점수의 상관관계가 높고 유의하게 나타난다면 새로 개발한 만성질환자의 불안 측정 도구의 동시 타당도가 높음을 확인할 수 있다.

② 예측 타당도(predictive validity) : 예측 타당도는 측정 도구의 점수와 미래 시점에 외적 준거로 측정된 점수의 관련성을 보는 것이다. 즉, 측정 도구로 측정한 값이 외적 준거로 측정된 대상자의 미래 상태를 예측할 수 있는 정도를 보는 것이다. 예를 들면, 연구자가 수면 상태를 측정하는 도구를 개발하였을 때, 낮은 수면 상태점수가 1년 뒤 대사 증후군 발생과 관련이 있다면, 대사 증후군 발생에 대해 개발된 수면 상태 측정 도구가 예측 타당도가 있다고 할 수 있다.

(3) 구성 타당도

구성 타당도(construct validity)는 측정도구가 측정하고자 하는 개념의 구성요소를 얼마나 적절히 측정하였는지에 대한 것이다. 측정 도구의 구성 타당도는 요인분석, 집단비교법, 가설 검증 등으로 평가할 수 있다.

① **요인분석(factor analysis)**: 요인분석은 관심 개념을 구성하는 개념들의 요인구조(하위 구조 또는 다차원 구조)를 확인하고, 각 요인(factor)과 해당 문항들의 관계를 확인하는 방법이다. 연구자는 상관관계가 높은 항목들끼리 같은 요인으로 잘 수렴하는지와 요인들이 독립된 개념으로 구분(판별)되는지를 확인한다. 연구자는 일차적으로 탐색적 요인분석(exploratoryfactor analysis)을 통해 관심 개념이 몇 가지 요인으로 구성되고 각 문항이 어떤 요인에 속하는지 확인한다. 이러한 요인구조를 바탕으로 확인적 요인분석(confirmatory factor analysis)을 수행하여 확인된 요인과 문항 간 관계를 입증하게 된다.

② **집단비교법(known−groups technique)**: 집단비교법은 이미 알려진 집단의 특성에 따라 측정하고자 하는 개념의 속성이 다를 것이라고 가정한 것처럼 자료분석한 결과가 나오는지를 확인하는 것이다. 예를 들어, 간동맥 화학 색전술을 앞둔 간암 환자의 불안 정도를 측정하는 도구의 구성 타당도를 집단비교법을 통해 검증할 때, 간동맥 화학 색전술을 처음 받는 간암 환자는 이 시술을 받은 경험이 있는 간암 환자보다 불안 정도가 낮을 것이라고 예상할 수 있다. 실제 자료분석 결과에서 예상한 대로 간동맥 화학 색전술을 받은 적이 있는 환자들의 불안이 처음 이 시술을 받은 간암 환자보다 낮게 나왔다면, 불안 측정도구가 집단비교법으로 확인하였을 때 구성 타당도가 있다고 평가할 수 있다.

5 측정의 신뢰도

측정도구의 신뢰도는 측정 개념을 측정할 때의 일관성 정도이다. 예를 들면 한 대상자의 몸무게를 짧은 간격으로 세 번에 걸쳐 같은 저울로 반복 측정할 때 몸무게가 동일하게 나온다면 그 저울의 신뢰도가 높다고 할 수 있다. 반면에, 대상자를 같은 저울로 반복 측정하는데 측정 시마다 몸무게가 많이 다르게 나온다면 그 저울로 측정된 몸무게를 신뢰할 수 없게 된다. 측정도구의 신뢰도도 타당도와 마찬가지로 여러 가지 측면에서 볼 수 있는데 동질성, 안정성, 동등성의 측면에서 구분한다.

(1) 동질성

측정도구의 동질성(homogeneity)은 내적 일관성(internal consistency)이라고도 하며, 측정 도구의 문항들이 측정하려는 개념의 속성을 측정하는 정도이다. 내적 일관성은 문항 간의 상관계수 값을 바탕으로 신뢰도를 측정한다.

① **크론바흐 알파(Cronbach's alpha, a)**: 크론바흐 알파는 연속변수인 척도의 내적 일관성을 보기 위해 가장 흔히 쓰이는 방법으로 측정 도구를 구성하는 문항 간의 상관이 높을수록 알파계수는 높은 값을 보인다. 대부분의 통계 프로그램에서 Cronbach's a 값을 구할

수 있으며 그 값은 0에서 1의 범위를 가진다. Cronbach's a 값이 0.7 이상인 경우 그 도구의 내적 일관성이 적절하다고 본다(Hair et al., 2020).

② Kuder-Richardson 20/21 : Kuder-Richardson 20(KR-20) 혹은 Kuder-Richardson 21(KR-21)은 이분형 변수로 구성된 척도의 내적 일관성을 보는 데 이용된다. KR-20 또는 KR-21은 지식을 측정하는 도구처럼 정답을 1로 처리하고, 오답이나 모르겠음을 0으로 수치화하는 도구의 신뢰도를 구하는 경우에 이용된다. KR-20은 모든 문항의 난이도가 동등하다는 가정하에 계산되며, KR-21은 모든 문항의 난이도가 동등하기 어렵다는 가정 하에 계산된다(Waltz et al., 2017).

(2) 안정성

측정 도구의 안정성(stability)은 개념의 동일한 속성을 동일한 도구로 반복 측정하였을 때 일치하게 측정되는 정도이다.

① 검사-재검사법(test-retest reliability) : 검사-재검사법은 동일한 대상자에게 동일한 측정 도구를 일정한 시간 간격을 두고 반복 측정하여 신뢰도를 구하는 방법이다. 반복 검사를 통해 얻은 점수간의상관관계를 통해 검사도구의 안정성을 평가한다. 반복 검사된 점수 간의 상관관계는 −1에서 1의 범위를 가지며 상관성이 높을수록 측정도구의 안정성이 높다고 판단한다.

검사 간 시간 간격은 측정 도구가 생리적 측정(몸무게, 키, 혈압, 혈당, 혈액검사 등)인 경우 바로 반복 측정을 통해 신뢰도를 볼 수 있다. 만약, 대상자의 태도, 행동, 기분 등을 측정하는 도구인 경우 보통 2~4주간의 간격을 두어 처음 응답 시의 문항을 대상자가 기억하지 않고 재검사에 응할 수 있도록 한다.

② 복수양식법(parallel form method) : 복수양식법은 같은 난이도의 같은 문항수로 구성된 두 가지 형식(버전)의 도구를 만들어 동일한 대상자에게 시간 간격을 두지 않고 적용하는 것이다. 보통 두 형식의 도구에서 측정된 점수 간의 상관관계로 신뢰도를 확인하며 상관성이 높을수록 측정 도구의 신뢰도가 높다고 본다. 그러나, 다른 형식의 도구를 개발하여 안정성을 확보하는 것은 어려운 일이다.

(3) 동등성

동등성(equivalence)은 같은 도구로 같은 사건이나 대상에 대해 두 명 이상의 관찰자(평가자)가 독립적으로 측정한 자료 간의 일치도나 혹은 한 관찰자가 반복적으로 측정한 값의 일관성 정도를 말한다. 또한, 동등성은 한 개념을 측정하는 두 개 유형의 검사를 한 대상자에게 적용하였을 때 두 유형의 검사가 동등하게 개념을 측정한 정도를 보는 신뢰도의 측면을 의미하기도 한다.

① 관찰자 간 신뢰도(inter-rater reliability) : 관찰자 간 신뢰도는 같은 도구로 같은 사건 혹은 대상을 동시에 두 명 이상의 평가자(관찰자)가 독립적으로 측정한 점수 자료를 바탕으

로 측정자 간 일치 정도를 보는 것이다.

② 관찰자 내 신뢰도(intra-rater reliability) : 관찰자 내 신뢰도는 한 관찰자가 일정 간격을 두고 반복하여 동일사건이나 대상자를 일관성 있게 측정하는, 즉 자기 일치성(self-consistency) 정도를 보는 것이다.

※ 신뢰도와 타당도의 관계

신뢰도가 낮은 측정 도구를 사용해 측정한 값은 실제 값에서 산발적으로 퍼지게 된다. 타당도가 낮은 측정 도구를 사용해 측정한 값은 실제 값의 중심에서 많이 편향되게 된다. 측정 도구의 타당도가 높으면 신뢰도도 높아지나, 신뢰도가 높다고 타당도가 반드시 높은 것은 아니다.

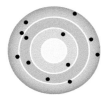
낮은 신뢰도와
낮은 타당도

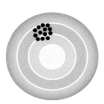
높은 신뢰도와
낮은 타당도

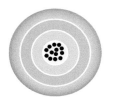
높은 신뢰도와
높은 타당도

CHAPTER 2 자료수집방법

1 자료수집의 의미

(1) 간호연구의 목적

① 간호연구의 목적은 실무에 기반이 되는 간호지식체계를 수립하여 실무를 개선하고 대상자에게 최대한의 서비스를 제공하여 전문직의 위상을 높이기 위해서이다.

② 그러므로 연구자는 관심 있는 간호개념에 대해 타당도와 신뢰도가 높은 방법을 이용해 자료를 수집함으로써 개념 간의 관계에 대한 해답을 얻는 데 목적이 있다.

③ 자료수집을 위해 관찰 가능하고 측정 가능한 현상으로 조작화하고, 다음에는 조작적 정의에 따라 적절한 자료수집방법을 선택해야 한다.

④ 자료수집방법이 정확하지 못하면 연구결과의 정확성이 떨어진다.

⑤ 연구자는 여러 가지 자료수집방법 중 신중하게 선택하여 사용해야 한다.

(2) 간호연구의 신뢰성

① 자료수집이 적절하지 못하면 연구결과를 신뢰할 수 없으므로 연구자는 적절한 자료수집을 위해 많은 노력을 기울여야 한다.

② 또한 자료수집방법을 결정하면 본 자료수집 전에 예비조사나 사전조사를 시행하는 것이 적절하다.

③ 사전조사는 측정도구의 적절성 사정을 위주로 시도되며, 예비조사는 실제로 수행하려는 연구를 소규모 수준으로 시도해 보는 것으로 측정도구의 적절성 사정, 연구의 수행가능성을 사정하며 연구설계를 강화한다.

2 생리적 측정법 (기출)

(1) 생리적 측정법의 의미

① 간호실무는 인간의 건강과 관련된 생리적 현상과 밀접한 관련이 있다.

② 생리적 변수의 측정은 직접 또는 간접으로 측정할 수 있다.

③ 생리적 변수를 측정할 때는 한 가지 방법으로 정확히 측정하지 못할 경우에는 복합적인 방법으로 측정해야 한다.

④ 측정될 변수의 변화를 정확하게 파악하기 위해서는 측정기구가 민감해야 할 뿐 아니라 타당하고 신뢰성이 있어야 한다.

⑤ 생리적 변수를 측정하기 위한 기구는 경제적이고 신뢰도가 높아야 한다.

⑥ 생리적 변수를 사용한 연구의 결과보고는 측정상의 기술과 방법을 상세히 기술하여야 한다.

⑦ 생리적 측정의 중요 초점은 간호의 결과로 나타나는 변화를 수량화하는 방법을 발견하는 것이다. 결과측정에 대한 관심 급증은 생리적 연구의 기반을 넓혀 주고 있다. 이제 연구자는 연구에서 생리적 측정과 심리사회적 측정을 혼합하고 있다.

(2) 신체기능별 생리적 측정법

① 순환 기능

㉠ 순환계는 간호연구자가 측정할 수 있는 생리적 사건과 상태를 많이 포함하고 있다.

㉡ 간호연구자는 순환계 기능을 측정하기 위해 혈압, 혈액량, 맥박, 심전도, 심음 등을 측정하며 혈액검사를 시행함으로써 산소포화도, 최대산소섭취량, 혈액의 내용물을 확인한다.

② 호흡기계 기능

㉠ 호흡과 관계된 가장 중요한 검사 중에는 폐의 용량과 용적을 사정하기 위한 검사들이 포함된다. 1회 호흡량(tidal volume), 폐활량(vital capacity), 총폐용적(total capacity)과 같은 정체된 용적부피를 측정하는 방법이 이용 가능하다.

㉡ 이러한 것들을 측정하기 위해 흔히 사용되는 장치로 폐활량계(spirometer)가 있다. 이 도구는 폐의 양적 변화를 호흡곡선(spirogram)으로 기록한다. 폐활량계는 총폐용적이나 잔여량과 같이 폐에 의해 호출될 수 없는 공기를 측정하는 데는 적합하지 못하다. 이러한 것들은 가스희석법을 이용하여 측정한다.

㉢ 호흡 공기의 흐름은 단위시간당 용량을 역동적으로 측정한 것이므로 앞에서 서술한 변수들과 밀접한 관계가 있다. 다시 말하면, 많은 수의 특수한 변수들이 최대 호출량, 분당 호흡량, 강압 호출량(forced expiratory volume), 자발적인 최대 환기량(maximum voluntary ventilation) 등으로 사정될 수 있다. 용량과 용적의 측정과 마찬가지로 대부분의 공기 흐름은 폐활량계를 사용하여 측정할 수 있다.

㉣ 폐와 혈액 사이의 가스교환의 효과를 사정하기 위해 이용되는 검사는 여러 가지가 있다. 특히 가스확산을 평가하는 데는 다양한 측정방법이 이용되고 있다. 많은 간호중재들이 최대의 산소포화(oxygenation)를 이루기 위해 수행되고 있다.

㉤ 호흡기계의 미생물학적 조사는 어떤 병리적 과정을 분석하는 데 중요하다. 호흡기계 질환은 기관과 기관지의 분비물을 변화시켜 결과적으로 환자의 병생리에 영향을 미친다. 비인두 분비물의 배양은 성인환자에 있어 증상이 없는 보균자를 발견해 내는 데 이용될 수 있다. 객담을 배출하지 못하는 어린아이는 기관지의 세균상태를 사정하기 위해 비인두 분비물을 배양할 수 있다.

㉥ 객담은 세균검사를 위해 가장 흔히 이용된다. 적절하게 기침할 수 있는 환자의 능력은 배양의 질에 영향을 미친다. 객담은 미생물학적 배양이나 세포학적 검사를 위해 수집될 수 있다.

③ 신경계 기능

    ㉠ 신경계는 여러 신체기능을 조절하고 조정하는 책임이 있으므로 모든 생리계통 중 가장 복잡하다. 신경계는 신체생리에 미치는 영향 이외에도 행동을 통제한다.

    ㉡ 체온은 사람의 전반적인 건강상태를 측정하는 주요 수단이다. 체온을 기록하기 위해서 여러 유형의 체온계가 이용될 수 있다.

    ㉢ 뇌파기록법은 뇌의 생물학적 전위를 조사한 것이며, 이러한 전기활동을 기록한 것이 뇌전도(electroencephalogram : EEG)이다. EEG는 환자의 신경계 상태를 사정하는 데 가장 흔히 이용된다.

    ㉣ 예를 들어, EEG는 간질, 뇌손상, 종양을 진단하는 데 도움을 준다. 또한 EEG는 마취의 깊이를 사정하고, 심장수술을 하는 동안 환자를 모니터하며, 수면상태와 깨어있는 상태를 발견하고, 감각을 자극하여 생기는 활동전위를 연구하기 위해 이용될 수 있다. EEG를 이용하여 수행할 수 있는 연구의 예로 불안이나 긴장에 의한 EEG의 변화를 추적하는 것이 있다.

    ㉤ 정상상태의 뇌척수액에는 세포나 미생물이 포함되어 있지 않다. 뇌척수액의 화학적, 미생물학적 검사는 뇌막염이 의심되거나 확진되지 않은 신경계 질환, 두개강 내 출혈 또는 뇌종양이 의심될 때 수행한다.

④ 근골격계 기능

    ㉠ 근 수축

        ⓐ 근 수축검사는 근육의 수축을 조사하는 것이다. 근 수축의 기계적인 효과를 기록하는 도구가 근운동검사(myograph)이며, 근 수축의 전기적 효과를 기록하는 도구가 근전도검사(electromyography)이다. 근육의 활동전위를 기록한 것이 근전도(electromyogram : EMG)인데, 자발적인 근육활동이나 전기적 자극에 의해 수축이 일어날 때 근육 내에 EMG 신호가 나타난다.

        ⓑ 예를 들어, 근전도는 근무력증을 가진 사람의 상태를 평가하는 데 유용하기 때문에 간호연구가는 여러 신체적 활동에 따라 일어나는 근전도상의 변화 정도를 조사할 수 있다.

    ㉡ 근육의 진전 : 근육의 진전은 여러 가지 도구를 이용하여 신체의 서로 다른 부위에서 측정할 수 있다. 예를 들어, tremometer는 불수의적인 손가락 움직임을 3차원에서 기록할 수 있게 한다. 손가락의 진전을 측정하기 위해 전기적인 원리를 이용한 도구도 있다.

    ㉢ 기타 운동반응

        ⓐ 피로, 스트레스, 약물과 같은 현상이 운동반응에 미치는 효과를 조사하기 위해 이용할 수 있는 도구는 다양하다.

        ⓑ 각도계(goniometer)는 운동범위를 측정하는 도구로 특별한 근육의 굴곡 또는 신전능력을 평가할 수 있게 해준다. actometer는 태엽을 감아 주는 시계와 유사한 도구로 여러 가지 운동에 대한 신체 움직임을 측정할 수 있게 해 준다.

⑤ 위장 기능

　㉠ 위장활동의 측정 : 위와 장의 평활근 수축에 의해 발생된 전기적 활동은 위전도 (electrogastrogram : EGG)에 의해 기록된다.

　㉡ 위 내용물의 검사

　　ⓐ 위 내용물의 요소 중 수소이온은 임상검사실에서 평가되는 가장 흔한 물질이다.

　　ⓑ 위산분비의 측정은 소화성궤양질환의 발병이 의심될 때 수행된다. 위의 산도 (acidity)는 정서적 긴장의 지표이기 때문에 산도의 측정은 간호연구가에게 가치 가 있다.

　　ⓒ 예를 들어, 간호연구가는 위산도와 여러 가지 성숙상의 위기(결혼, 임신, 미혼, 죽음, 질병, 직업변화) 간의 관계를 탐색해 볼 수 있다.

　㉢ 대변 내용물의 검사

　　ⓐ 대변을 배양하는 것은 위장계의 미생물학적 검사에 있어 가장 흔히 이용되는 배양이다.

　　ⓑ 대변의 화학적 검사는 혈액과 지방의 존재를 확인하기 위해 수행된다. 출혈의 위치 나 빈도에 따라 대변의 색깔이 항상 변하는 것은 아니므로 대변 내의 혈액을 조사 하기 위해 여러 가지 시약이 사용된다. 잠혈의 발견은 임상적으로 항상 중요하다. 위장계의 기능적 장애는 병리상태가 있거나 없거나 발생할 수 있다. 많은 연구들이 위장 기능의 적합성을 평가하기 위해 계속되어질 수 있다.

⑥ 배뇨 기능

　㉠ 소변검사

　　ⓐ 소변분석검사(urinalysis)는 소변의 색깔, 농도, 산염기 수준, 세균 등 비정상적인 요소의 존재를 결정하기 위해 이용되기도 한다.

　　ⓑ 색깔이 비정상적인 때는 혈액, 빌리루빈 또는 헤모글로빈의 배설을 의심할 수 있 다. 그러한 물질들이 소변 내에 존재하는가를 발견하기 위해 화학적 검사와 미생 물학적 검사가 모두 이용된다.

　㉡ 미생물학적 검사

　　ⓐ 비뇨기계의 가장 흔한 미생물학적 검사 중에는 성병을 의심하여 수행하는 검사물 이 있다.

　　ⓑ 임질에 관련된 병원체(neisseria gonorrhoeae)는 흔히 여성의 자궁경부나 남성의 요도에서 분리해 낼 수 있다.

　　ⓒ 반면에 매독의 병원체(treponema pallidum)는 인공 배지에 배양할 수가 없으므로 혈청학적 진단이 훨씬 흔하다.

　㉢ 방사선 검사

　　ⓐ 비뇨기계를 볼 수 있는 절차가 몇 가지 있다.

ⓑ 정맥 내 신우조영법(intravenous pyelography)은 신장의 크기, 모양, 위치, 배설 기능을 조사할 수 있게 해 준다.

ⓒ 방광촬영법(cystography)은 결석이나 다른 병리적 기형을 발견하게 해 준다.

⑦ 내분비·외분비 기능

　㉠ 땀샘활동

　　ⓐ 심리적으로 스트레스를 받으면 땀이 난다. 그러므로 땀샘활동의 측정은 개인의 각성 상태를 평가하는 방법이 된다.

　　ⓑ 땀샘 활동을 측정하기 위한 초기의 방법은 주로 화학적인 분석에 기초를 두었다. 낭포성 섬유증(cystic fibrosis)을 가진 아동에 대해선 땀샘의 전기적 활동을 측정하는 방법이 특히 관심을 끈다.

　㉡ 호르몬 측정법

　　ⓐ 신체적, 심리적 기능의 지표로서의 호르몬의 역할은 오랫동안 중요하게 인식되어 왔다.

　　ⓑ 호르몬의 화학적 형태는 혈액 내, 조직 내, 분비물에서 측정할 수 있다.

　　ⓒ 어떤 매체를 표본으로 선택할 것인가는 분석에 대한 민감성, 문제의 성질, 얻을 수 있는 표본, 물질의 양 등과 같은 요인에 달려 있다.

　　ⓓ 부신피질자극호르몬(ACTH)은 간호연구와 연관을 갖고 있다. ACTH의 수준이 증가함은 흔히 basophilc adenoma, Cushing병, Addison씨병, 뇌하수체 종양과 같은 병리 상태와 관련된다.

　　ⓔ 또한 ACTH는 스트레스 수준, 부신기능부전, 감염상태 circadian rhythm cycle의 지표로 이용된다. 간호연구가는 항응고 요법과 부신파괴 사이에 관계가 있는 지, 부신파괴는 스트레스 반응에서 좀 더 빨리 일어나는지를 연구할 수 있다.

　　ⓕ 항이뇨호르몬(ADH)은 맥관계의 평활근 수축을 자극하고 신장의 수액배출에 영향을 미치는 두 가지 주요 기능을 가진다.

　　ⓖ 니코틴이나 몰핀, 에테르 같은 물질은 ADH 수준을 증가시키며, 알코올은 ADH 수준을 낮춤으로써 이뇨를 유발한다.

　　ⓗ epinephrine은 정상적인 부신수질의 주요 호르몬이다. 이 호르몬은 심장을 자극하고 혈관을 수축하며 기관지를 이완한다.

　　ⓘ 화학적으로 관련된 호르몬인 norepinephrine은 맥관 수축제이다. 이들 두 catecholamine의 분비는 생리적 또는 심리적 스트레스, 저산소증, 출혈, 니코틴이나 히스타민과 같은 약물에 의해 촉진된다.

(3) 생리적 측정법의 장단점

① 장점

　㉠ 생리적 측정법의 가장 큰 장점은 객관성이다. 객관성은 두 명의 독립적인 관찰자에

의해 배정된 최종 점수 사이의 일치도를 말한다. 간호사 A와 B가 같은 폐활량계로 1회 호흡량을 측정했을 때 기계가 고장이 나지 않았다면 한 환자에 대해 거의 같은 결과를 얻을 수 있을 것이다.

ⓛ 또 다른 장점은 상대적인 정확성과 민감성이다. 상대적이라 함은 생리적 측정도구를 여러 심리측정도구와 비교함을 암시하고 있다. 환자는 생리적 기능을 변화시킬 수 없으므로 연구자는 생리적 측정도구가 제공한 결과를 크게 신뢰할 수 있다. 다른 자료수집도구와 비교할 때 생리적 측정을 위한 기구는 비싸다. 그러나 이러한 기구는 대체로 병원에서 구할 수 있는 것들이기 때문에 간호연구가에게는 비용이 크게 문제 되지 않는다.

ⓒ 생리적 측정도구는 측정하려는 개념에 타당한 측정치를 제공한다.

② 단점

ⓐ 생리적 측정도구가 가지고 있는 문제는 다른 자료수집방법과 마찬가지로 도구 자체가 측정하고자 하는 변수에 대해 가지는 효과이다. 변환기(transducer)와 같은 감지장치의 존재가 관심 있는 변수를 변화시킬 수 있다.

ⓑ 예를 들어, 혈관 내에 위치한 변환기가 혈관을 부분적으로 막아 측정하고자 하는 압력을 변화시킨다.

ⓒ 또 다른 문제는 생리적 측정도구 내외의 장치에 의해 어떤 방해를 받을 수 있다는 것이다. 예를 들어, 측정도구에 의해 발생한 소음은 측정하고자 하는 신호를 방해한다. 특히 대상자의 움직임이 감지장치를 움직이게 할 경우 다른 신호가 생겨날 수 있다. 많은 변환기들이 움직임에 대해 매우 민감하기 때문에 중요 변수로부터의 변화를 모호하게 하는 신호를 유발할 수 있다.

ⓓ 또한 주요한 신체 계통 간에 고도의 상호작용이 존재한다는 것도 문제이다. 이들 상호관계는 한 계통에 대한 자극이 다른 계통에 대해서도 반응을 일으키게 하는 문제를 야기시킬 수 있다. 흔히 이러한 반응들은 예측할 수 없는 것들이고 잘 이해되지 않은 것들이기 때문에 설명하기 어려운 복잡한 효과를 초래한다.

ⓔ 측정하는 도구 자체도 다른 신체계통 안에서 상호작용을 유발할 수 있다. 마지막으로 생리적 측정을 하기 위해선 유기체에 에너지를 가해야만 한다는 것이다. 에너지가 필요하다는 것은 높은 에너지에 의해 세포가 손실되는 위험을 예방하기 위해 계속해서 주의를 기울여야만 한다는 것을 의미한다.

ⓕ 전기기구를 이용하는 연구가는 누구든지 안전규칙에 익숙하고 주의사항을 철저히 지켜야만 한다.

3 관찰법

(1) 관찰을 위한 현상의 선택

① 간호연구가는 간호사의 주사 행위를 관찰할 때 무엇을 관찰할 것인가에 대해 분명한 아이디어를 가지고 있어야 한다. 한 번 발생한 사건일지라도 많은 측면이 포함되어 있으므로 연구자는 한없이 자세하게 기록할 수 없다.

② 그러므로 초점을 두고 관찰해야 할 것을 지침서로 구체화한 것이 있어야 한다. 관찰할 현상의 선택은 조사하고자 하는 문제에 의존하나 문제영역이 정해졌을 때라도 좀 더 구체화하여 선택할 필요가 있다.

③ 예를 들어, 간호사의 교육배경이 주사 놓을 때의 환자에 대한 간호사의 동정적인 행위와 어떤 관계가 있는가를 연구할 경우 연구자는 환자의 행위보다는 간호사의 행위에 초점을 둘 수 있다.

(2) 관찰 가능한 현상

① 개인의 특성과 상태

　㉠ 인간의 속성과 상태에 대한 많은 정보는 직접 관찰에 의해 수집될 수 있다. 여기서는 신체적인 외모와 같이 지속적인 속성뿐 아니라 생리적인 증상과 같이 일시적인 상태도 포함된다.

　㉡ 또한 감각을 통해 직접 관찰할 수 있는 것 또는 X-Ray, 음차와 같은 기구의 도움을 받아 관찰할 수 있는 생리적인 특성이 포함된다.

　㉢ 간호연구에서는 환자의 수면 또는 기상상태, 울혈성 심부전증에서의 부종의 존재, 탈수증에서의 피부 탄력성, 욕창의 발현, 항암요법 중의 탈모증 등이 종속변수 또는 독립변수로 이용될 수 있다.

② 구술적인 의사소통 행위

　㉠ 사람이 하는 대화의 구조는 쉽게 관찰할 수 있고 기록할 수 있으므로 좋은 관찰대상이 된다.

　㉡ 그러나 사회적 상호작용의 전 과정은 보이는 것 이상으로 훨씬 복잡하다. 그들은 그들이 얻은 정보를 체계화하고 조직하고 개념화함으로써 자료로부터 의미를 주어 모으려 한다.

　㉢ 몇 가지 범주체계는 사회과학자들이 구두적인 상호작용을 처리하면서 개발한 것이다.

　㉣ 간호연구자가 관심을 갖고 관찰할 수 있는 구술적인 의사소통의 종류에는 환자에 대한 간호사의 정보제공, 간호사와 보호자와의 대화, 간호사와 의사의 상호작용, 근무교대 시의 간호사 간의 정보교환, 임상강사와 학생간호사 간의 상호작용이 있다.

③ 비구술적인 의사소통 행위

　㉠ 사람들은 자신의 공포, 감정, 욕구 등을 말 이외의 많은 다른 방법으로 표현한다.

ⓛ 인간에 대한 언어의 중요성은 많은 다른 의사소통 수단이 있다는 사실을 잊게 한다.

ⓒ 간호사는 특히 비구술적인 암시에 민감해야 하기 때문에 간호연구자에 있어 비구술적 의사소통은 풍부한 연구영역이 된다.

ⓓ 관찰이 가능한 비구술적인 행위에는 얼굴표정, 접촉(touch), 자세, 몸짓, 기타 신체움직임, 말할 때의 억양, 크기, 연속성 등이 포함된다.

④ 활동

ⓐ 개인의 내적 상태를 표현하는 행동 이외에도 관찰이 가능하고 간호연구자에게 가치 있는 자료를 제공하는 활동이 많이 있다.

ⓑ 건강상태 또는 신체적·정서적 기능의 지표로 작용하는 활동은 특히 중요하다.

ⓒ 관찰연구가 가능한 활동으로는 환자의 식습관과 경향, 수술 후 환자의 장 운동, 청소년의 흡연빈도, 양로원 노인의 자가 간호활동, 입원환자에 대한 방문객 수와 방문기간 등이 있다.

⑤ 기술습득과 수행

ⓐ 기술습득은 흔히 행동으로 나타나므로 관찰이 필요하다.

ⓑ 업무를 향상시키기 위해 고안된 새로운 형태의 간호중재에 대해 관찰연구를 시도할 수 있다.

ⓒ 예를 들어, 간호연구자는 학생간호사가 배뇨관을 적절히 삽입하는 능력, 당뇨병 환자가 뇨중의 당과 아세톤을 검사하는 능력, 어린이가 DDST(Denver Developmental Screening Tasks)를 수행하는 능력과 같은 행동을 관찰하기 원한다.

⑥ 환경적 특징

ⓐ 개체를 둘러싼 주위환경은 그 사람의 행동에 큰 영향을 미치므로 많은 연구들이 관찰 가능한 환경적인 속성과 인간의 신념, 활동, 욕구 사이의 관계를 탐구하여 왔다.

ⓑ 관찰연구로 중요한 역할을 할 수 있는 환경적인 속성에는 병원에서의 장소에 따른 소음 정도, 양로원의 벽 색깔, 간호학과의 실험실 시설 등이 있다.

(3) 관찰의 목적

① 연구목적과 가설에서 다루는 개념의 성격상 관찰을 통해서 가장 타당하고 신뢰성이 높은 결과를 얻을 수 있는 경우에 관찰법을 사용한다.

② 질문이나 면접에 응할 수 없는 대상자에게서의 자료수집에 이용한다.

③ 응답자가 대답에서 사실을 숨기거나 은폐시킬 가능성이 높을 때도 관찰법을 사용한다.

(4) 관찰법 분류

① 참여관찰

ⓐ 참여관찰이란 연구자가 관찰대상 집단의 구성원이 되어 함께 생활하거나 활동하면서 관찰하는 것이다. 이 방법은 자연성을 유지하면서 깊이 있는 관찰을 할 수 있는 것이 장점이다.

ⓛ 단점으로는 관찰대상자와 밀착으로 말미암아 객관적 관찰이 어려울 수 있고, 관찰자가 관찰대상자에게 영향을 주어 관찰대상자의 자연스런 현상이 변할 수 있다.

        ⓒ 관찰자가 자신에게 주어진 업무를 수행하면서 관찰해야 하므로 관찰활동이나 관찰내용 기록에 제한을 받는다.

        ⓔ 이 외에도 관찰대상자에게 연구대상이 됨을 알리지 않는 경우 윤리적인 면에서 문제가 될 수 있다.

  ② 비참여관찰

        ㉠ 비참여관찰은 연구자가 관찰대상 집단에게 관찰 사실을 알리고 시행하는 방식이다.

        ⓛ 이때 관찰대상자가 관찰자의 존재를 의식하여 평상시와 다르게 행동하는 반동성의 문제가 있을 수 있다.

  ③ 구조적 관찰

        ㉠ 관찰, 대상, 방법, 시간이나 시기를 미리 결정한 상태에서 관찰하는 방법이다.

        ⓛ 목적은 관찰 자체에 있는 것이 아니라 관찰한 것을 분류하고 기록하고 코딩하며 관심 현상을 표집하는 체계를 설정하는 데 있다.

  ④ 비구조적 관찰

        ㉠ 비구조적 관찰은 최소한의 사전계획을 가지고 본 것을 자연스럽게 관찰하고 기록하는 것이다.

        ⓛ 비구조적 관찰은 관찰자에게 자유를 줄지라도 객관성을 상실할 위험과 관찰자가 관찰한 사건을 모두 구체적으로 기억할 수 없다는 위험이 있다.

        ⓒ 가능하면 관찰기간 동안 노트를 해둔다. 가능하지 않을 경우 연구자는 관찰 직후 가능한 한 빨리 기록할 필요가 있다.

        ⓔ 일부 연구에서는 관찰하는 동안 비디오로 녹화하여 나중에 광범위한 조사를 실시한다.

        ⓜ 비구조적 관찰의 한 유형이 연대기록(chronolog)이다. 연대기록은 자연적인 상황에서 개인의 행동을 자세히 기술하는 것으로 관찰자의 출현이 대상자의 행동에 영향을 미치지 않게 하기 위한 방법이다.

        ⓗ 관찰시간은 최대 30분을 권장하며 보다 장기간 관찰을 하기 위해서는 관찰자팀이 교대로 관찰해야 한다.

        ⓢ 비구조적 관찰은 참여관찰에서 흔히 이용된다.

(1) 사회적 상황의 이해
  ① 비구조적인 방법의 사용을 지지하는 연구자는 이 방법이 엄격한 절차에 의한 방법에 비해 사회적인 상황을 더욱 깊고 풍부하게 이해할 수 있게 해준다고 주장한다.
  ② 이들 주장에 따르면 참여관찰은 특별한 상황에 직접 개입하여 상황의 복잡성을 좀 더 완전하게 이해할 수 있게 해주므로 특히 가치가 있다.
  ③ 또한 비구조적 관찰법은 융통성이 있으므로 관찰자가 상황에 좀 더 친숙해진 다음에 문제를 다시 개념화하는 자유를 허용한다.

(2) 인간행동의 성질을 설명해 줄 수 없음
  ① 질적인 관찰연구의 지지자는 또한 구조화된 양적인 관찰방법이 너무 기계적이고 피상적이라 인간행동의 성질을 의미 있게 설명해 줄 수 없다고 주장한다.
  ② 비구조적 방법을 비판하는 사람은 비구조적 관찰의 방법론적인 단점을 지적한다.
  ③ 관찰자의 편견과 관찰자가 끼치는 영향이 주요 단점이다.
  ④ 관찰자가 실제로 관찰한 것을 기록할 때 객관성을 잃을 수 있다는 것뿐 아니라 관찰되어진 사건과 상황을 관찰자가 부적합하게 표집할 수 있다는 것도 문제로 지적하고 있다.
  ⑤ 또한 기억의 변화도 또 다른 부정확성의 근원이 될 수 있다.

(3) 관찰자의 관찰기술과 대인관계기술에 더욱 의존함
  ① 마지막으로 비구조적 관찰법은 구조적 관찰법에 비해 관찰자의 관찰기술과 대인관계기술에 더욱 의존한다는 것이다.
  ② 고도로 숙련되고 민감한 관찰자는 인간이 겪는 경험에 대해 극히 가치 있는 자료를 얻을 수 있다.
  ③ 그러나 이러한 관찰자는 흔치 않다. 어떤 방법을 채택할 것인가에 대한 질문에 대해 옳고 그른 답은 없다.
  ④ 연구자는 주어진 연구문제와 연구자 자신의 기술과 관심에 맞는 방법을 선택하여야 의미 있고 유용한 자료를 얻을 수 있다.
  ⑤ 전반적으로 비구조적인 관찰법은 연구자가 중요 변수를 적절히 개념화하거나 가설을 발전시키고자 하는 탐색연구를 위해 특히 유용하며, 구조적 관찰법은 이론과 가설을 검증하는 연구에 좀 더 적합하다.

(5) 관찰대상 표집

① 시간표집법
  ㉠ 구조적인 관찰방법은 주어진 상황에서 일어나는 행동이나 활동을 모두 기록하지는 않는다. 다만, 연구자는 체계를 언제, 어떻게 적용할 것인가 하는 문제를 결정해야 한다.
  ㉡ 관찰을 통한 표집은 전체 사건을 관찰하지 않고도 관찰해야 할 행동을 대표할 수 있는 예를 얻기 위한 방법으로, 가장 흔히 이용되는 것은 시간표집방법(time-sampling method)이다.

ⓒ 이 절차에서는 관찰을 해야 할 기간을 선택해야 한다. 시간은 '2분 간격으로 매초 마다' 와 같이 체계적으로 선택될 수도 있고 또한 무작위로 선택될 수도 있다.

ⓔ 예를 들어, 신체장애아와 엄마 사이의 상호작용 양상을 연구할 때 실험집단의 엄마는 간호사로부터 아이의 의존적 요구와 독립적 요구에 대한 갈등을 처리하는 교육을 받 은 반면, 비교집단의 엄마는 이러한 교육을 받지 않았다고 가정하자. 이러한 중재의 효과를 조사하기 위해 엄마와 아동의 행동을 놀이터에서 관찰하게 되는데 이때 우리 는 1시간에 걸친 관찰기간 동안 내내 관찰을 하는 것이 아니라 3분은 관찰하고 3분은 쉬고 하여 3분 관찰을 총 10회 수행하게 될 것이며, 무작위표집방법을 이용한다면 1시 간 안에는 3분의 기간이 20번 있으므로 이것으로부터 3분 기간을 무선으로 표집할 수 있다.

ⓜ 적합한 표본을 구성하기 위한 기간의 길이와 횟수는 연구목적에 의해 영향을 받는다. 시간단위를 결정할 때 가장 중요한 사항은 심리적으로 의미 있는 시간들이 어떤 것인 가를 결정하는 것이다.

② 사건표집법

ㄱ 두 번째 방법은 사건표집(event sampling)이다.

ㄴ 이 방법은 관찰을 위해 미리 세분화된 유형 중 꼭 필요한 행동이나 사건을 선택하는 것이다.

ㄷ 사건표집을 하기 위해선 연구자가 사건의 발생에 대해 지식을 가지고 있거나 아니면 사건의 발생을 기다릴 수 있는 위치에 있어야 한다.

ㄹ 사전표집에 적합한 '꼭 필요한 사건(integral event)'의 예에는 병원에 근무하는 간호 사의 근무번 변화, 소아과 환자의 석고붕대 제거, 간질 발작, 응급실의 심장마비 등이 있을 수 있다.

ㅁ 관심을 두고 있는 사건이 하루 중에 드물게 일어나거나 특별한 시간에만 일어나기 때 문에 놓칠 위험이 있을 때는 시간표집보다는 사건표집방법이 더 좋다.

ㅂ 또한 사건표집은 상황을 불연속적으로 나누어 관찰하지 않고 전 상황을 완전히 관찰 할 수 있다는 이점이 있다. 때로는 시간표집과 사건표집을 혼합하여 사용하는 것이 유익할 수도 있다.

(6) 관찰도구

① 체크리스트

ㄱ 관찰자가 행동, 사건, 특성의 유무를 기록하기 위해 이용한다.

ㄴ 형식은 일반적으로 왼쪽에는 범주체계에 따른 행동이나 사건의 목록을 제시하고 오른 쪽에는 행동의 유무, 빈도 등을 기록한다.

체크리스트법		
	가	부
근무시간을 잘 지킨다.	___	___
책임감이 있다.	___	___
자기 개발에 노력한다.	___	___
팀워크에 적극적으로 기여한다.	___	___

② 평정척도

　　㉠ 이 방법은 어떤 현상의 속성을 연속선상의 점수로 평가하는 도구이다. 평정척도를 범주체계와 함께 이용하면 관찰자가 어떤 행동의 발생 여부뿐 아니라 행동의 크기나 강도 등의 질적인 면에 관한 정보를 얻을 수 있다.

　　㉡ 척도에서 문제되는 것은 미세한 값을 구별해 내기 어렵다는 것인데, 이 문제를 해결하기 위한 것이 시각적 상사척도(VAS : Visual Analogue Scale)이다. 이것은 특히 자극을 척도화하는 데 유용하다. 이러한 척도기법은 기분, 불안, 경각심, 금연, 수면의 질, 환경에 대한 태도, 기능적 능력, 임상증상의 심각성을 측정하는 데 이용된다.

플러스UP 평정척도의 조건

(1) 평가자 또는 척도제작자
　① 대상자가 자가보고하는 척도라면 평가자는 따로 필요하지 않고 척도제작자만 필요하다.
　② 척도제작자는 그 개념에 대하여 전문적인 지식을 갖고 있어야 한다.
(2) 대상자
　① 대상자의 조건으로는 대상 현상에 대해 얼마나 잘 알고 있느냐의 문제와 대상자 수를 얼마로 할 것이냐의 문제가 있다.
　② 대상자 수의 문제는 수가 많을수록 정확한 평가를 할 수 있다.
(3) 연속성
　① 연구대상이 되는 개념 또는 현상이 성별, 결혼 여부, 직업 유무 등과 같이 '있다, 없다'의 결과나 '남, 여'로 구별되는 것은 연속성을 가졌다고 할 수 없다.
　② 그러나 수면, 통증, 건강행위, 영양상태, 불안, 우울 등의 개념은 '있다, 없다'의 구분이 아니라 '정도'로 구분하게 된다.
　③ 이러한 정도는 연속적인 것이어서 어느 선에서 끊어 그 정도를 등급으로 정하는가의 문제가 있다. 이때는 대상자를 위해 기준이 되는 척도점과 함께 연속성을 규정한 지시문을 제시해 주어야 한다.

» (도표 평정척도) 그래픽 척도법 – 예시

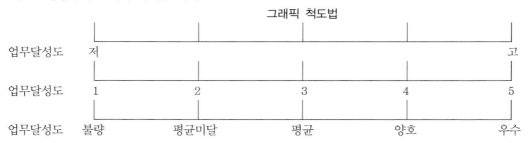

업 무 달 성 도	1	2	3	4	5	6	7	8	9	10	11	12	13	14	15	16	17	18	19	20
	불량				평균미달				평균				양호				우수			

» 행동기준고과법 – 예시

피평가자 : 사무직 간부	
고과요소 : 업무지식 – 업무수행에 필요한 기본지식과 전문지식의 보유 정도	
행동 기준 및 척도 수치	9 ─ 8 ─ 7 ─	부서 전체의 과업을 훌륭히 이끌고, 혼자서 부서원을 잘 교육시킬 수 있는 기초지식은 물론 고도의 지식까지 모두 갖추고 있다.
		업무에 필요한 지식을 모두 갖추고 있고, 부서원들을 교육시키는 데에도 충분하다.
	6 ─ 5 ─	맡은 업무를 원만히 수행할 수 있는 지식을 갖추고 있고, 부하직원을 교육시키는 데에도 별 지장이 없다.
	4 ─ 3 ─	업무지식이 다소 부족하여 만족한 수준의 업무를 리드하려면 어느 정도의 교육훈련이 필요하다.
	2 ─ 1	담당 업무지식이 다소 부족하여 업무를 제대로 리드할 수 없고, 따라서 즉각적인 교육훈련이 필요시 된다.

(7) 관찰 시 고려할 점

① 관찰시기

ㄱ 관찰시기와 관찰간격은 연구목적에 따라 결정해야 한다.

ㄴ 연구자는 관찰할 시간과 간격을 결정할 때 행동의 발생 빈도가 드문 경우보다 자주 발생하는 경우에 관찰간격을 짧게 정해서 관찰하는 것이 좋다.

② 관찰내용의 기록

ㄱ 관찰에서 기록의 문제는 언제 기록할 것인가와 어떠한 방법으로 기록할 것인지의 두 가지 사항이 중요하다.

ⓛ 관찰하면서 동시에 기록하는 것이 정확한 기록을 하기 위해 바람직하지만, 관찰대상자의 의심을 받을 수 있고 기록에 주의가 집중되어 관찰 자체를 그르칠 수 있다.

ⓒ 비구조화된 관찰에서 관찰 후에 기록을 할 때에는 우선 사건을 기억하기 위한 단서가 되는 글자나 기호를 기록하는 방법이 있다.

ⓔ 구조적 관찰에서는 관찰지침서를 만들어 기록하는 방법과 평정척도법을 이용한 방법이 있다.

ⓜ 구조적 관찰에서는 관찰해야 할 목록을 명확히 분류하여 각 요소에 대하여 관찰할 내용을 하나의 목록에만 표시하도록 한다.

ⓗ 관찰지침서는 행동의 사실 여부만을 기록하도록 만든다.

ⓢ 평정척도를 이용한 기록은 행동의 발생 여부만이 아니라 행동의 크기, 강도 등의 질적인 면을 평가할 때 사용된다.

③ 관찰자의 기능

ⓐ 관찰자는 행동의 발생 여부를 파악하는 탐지자의 기능과 연구자에게 관찰내용을 전달하는 정보제공자로서의 기능을 지닌다.

ⓛ 관찰자는 객관적인 자세를 갖추고 연구자와 긴밀한 관계를 유지해야 한다.

(8) 기타 자료수집방법

① 델파이 기법 (출기출)

ⓐ 델파이 기법은 단기간의 예견을 위한 도구로서 Research Development Organization Rand Corporation에 의해 개발된 방법이다.

ⓛ 내용이 전혀 알려지지 않았거나 일정한 합의점에 도달하지 못한 내용에 대해 수차례에 걸쳐 전문가들의 의견조사를 통해 합의된 내용을 얻는 방법이다.

ⓒ 그리고 거리와 시간상 면접이 불가능한 경우에 사용한다.

ⓔ 델파이 기법은 몇 가지 측면에서 일반적인 조사절차와 다르다.

ⓜ 첫째는 질문지 방법을 여러 번 되풀이 하는 것이다. 즉, 전문가들에게 4번이나 그 이상 질문지를 완성하도록 요청해야 한다. 이렇게 여러 번 되풀이 하는 접근방법은 여러 전문가들이 모여서 작업을 하지 않고도 영향력 있는 집단의 의견일치를 구하는 방법으로 이용된다.

ⓗ 둘째는 전문가로 이루어진 고정집단(panel)의 구성원에게 회환기전(feedback)을 사용하는 것이다. 질문지를 매번 돌릴 때마다 그 반응을 분석하고 요약하여 전문가에게 새로운 질문지를 보낸다.

ⓢ 그러면 전문가는 집단의 견해를 염두에 두고서 그의 견해를 재설정할 수 있다. 반응 – 분석 – 회환 반응의 과정은 일반적인 의견의 일치를 볼 때까지 보통 3번 정도 반복된다.

델파이 기법의 장단점

(1) 장점
　① 델파이 기법은 계획과 예측을 목적으로 한 정보를 얻기 위해 전문가 집단을 결합시키는 효율적이고 유효한 방법이다.
　② 또한 공식적인 대면을 할 필요가 없으므로 고정집단(panel) 구성원의 시간과 경비를 상당히 절약시켜 준다.
　③ 또 다른 이점은 고정집단 구성원 모두가 똑같은 위치에 있기 때문에 설득력 있고 권위 있는 전문가가 다른 사람의 견해에 영향을 미치지 못한다는 것이다.
　④ 특히 무기명은 공식적인 모임에서 표현하는 것보다 훨씬 솔직한 의견을 표명하게 하며 회환 – 반응의 순환은 구성원이 그들의 임무에서 벗어남이 없이 여러 경로를 통하는 의사소통을 하게 한다.
　⑤ 의사결정, 정책결정 등의 문제를 파악하기 위해 특수집단의 의견을 단시일 내에 구체적으로 파악할 수 있다.

(2) 단점
　① 델파이 기법은 연구자에게는 비용이 많이 들고, 시간이 많이 소요되는 방법이다.
　② 즉, 전문가의 도움을 요청하고 질문지를 준비하여 우편으로 부치고, 반응을 분석하고 결과를 요약하며, 새로운 질문지를 준비해야만 한다.
　③ 또한 질문지가 되풀이해서 돌아가는 동안 고정집단(panel) 구성원의 도움이 약화될 수 있으며 일반적인 질문지법에 비해서는 그 정도가 덜하다 할 수 있으나 무반응을 통한 표본편견(sample bias)의 문제는 계속적인 위협이 된다.
　④ 즉, 시간, 경제력 소모가 많고 회답기피 시 편견이 생길 수 있다.

② Q방법
　㉠ Q방법은 개인의 주관적 관점을 간직한 비교평점(comparative rating) 기법이다.
　㉡ Q방법론은 인간의 개인적 특성을 주관적인 시각으로 보아 주는 것이다. 즉, 객관적이고 과학적으로 연구하여 가설이나 이론을 창출하는 방법론으로 인간마다 서로 다른 주관성의 자발적 요인(operant factor)을 발견하여 설명하고 이해 가능하게 하는 창조적 가설 산출의 방법으로서 주관과 객관이라는 이분법적 사고를 통합할 수 있는 방법이다.
　㉢ Q방법론은 주관성을 설명하고 파악해야 한다는 점에서 현상학과 해석학 등의 전통을 따르고 있다.
　㉣ 그러나 직관 또는 감정 이입 등을 통한 임의적 주관성을 배제하고 가설을 세우고 통계적으로 정립하여 일반화하는 연역 가설적 정신을 배제한다. 즉, Q방법론은 Q진술문을 자신의 의견 중요도에 따라 분류한 결과를 요인분석하는 것이다.
　㉤ 목록에 있는 다른 단어와 관련하여 다양한 단어에 부여된 중요성을 범주화하기 위해 카드를 이용한다.

ⓗ 카드의 수는 40에서 100까지의 범주를 가져야 한다. 대상자에게는 카드를 정해진 숫자의 뭉치(가장 중요한 것에서 가장 덜 중요한 것까지 7~10개 뭉치)로 분류하도록 지시한다.

ⓢ 그러나 대상자는 각 뭉치에 둘 수 있는 카드 수가 제한되어 있다. 만일 대상자가 59개의 카드를 분류해야만 하면 범주 1(가장 중요)에 2장의 카드가, 범주 2에는 5장 카드가, 범주 3에는 10장, 범주 4에는 25장, 범주 5에는 10장, 범주 6에는 5장, 범주 7(가장 덜 중요)에는 2장의 카드가 허용된다.

ⓞ 즉, Q분류법은 대상자에게 문장이 쓰인 일련의 카드를 제시하고 자신의 의견 중요도에 따라 각 척도에 배열하게 하는 것인데, 이때 정규분포가 이루어질 수 있도록 양극단에는 카드 수가 적게, 중앙에는 많이 오도록 한다.

ⓩ 가장 극단의 범주에 두 개의 원하는 카드를 우선 선택한 다음 중앙 범주로 옮겨가면서 분류한다. Q방법은 척도개발에 포함하기 위해 가장 중요한 문항의 우선순위를 결정하기 위해 이용될 수 있다.

플러스UP Q방법의 장단점

(1) 장점
① 융통성이 있다. 인간 내면세계에 대한 포괄적인 이해가 가능하므로 주관적 현상에 대한 새로운 발견으로 이론창출이 가능하다.
② 한 개인에 대한 집중적인 탐색법으로 객관적이고 신뢰를 주는 방법이다.
③ 심리치료의 다양한 단계에 있는 사람의 호전 정도를 연구하는 데 효과적으로 사용된다.
④ 대상자에게 동의를 얻기 쉽다(카드를 분류하는 일).

(2) 단점
① 추론을 통하여 분석하기 때문에 주관적 해석에 익숙하여야 한다.
② 표본이 크지 않을 경우 연구결과를 일반화하기가 어렵다. 표본이 매우 큰 경우에는 시간 낭비가 많다.
③ 연구자의 의지에 의해 강제로 카드를 분산시키는 절차는 인위적이기 때문에 대상자의 자유스러운 의견을 얻기가 어렵다.

4 질문지법 (기출)

(1) 질문지법 조사
① 질문지는 대상자의 기록된 반응을 통해 얻을 수 있는 정보를 끌어 내기 위해 설계된 자가보고 형태의 인쇄물이다.
② 질문지를 통해 얻은 정보는 면담에 의한 정보와 유사하나 질문은 깊이가 덜하다.
③ 대상자는 질문의 명확성에 대해 질문하거나 반응하는 데 대해 상세히 설명할 수 없다. 그러나 질문은 일관된 방법으로 제시되며 면담에 비해 편견의 기회가 덜하다.

④ 질문지는 대상자나 대상자가 알고 있는 사람, 대상자가 알고 있는 사건이나 상황에 대한 사실, 신념이나 태도, 의견, 지식수준, 대상자의 의도에 대한 사실을 결정하기 위해 설계될 수 있다.

⑤ 매우 큰 표본에 직접 또는 우편으로 배부될 수 있다.

⑥ 질문지에 포함된 질문은 쉽게 설계될 것처럼 보이나, 잘 설계된 문항은 상당한 노력을 요한다.

(2) 질문의 유형

① 개방형 질문

　㉠ 비구조적 질문이라고도 하며, 질문의 깊이와 범위를 규격화시키지 않고 광범위하게 질문하며 응답자는 자신의 의사를 충분히 표시할 수 있도록 충분한 여백을 주는 질문 유형이다.

　㉡ 장점 : 응답의 다양성을 기할 수 있고, 깊이 있는 응답을 얻을 수 있으며 심사숙고한 답변을 얻을 수 있고 새로운 사실을 발견할 수 있다.

　㉢ 단점 : 응답자가 많은 시간을 투자하여 답해야 하기 때문에 심리적 압박감이나 지루함을 느끼고, 결과의 회수율이 낮고 자료분석에 어려움이 있다.

② 폐쇄형 질문

　㉠ 고정선택형 질문 유형은 구조적 질문, 폐쇄형 질문이라고도 하며 응답자가 두 개 이상의 선택지에서 하나를 선택하도록 만든 질문이다.

　㉡ 선택형 질문을 만들 때에 연구자는 가능한 모든 응답을 포함시켜야 하며, 응답 항목들은 상호 배타적이어야 한다.

　㉢ 장점 : 측정에 일관성이 있고 짧은 시간에 많은 질문을 할 수 있다.

　㉣ 단점 : 응답을 깊게 탐색하기 어렵고, 응답을 선택하지 못할 때 응답자가 당황하게 되고 응답자로 하여금 하나의 응답을 선택하도록 강요하며, 선택 가능한 응답내용을 규명하는 데 어려움이 있다.

(3) 질문 작성 시 주의사항

① 명확성

　㉠ 설문지를 만드는 사람은 질문이 모호하지 않도록 명확성에 주의를 기울여야 한다. 사람에 따라 다르게 해석될 수 있는 질문은 의미 있는 정보를 산출해 내지 못한다.

　㉡ 단순하고 직선적인 질문으로 보이는 것일지라도 그 문제에 대해 연구자와 같은 견해를 갖고 있지 않은 응답자에게는 모호하게 여겨질 수 있으며 다르게 해석될 수 있다.

　㉢ 얻고자 하는 정보를 마음속에 분명히 해두어야 한다. 발견하고자 원하는 것이 무엇인지 분명하지 않을 경우 응답자에게 연구자의 의도를 정확히 전달할 수 없다.

　㉣ 긴 문장은 피한다.

ⓜ 두 개의 상반되는 개념을 포함한 질문은 피한다. 예를 들어, "정신질환자는 스스로를 돌볼 수 없으므로 어떠한 책임이나 권리도 부정되어야 한다."는 문장은 같은 사람에게서 동의와 부정을 동시에 표현하도록 하고 있다.

ⓑ 응답자가 전문가가 아닌 보통 사람일 경우 전문적인 용어를 피하고 흔히 쓰는 용어를 사용한다.

ⓢ 부정문보다는 긍정문으로 진술하도록 노력한다. 부정문은 무시되기 쉬우므로 질문을 잘못 이해하고 부정확한 응답을 유도할 수 있다.

② 응답자가 질문에 대답하는 능력

ⓞ 응답자가 질문에 대해 정확하고 의미 있게 대답할 수 있는가이다. 흔히 응답자들은 비협조적으로 보이는 것을 피하기 위해 '잘 모르겠다' 또는 '이해할 수 없다'는 말을 잘 쓰지 않는다.

ⓛ 그러므로 설문지를 만드는 사람은 어떤 질문을 포함할 것이며 어떤 어휘로 쓸 것인가를 결정할 때 표본의 특성을 생각해야 한다.

　　ⓐ **언어** : 표본에 포함된 대상자 가운데 가장 교육수준이 낮은 응답자까지도 이해할 만큼 단순한 어휘를 사용한다. 예를 들어, 간호사라고 해서 모든 의학 용어와 간호학 용어를 알고 있다고 가정할 수 없다.

　　ⓑ **정보의 수준** : 연구자가 관심을 가지고 있는 질문에 대해서 모든 응답자들이 알고 있을 것이라고 가정해서는 안 된다. 또한 응답자들이 당연히 정보를 가지고 있어야만 한다는 인상을 주지 않도록 해야 한다. 복잡하거나 전문화된 분야를 다루는 질문은 응답자가 자신의 무지를 편안하게 받아들일 수 있는 방법으로 물어야 한다. 예를 들어, "많은 사람들이 피임약의 생리적 부작용에 대해 배울 기회를 갖지 못했으나 일부 사람들은 이 문제에 대한 정보를 가지고 있습니다. 당신은 그러한 부작용 중 어떤 것이라도 알고 있는 것이 있습니까?"와 같은 질문은 응답자가 스스로의 지식부족을 자연스럽게 수용하도록 하는 데 있어 문제가 있어 보인다.

　　ⓒ **기억력** : 응답자가 사건, 상황 또는 이전의 활동과 감정에 대해 정확하게 기억해 낼 수 있다고 믿어선 안 된다. 그러므로 위에서 제시한 것과 유사한 기법을 여기에서도 사용할 수 있다.

③ **편견**

ⓞ 자기보고식 설문지에서는 편견이 극히 심각한 문제가 된다. 무엇보다도 응답자가 잘못된 정보를 제공해 줌으로써 매우 쉽게 결과를 왜곡시킬 수 있다. 직접적인 질문방법을 이용하는 연구자는 응답자가 정직하며 충분히 협조적이라는 강제적 가정을 전제로 한다.

ⓛ 편견은 여러 면으로 측정도구에 개입될 수 있으나 편견을 최소화하는 몇 가지 방법을 제시하면 다음과 같다.

　　ⓐ 특정한 대답을 암시하는 유도적인 질문은 피한다. 예를 들어, "간호사 출신의 조산

원은 건강팀에서 필수적인 역할을 수행한다는 사실에 동의하십니까?"와 같은 질문은 중립적이 아니다.

ⓑ 권위를 가진 개인이나 집단의 의견 또는 태도를 확인하는 질문은 피한다. 예를 들어, '~에 대한 협회장의 결정에 동의하는가?'로 시작되는 질문은 단순하게 언급된 진술에 비해 더 많은 동의를 얻을 수 있다.

ⓒ 가능하면 질문 자체 내에서 선택할 수 있는 범위를 진술해 준다. 예를 들어, "아침에 일찍 일어나는 편입니까?"라는 질문은 "아침에 일찍 일어나는 편입니까?, 아니면 늦게 자는 편입니까?, 아니면 상황에 따릅니까?"와 같은 질문에 비해 정확한 대답을 유도할 수 있다.

④ 개인적인 정보의 처리

㉠ 연구자는 항상 응답자가 질문에 대답할 수 있는 시간적인 여유를 가질 수 있도록 배려해야 한다.

㉡ 어느 면에서 질문지는 개인의 사생활을 침범하는 것이다. 반면에 많은 사람들은 어떤 주제에 대해 자신의 의견을 표현할 기회를 갖는 것을 기뻐한다. 하여튼 연구자는 응답자의 권리와 요구에 민감하고 공손하도록 노력해야 하며, 다음의 사항을 염두에 두는 것이 좋다.

ⓐ 선다형 응답지를 작성하고 거부감을 주지 않는 말을 사용하여 질문을 한다. 가족의 수입, 연령, 정신질환으로 인한 입원기간 등의 개인적 항목은 직접적인 개방형 질문보다 선택적인 응답을 가진 폐쇄형 질문이 덜 침해적이다.

ⓑ 사회적으로 받아들여지지 않는 행위나 태도를 다룰 때 허용적이고 비판적인 분위기를 조성해 주면 훨씬 솔직한 대답을 끌어 낼 수 있다. 이러한 점에서 선다형 응답을 사용하는 것이 유용하다. 이유는 개방형 질문에 대해 구두로 직접 대답하기보다는 사회적으로 인정되지 않은 행동에 참여했는가의 여부만 단순히 표시하는 것이 훨씬 쉽기 때문이며, 공식적으로 인쇄되어 나온 행위의 목록을 봄으로써 응답자는 자신만이 그러한 행위를 하는 것이 아니라는 생각을 갖게 되어 어렵지 않게 응답에 임할 수 있기 때문이다

ⓒ 개인과 무관한 말로 질문하는 것은 부끄러움을 느끼지 않고 정직하게 응답하도록 해 준다. "입원기간 동안 내가 받은 간호에 대해 개인적으로 매우 만족한다."라는 질문과 "이 병원의 간호의 질은 매우 좋다."라는 질문 중 응답자는 두 번째 질문에 대해 좀 더 편안함을 느낄 것이다.

ⓓ 공손함과 격려가 담긴 글은 응답자의 협조를 구하는 데 도움이 된다. '근무경력은?, 성별은?'과 같은 당돌한 문귀를 사용하는 것보다는 "귀하의 성별은 무엇입니까?" 또는 "귀하는 간호직에 몇 년 동안 계셨습니까?"와 같이 전체 문장으로 진술하는 것이 좋다. 그런 식의 진술은 응답자로 하여금 통계적인 실체가 아닌 인간으로 대해 주고 있다는 느낌을 갖게 해 줄 수 있다.

(4) 질문의 순서

① 설문지는 무작위적인 질문의 집합이 아니다. 응답자에게 심리적으로 의미가 있고 또한 원하는 정보를 얻을 수 있도록 질문의 순서가 배열되어져야 한다.

② 한 질문지에 같은 주제에 대한 개방형 문항과 폐쇄형 문항이 모두 포함될 경우 개방형 질문을 먼저 하도록 하는 것이 좋다. 개방형 질문은 응답자로 하여금 그들 자신의 말로써 문제를 개념화할 수 있는 기회를 주기 때문이다.

③ 선행된 질문이 다음에 나오는 질문의 대답에 영향을 줄 수 있다는 것은 항상 염두에 두어야 할 문제이다. 또한 주제에 대해 일반적인 질문과 구체적인 질문이 모두 포함될 경우 응답자에게 불필요한 암시를 주지 않기 위해 일반적인 질문을 우선시켜야 한다.

④ 응답자의 협조를 받기 위해서 그의 흥미와 동기를 불러일으킬 수 있는 질문부터 시작해야 한다.

⑤ 면담상황에서는 친교관계를 형성하여 초기에 응답자의 신뢰를 얻는 것이 중요하다. 설문지 상황에서는 처음의 몇 개 질문이 응답자의 흥미를 끌지 못할 경우 그 질문을 버릴 수 있다.

⑥ 사적이거나 자극적인 혹은 위협적인 질문은 응답자로 하여금 질문목적에 대한 의심을 불러 일으킬 수 있으므로 초반부에 배열하는 것은 피해야 한다. 사람들은 심리적으로 태도, 의견, 가치에 대한 질문보다는 사건, 상황, 행위에 대한 실제적 또는 객관적인 질문에 쉽게 응답하므로 첫 부분에는 사건이나 행위에 대한 질문을 넣는 것이 적합하다.

⑦ 대부분의 질문지는 배경적인 정보에 관련된 질문을 도구의 끝부분에 배열시킨다. 연령, 결혼상태 등과 같은 인구학적 정보에 의한 질문도 대답할 의욕을 떨어뜨리는 질문의 일종이다. 이러한 질문이 너무 일찍 나오면 응답자는 실제로 중요한 질문에 대해서까지도 계속 응답하기를 꺼리게 된다.

⑧ 동일한 주제나 문제를 다루고 있는 문항들은 서로 근접하게 위치시켜야 한다. 순서가 무질서하게 보이면 응답자는 앞뒤로 관심을 이동시켜야 하는데 이럴 경우 혼돈이 올 수 있다.

(5) 질문지로 하는 자료수집

① **집단배부**

㉠ 가장 편리한 절차는 질문지를 동시에 완성할 수 있는 응답자 집단에 배부하는 것이다. 이 방법은 회수율을 최대화하고 설문지에 대해 가지는 모호함을 분명하게 해 줄 수 있는 큰 장점을 가진다.

㉡ 집단배부는 흔히 교육기관이나 병원, 지역사회기관에서 가능하다.

② **개별배부**

㉠ 개개인에게 설문지를 배부하는 것은 또 다른 방법이다.

㉡ 연구요원과 참여자 개인과의 접촉은 질문지 회수율에 있어 긍정적인 효과를 가지는 것으로 보인다.

ⓒ 또한 연구자의 존재는 연구의 목적이나 특수한 문항을 설명하고 분명히 할 수 있는 장점을 가진다. 그러나 이 방법은 비교적 시간과 비용이 많이 든다.

③ 우편조사

　　㉠ 질문지는 흔히 우편으로 배달된다.

　　㉡ 이 방법이 갖는 문제점은 회수율이 매우 낮다는 것이다. 낮은 반응률은 심각한 문제를 초래할 수 있다.

　　㉢ 그 이유는 첫째, 응답자가 많아야 자료를 분석하기가 쉬우며, 둘째는 반응편견이 문제가 될 수 있기 때문이다. 소수의 사람에게서만 설문지를 회수했을 경우 반응한 사람들이 그 표본을 대표한다고 가정하기는 불합리하다.

　　㉣ 이러한 상황에서는 연구의 결과를 표적모집단에 일반화할 수가 없다.

　　㉤ 반응률이 높을 경우 심각한 반응 편견의 위협을 무시할 수 있다. 50% 이상의 반응률은 대부분의 목적을 위해 충분하다.

　　㉥ 반응률이 낮은 경우 연구자는 연령, 성별, 결혼상황 등과 같은 기초적인 인구학적 특성에 의해 응답자가 표적모집단을 대표할 수 있는 방법을 발견해 내도록 노력해야 한다.

　　㉦ 이러한 비교를 통해 연구자는 응답자와 무응답자가 심각한 편견을 갖지 않는다고 가정할 만큼 충분히 유사하다는 결론을 내릴 수 있어야 한다. 만일 인구학적 차이가 발견될 경우 연구자는 최소한 편견의 방향에 대해 어떤 추론을 할 수 있어야 한다.

(6) 질문지 작성법

① 필요한 정보결정

　　㉠ 자료수집을 통해서 찾고자 하는 정보가 무엇인지를 먼저 결정한다.

　　㉡ 연구에 필요한 요소들을 한정짓는 과정에서 연구자가 기대하는 요인 간의 관계를 나타내는 가표를 작성하는 것이 좋다.

　　㉢ 가표를 만들어 보면 어떤 자료가 필요하고 불필요한지를 분간할 수 있다.

② 질문의 내용과 형태 결정

　　㉠ 연구에 포함시킬 요소를 확인하고 나면 연구의 구체적 목적에 맞추어 질문항목과 질문형태를 결정한다.

　　㉡ 연구의 진행 절차, 주제의 성격, 응답자의 교육수준, 연구자가 의도하는 분석과 해석의 종류 등을 고려해야 한다.

　　㉢ 질문의 문항수를 결정한다.

　　㉣ 질문의 필요성, 유용성, 적절성을 고려한다.

　　㉤ 질문을 만들 때는 응답자의 지식이나 경험을 고려해야 하며, 기억이 곤란하거나 치밀한 관찰을 요하는 것, 그리고 지나치게 일반적인 것을 피한다.

　　㉥ 질문은 공평하고 객관적이어야 한다.

　　㉦ 응답자에게 지나치게 개인적인 질문은 피한다.

③ 응답형식
  ㉠ 구조화된 질문은 응답을 선택하도록 요구하는 것이고, 비구조화된 질문은 자유 응답을 요구하는 것이다.
  ㉡ 선택지 응답과 자유응답을 절충하는 경우도 있다.
  ㉢ 선택지 응답에는 이분법, 선다형, 척도형을 사용한다.
  ㉣ 선택지 간의 구분은 명확해야 하며, 표현은 구체적이어야 한다.
④ 문항의 배열
  ㉠ 한 질문지의 문항들은 논리적인 연관성과 함께 심리적인 연관성을 갖추어야 한다.
  ㉡ 응답자의 심리적 질서에 맞도록 배열해야 한다.
  ㉢ 일반적인 질문은 특수한 질문보다 앞에 두어야 한다.
  ㉣ 객관적인 사실을 묻는 질문에서부터 시작하여 구체적인 질문으로 옮겨진다.
  ㉤ 시간의 흐름에 따르고 친근하거나 중요한 정도에 따라 배열하기도 한다.

5 면접법(면담) @기출

(1) 면담의 의의
① 면담은 정보가 제공되는 동안 연구자와 대상자 간의 언어적 의사소통이다.
② 이러한 측정전략은 질적 연구와 서술적 연구에서 가장 흔히 이용된다.
③ 면담을 실시하는 방법은 다양하여 내용이 대상자에 의해 완전히 통제되는 비구조적 면담에서 연구자가 설계한 질문에 대해 가능한 반응을 가진 구조적 면담까지 다양하다.

(2) 면담의 유형
① 비구조적 면담
  ㉠ 비구조적 면담은 서술적 연구와 질적 연구에서 주로 이용한다.
  ㉡ 연구자는 대상자가 특별한 주제에 대해 아이디어를 조직하는 방법을 이해하고 태도를 규명하고자 시도한다.
  ㉢ 경우에 따라 이러한 유형의 면담은 좀 더 정확한 측정도구를 개발하는 단계로 이용될 수 있다.
  ㉣ 면담은 "당신의 …… 경험에 대해 말해 주십시오."와 같은 광범위한 질문을 함으로써 시작할 수 있다. 면담이 시작된 후 면담자의 역할은 대상자가 말을 계속 하도록 격려하는 것이다(고개를 끄덕이거나 관심을 나타내는 소리를 냄으로써).
  ㉤ 비구조적인 면담은 미리 정해진 질문을 갖고 있지는 않으나 면담자는 대개 관심 있는 주제를 정해 놓는다. 면담자의 기능은 그 주제에 대해 참여자가 자유롭게 이야기하고 반응을 기록하도록 격려하는 것이다.
  ㉥ 비구조적인 면담은 특히 대상자 간의 비교 시에 많은 어려움이 있긴 하나, 이 방법이 갖는 융통성 때문에 많은 연구에 이용되고 있다.

ⓢ 예를 들어, 많은 임상상황에서 환자로 하여금 그들의 문제를 자유롭게 이야기하도록 내버려 두고 정보의 흐름의 방향을 그들에게 맡기는 것이 적합할 때가 있다. 대상자간의 비교가 문제가 되지 않는 사례연구에서 특히 그러하다.

ⓞ 일반적으로 비구조적인 면담은 연구자의 측면에서 새로운 연구영역을 탐색할 때 가장 유용하다. 그러한 상황에서 비구조적인 방법은 근본문제가 무엇이고, 그 주제에 얼마나 민감하며, 그 문제를 논의하는 데 응답자의 협조를 얼마나 쉽게 얻을 수 있으며 그 문제에 대해 얼마나 알고 있고 이야기를 할 수 있으며, 어느 범위만큼 그 주제에 관련된 의견이나 행위가 존재하는지를 연구자가 확인할 수 있게 해준다.

② **구조적 면담**

㉠ 구조적 면담은 면담내용에 대한 연구자의 통제량을 증가한 전략이다.

㉡ 면담자에 의한 질문은 자료수집 전에 연구자에 의해 설계되며 질문의 순서는 정해져 있다.

㉢ 어떤 경우에는 면담자가 질문의 의미에 대해 추가설명을 하거나 대상자가 질문을 좀 더 이해할 수 있도록 묻는 방법을 수정하는 것이 허용된다. 좀 더 구조화된 면담에서는 면담자가 설계된 대로 정확하게 질문하도록 요청된다.

㉣ 대상자가 질문을 이해하지 못한 경우 면담자는 질문만을 반복할 수 있다. 대상자의 반응은 질문지처럼 연구자가 개발한 반응의 범주로 제한될 수도 있다.

㉤ 가능성 있는 반응이 길거나 복잡할 경우 카드에 인쇄한 것을 대상자에게 넘겨 주어 반응선택을 하게 할 수 있다.

(3) 면담에 따른 자료수집

① **면담 시작**

㉠ 면담에 의해 수집된 자료의 질은 면담자의 능력에 크게 의존한다. 대규모 조사에서는 면담자가 전반적인 훈련 이외에 각 개인의 조사업무에 대해 특수훈련을 받는다.

㉡ 면담자의 주요 업무는 응답자를 편안하게 해주어 솔직한 의견을 표현하도록 하는 것이다. 면담자에 대한 응답자의 개인적 반응은 참여하고자 하는 의지에 심각한 영향을 줄 수 있다.

㉢ 면담자는 수수하고 정확하며 공손하고 친절해야 한다.

㉣ 면담자는 편견이 없음을 보이도록 노력해야 하며, 허용적인 분위기를 조성해야 한다.

㉤ 응답자의 모든 의견을 자연스럽게 받아들여야 하며, 놀라거나 부인하거나 긍정을 해서는 안 된다.

② **면담 진행**

㉠ 면담자는 면담계획표에 쓰여진 말 그대로 질문을 해야 하며, 질문의 의미를 설명해서는 안 된다. 질문을 반복하는 것은 오해를 없게 할 목적으로 흔히 이용된다.

㉡ 그러나 면담자는 면담계획표를 보고 질문을 읽어선 안 된다.

ⓒ 자연스럽게 대화하는 어조로 질문하는 것은 응답자와 친교를 형성하는 데 필수적이므로 면담자는 질문에 익숙해 있어야 한다.

ⓔ 질문이 길거나 또는 복잡한 응답을 포함하고 있을 경우엔 응답자에게 모든 반응목록이 제시된 카드를 주어 폐쇄형 항목일 경우엔 적당한 응답에 동그라미를 하거나 표시하게 하고 개방형 질문에 대해선 기록하게 한다.

ⓜ 면담자는 응답자의 대답을 요약하거나 의역해서는 안 된다. 완전하고 관련성 있는 응답을 얻는 것이 항상 용이한 일은 아니다.

ⓑ 응답자들은 흔히 예민한 주제에 대해선 '모르겠다'는 식으로 의견을 감추려 하거나 부분적으로만 대답을 한다. 이러한 경우에 면담자가 해야 할 일은 첫번째 대답보다 좀 더 유용한 정보를 응답자로부터 끌어내는 것이다.

ⓢ 탐색하는 방법으로는 원래의 질문을 반복하는 것과 응답자가 대화하기를 원할 때까지 오래도록 침묵을 지키는 방법이 있다. 흔히 '어떻게요?', '그 밖에는요?', '좀 더 설명해 주시겠어요?' 등과 같은 비지시적인 보충질문을 통해 좀 더 완성된 응답을 하도록 격려한다.

ⓞ 면담자는 응답자의 반응에 영향을 주지 않도록 중용적인 자세만을 취해야 한다.

③ 면담 자료기록

ⓐ 면담을 통해 얻은 자료는 면담 중에 또는 면담 직후 기록한다.

ⓑ 기록은 손으로 또는 테이프 녹음의 형태를 취한다. 손으로 기록할 경우 핵심 아이디어를 규명(필수자료를 포착)하는 기술이 필요하며, 이 정보를 정확하게 기록하는 기술이 필요하다. 자료기록은 면담을 산만하게 하지 않고 행해야 한다.

ⓒ 때에 따라서는 기록을 하고 녹음을 할 경우 피면담자가 반응하는 데 어려움을 경험할 수 있으므로 면담이 완료된 후 기록하도록 한다.

ⓔ 테이프기록은 대상자의 허락을 구해야 한다. 비구조적 면담자료는 분석하기 어렵다. 때로는 자료 안의 의미를 포착하기 위해 내용분석이 이용된다.

플러스UP 질문지와 면담의 장점 비교

(1) 질문지의 장점

① 면담계획표에 비해 질문지는 배부하는 데 비용이 훨씬 덜 든다. 특히 질문지를 집단에게 배부하는 방법은 비용과 시간이 적게 소모되는 절차이다. 시간과 기금이 고정되어 있을 경우, 그리고 지역적으로 광범위하게 분포된 표본에 대해서는 면담보다는 질문지를 우편으로 배달함으로써 정보를 얻는 방법이 좋다.

② 면담계획표와는 달리 설문지는 완전한 익명의 가능성을 제공한다. 특히 질문이 개인적이거나 자극적인 성질일 때 익명을 보장하는 것은 솔직한 응답을 얻는 데 중요하다.
1 : 1 면담에 비해 익명에 의한 질문지는 사회적으로 받아들여지지 않는 반응을 더 많이 끌어낼 수 있다.

③ 면담자의 부재로 편견이 게재될 여지가 없을 것이다.

(2) 면담의 장점

① 1 : 1 면담에서는 반응률이 극히 높을 수 있다. 잘 설계하고 적절히 수행된 면담연구는 보통 80~90%의 반응률을 보인다.

② 유아, 맹인, 노인, 문맹자 등은 설문지를 채울 수가 없다. 그러나 면담은 모든 유형의 사람에게 적용할 수 있다.

③ 면담은 모호하거나 혼돈을 주는 질문을 찾아낼 수 있다. 면담자는 어떤 질문이 오해를 불러 일으키는 것인지를 결정할 수 있다. 질문지에서는 잘못 해석된 항목을 연구자가 발견하지 못하므로 잘못된 결론을 유도할 수 있다.

④ 질문지를 통해 얻은 정보는 면담자료에 비해 훨씬 피상적이다. 그 이유는 질문지들이 대부분 폐쇄형 항목으로 이루어졌기 때문이다. 폐쇄적 항목만을 사용할 경우 인간경험의 풍부성과 복잡성의 많은 부분이 상실될 수 있다. 면담은 탐색을 통해 인간경험에 대한 자료의 질을 높여줄 수 있다.

⑤ 질문지에 비해 면담상황에서는 '모르겠다'라는 반응을 하거나 질문에 대답을 안하고 지나치는 경우가 거의 없을 것이다.

⑥ 면담에서는 연구자가 질문을 제시하는 순서를 엄격히 통제한다. 그러나 질문지에서는 한 부분에서 다른 부분으로 자유롭게 뛰어 넘을 수 있다. 질문순서가 원래 의도한 것과 달라질 경우 편견에 치우친 반응을 얻을 가능성이 있다.

⑦ 면담자는 피면담자가 면담할 의사가 있는지 없는지를 알 수 있으므로 면담에서는 표 본에 대한 통제가 허용된다. 그러나 질문지를 받은 사람은 그것을 친구, 친척, 비서 등에게 넘겨줄 수 있으며 이러한 경우 표본의 특성이 변할 수 있다.

⑧ 1 : 1 면담은 관찰을 통해 부가적인 자료를 얻을 수 있다. 면담자는 응답자의 이해수준, 협조정도, 사회계층, 생활양식 등을 관찰하거나 판단할 수 있는 위치에 있다. 이러한 종류의 정보는 반응을 해석하는 데 크게 도움이 될 수 있다.

(4) 질문지법과 면접법의 선택기준

① 비용 및 시간

㉠ 면접법은 많은 시간이 소요되고 면접시간에 따라 비용도 많이 든다. 면접자에 대한 교육이 선행되어야 한다.

㉡ 질문지법은 비용과 시간은 적게 들지만, 질문지의 범위와 질문지 배부방법에 따라 차이가 있다.

② 연구자료의 유용성

㉠ 질문지법 사용 시는 응답자가 질문지를 작성할 수 있을 정도로 읽고 쓰는 능력이 있는지와 연령을 고려해야 한다.

㉡ 질문지를 완성할 수 없는 대상자에 대한 조사는 면접법을 사용한다.

㉢ 응답자가 자유로이 답하기를 꺼려하는 질문은 익명으로 조사할 수 있는 질문지법을 택한다.

㉣ 면접법은 즉시 답해야 하는 부담을 주나, 질문지법은 시간의 부담이 적다.

(5) 질문지법과 면접법의 자료수집방법

① 우편 질문지
ㄱ 응답할 때 다른 사람의 방해나 도움이 없고, 별도의 설명이 있다.
ㄴ 설문지에는 반드시 표지를 붙이고 연구의 제목과 연구자의 성명과 소속을 간단히 기재한다.
ㄷ 연구의 중요성, 응답자에게 미칠 수 있는 위험성, 이익, 익명성, 비밀보장 등의 인권보장에 관한 내용이 담긴 편지도 보낸다.

② 집단에 배부하는 질문지
ㄱ 응답률이 높고 대상자가 동질군일 때 수행이 가능하다. 대상자에게 응답을 거부할 권리를 부여한다.
ㄴ 질문에 응답할 시간적 여유도 주어야 한다.

③ 일대일의 면접
ㄱ 면접을 시행할 때 개방형 질문일 수도 있고 폐쇄형 질문일 수도 있다.
ㄴ 면접자는 응답자의 말과 함께 비언어적 표현도 감지해야 한다.
ㄷ 비구조적 면접에서는 응답자가 한 말의 의미를 곧 파악해야 그 다음 질문을 할 수 있다.

④ 전화면접
ㄱ 전화를 이용한 면접은 직접적인 면접보다 비용이 적게 들기는 하지만, 대상자의 비언어적 표현을 파악할 수가 없다.
ㄴ 전화면접은 조사연구의 목적뿐만 아니라 심층면접을 위해서도 사용된다.

(6) 질문유형

① 고정선택형 질문
ㄱ 고정선택형 질문유형은 구조적 질문, 폐쇄형 질문이라고도 하며 응답자가 두 개 이상의 선택지에서 하나를 선택하도록 만든 질문이다.
ㄴ 선택형 질문을 만들 때에 연구자는 가능한 모든 응답을 포함시켜야 하며, 응답 항목들은 상호 배타적이어야 한다.
ㄷ 장점 : 측정에 일관성이 있고 짧은 시간에 많은 질문을 할 수 있다.
ㄹ 단점 : 응답을 깊게 탐색하기 어렵고, 응답을 선택하지 못할 때 응답자가 당황하게 되고 응답자로 하여금 하나의 응답을 선택하도록 강요하며, 선택 가능한 응답내용을 규명하는 데 어려움이 있다.

② 개방형 질문
ㄱ 비구조적 질문이라고도 하며, 질문의 깊이와 범위를 규격화시키지 않고 광범위하게 질문하며 응답자는 자신의 의사를 충분히 표시할 수 있도록 충분한 여백을 주는 질문유형이다.

ⓛ 장점 : 응답의 다양성을 기할 수 있고, 깊이 있는 응답을 얻을 수 있으며 심사숙고한 답변을 얻을 수 있고 새로운 사실을 발견할 수 있다.

ⓒ 단점 : 응답자가 많은 시간을 투자하여 답해야 하기 때문에 심리적 압박감이나 지루함을 느끼고, 결과의 회수율이 낮고 자료분석에 어려움이 있다.

PART 5

연구분석

독학사 4단계

CHAPTER 1
통계분석을 위한 자료 준비

1 통계분석의 의미와 유형

연구자료의 통계분석을 위해 일반적으로 사용되는 응용 프로그램은 SAS(Statistical Analysis System)와 사회과학 연구자를 위해 개발된 SPSS(Statistical Analysis for Social Study)가 있다. 이들 프로그램은 신뢰도 검증과 기초 서술통계(도수분포표, 중심경향값 등) 및 평균비교검증(t검정, 분산분석 등), 관련성 검증(Pearson's cerrelation 등), 영향관계와 변수에 대한 설명력을 확인(regression)하기 위한 다양하고 기본적인 추론통계의 검증방법을 제공한다.

만일, 확인적 요인분석이나 측정오차를 제거한 잠재변수를 이용하여 통계검증을 하고 싶다면 구조방정 모형분석을 하기 위해 개발된 Lisrel, AMOS, EQS, Mplus 등의 통계프로그램을 사용한다.

자료의 구조가 단층구조가 아니라 다층구조라면, 예를 들어 병원 조직에 속한 간호사들의 업무 만족에 미치는 영향요인에 대해 연구하고자 할 때 1수준은 간호사 개인의 특성 수준이며, 2수준은 병원 수준의 변수이고, 이 자료는 위계적인 특성을 가지게 된다. 간호사 개인은 병원에 속해 근무하기 때문에 병원의 크기, 조직체계 등에 대한 요소가 간호사 업무만족에 영향을 미칠 수 있기 때문이다. 이렇게 자료의 구조가 다층적이라면, 그리고 2수준의 변수가 1수준의 종속변수인 간호사 업무 만족에 영향을 미치는지, 또 2수준의 변수와 1수준의 변수가 어떻게 상호작용하는지 알고자 한다면 다수준 분석(multilevel analysis)을 해야 한다. 이 경우 SAS나 SPSS(15.0 이상 버전부터 가능)에서도 분석할 수 있으나 복잡한 수식을 직접 전개하여 대입하거나 프로그래밍해야 하는 번거로움이 있으므로 좀 더 최적화된 프로그램인 HLM(Hierachial Linear Model), STATA 등의 통계프로그램을 사용하면 보다 쉽게 분석할 수 있다.

연구자의 연구목적에 따라 이용하기 쉽고, 구하기 쉬우며 정확한 통계결과를 제시해 줄 수 있는 통계프로그램을 선택하면 된다.

2 통계분석을 위한 자료의 준비 및 검토

(1) 수집된 자료의 점검 및 편집

수집된 자료를 분석에 사용할 수 있도록 준비하는 과정이 필요하다. 연구대상자 응답이 빠짐없이 기재되었는지 확인하고, 자료는 누락된 것은 없는지, 기록된 글을 읽을 수 있는지, 자료가 완전한지 등을 살펴보아야 한다.

자료가 읽을 수 없게 기록되기도 하는데, 이를 예방하기 위한 가장 좋은 방법은 설문지조사

당시 즉시 응답 내용을 점검하는 것이다. 빠진 것이나 대충 쓴 것을 나중에 보충하려면 기억이 나지 않고 대상자에게 다시 연락하기 어려울 수 있기 때문이다. 유효한 설문지에는 일련번호를 붙여 관리한다.

(2) 코딩

코딩(coding, 기호화)은 원자료(raw data)를 자료입력 지침(코딩북)에 따라 컴퓨터가 읽을 수 있는 기호로 바꾸는 과정이다. 통계분석을 위한 대부분의 컴퓨터 프로그램은 문자가 아닌 숫자로 기호화된 것을 분석에 사용한다. 따라서 컴퓨터 프로그램을 이용한 코딩은 단어나 구를 숫자로 변환하는 것을 의미한다.

① 측정 수준에 따른 코딩방법 : 자료의 측정수준에 따라 그대로 사용할 수도 있고 새로 부여받은 변수값으로 처리할 수 있다.

 ㉠ 명목측정 : 성별과 같은 명목측정 변수의 경우 '남자', '여자'와 같은 문자로 표시된 자료를 남자는 숫자 '1', 여자는 숫자 '2'로 표기한다. 이렇게 부여된 숫자는 값을 가지지 않는다.

 ㉡ 서열측정 : 서열측정 변수의 경우 순위에 따라 연구자가 정한 규칙에 부여된 값을 갖게 된다. 예를 들어, 주관적 건강상태의 경우 '나쁨'은 가장 낮은 값 '1'을 부여하고, '좋음'은 가장 높은 값 '3'을 부여한다.

 ㉢ 등간측정과 비율측정 : 등간측정과 비율측정 같은 연속형 변수는 원래값 그대로 코딩한다. 예를 들어, 나이, 키, 체중, 체온, 혈압 등이 이에 해당한다. 하지만 연구자는 필요에 따라 연속형 변수를 범주형 변수로 바꿀 수 있다.

② 코딩북 작성 : 코딩북(coding book)은 수집한 자료를 입력하기 위한 자료입력 지침이다. 코딩북을 만들면 시간이 지나도 변수가 어떻게 코딩되었는지 다시 확인하기 쉬우며, 여러 사람이 자료를 코딩할 경우 발생할 수 있는 실수를 줄일 수 있다.

코딩북에는 변수명, 변수의 약칭, 코드값 설명, 변수값의 범위 및 설명 등이 포함된다. 변수명은 8자리 이내의 영문, 숫자, 한글로 입력하며 어떻게 명명할지는 연구자 마음이다. 단, 변수명은 중복되어서는 안 되며, 문자와 숫자를 쓸 수 있으나 숫자가 변수명 맨 앞에 오지 않도록 한다.

다음은 〈중장년 성인의 건강상태와 우울 정도〉를 조사하기 위한 설문지의 예이고, 설문지에 대한 코딩북 예이다.

※ 설문지의 예

ID : ＿＿＿＿＿＿＿＿

1. 귀하의 성별은 어떻게 되십니까? □ 남자 □ 여자
2. 귀하의 나이는 어떻게 되십니까? 만 ＿＿＿＿ 세
3. 귀하의 키는 어떻게 되십니까? ＿＿＿＿ cm
4. 귀하의 체중은 어떻게 되십니까? ＿＿＿＿ kg

5. 당신의 주관적 건강상태는 어떠합니까?　　□ 나쁨　　□ 보통　　□ 좋음

6. 현재 가지고 있는 만성질환은 무엇입니까? (다중응답 가능)
　　□ 고혈압　　□ 당뇨병　　□ 고지혈증

* 아래의 항목들은 당신이 느끼고 행동하는 것들입니다. 지난 한 주 동안 얼마나 자주 느끼거나 행동했는지 각각의 질문에 답하세요.

문항	극히 드물게 (1일 이하)	가끔 (1~2일)	자주 (3~4일)	거의 대부분 (5~7일)
1. 평소 아무렇지도 않던 것들이 귀찮고 괴롭게 느껴졌다.				
2. 정신을 집중하기 힘들었다.				
3. 우울하다고 생각했다.				
4. 모든 일들이 힘들게 느껴졌다.				
5. 비교적 잘 지낸다고 생각한다.*				
6. 무엇인가 두려움을 느꼈다.				
7. 잠을 잘 이루지 못했다.				
8. 큰 불만 없이 생활했다.*				
9. 세상에 홀로 있는 듯한 외로움을 느꼈다.				
10. 도무지 무얼 해갈 엄두가 나지 않았다.				

※ 코딩북의 예

변수명	변수의 약칭	코드값 설명	범위 및 설명
대상자 번호	ID	대상자 번호 그대로	
성별	sex	1=남자, 2=여자	1~2
나이	age	응답 내용 그대로	
키	height	응답 내용 그대로	
체중	weight	응답 내용 그대로	
주관적 건강상태	health	1=나쁨, 2=보통, 3=좋음	1~3
만성질환1	chronic1	1=예, 0=아니오	0~1, 고혈압
만성질환2	chronic2	1=예, 0=아니오	0~1, 당뇨병
만성질환3	chronic3	1=예, 0=아니오	0~1, 고지혈증
우울1	dep1	1=극히 드물게 … 4=거의 대부분	1~4

우울2	dep2	1=극히 드물게 … 4=거의 대부분	1~4
우울3	dep3	1=극히 드물게 … 4=거의 대부분	1~4
우울4	dep4	1=극히 드물게 … 4=거의 대부분	1~4
우울5	dep5	1=극히 드물게 … 4=거의 대부분	1~4, 역산 문항
우울6	dep6	1=극히 드물게 … 4=거의 대부분	1~4
우울7	dep7	1=극히 드물게 … 4=거의 대부분	1~4
우울8	dep8	1=극히 드물게 … 4=거의 대부분	1~4, 역산 문항
우울9	dep9	1=극히 드물게 … 4=거의 대부분	1~4
우울10	dep10	1=극히 드물게 … 4=거의 대부분	1~4

대상자 번호(일련번호, identification number, ID)는 자료입력 후 오류 점검 시 원래 질문지를 찾기 쉽게 하기 위함이다.

'나이', '키', '체중' 변수는 응답 내용 그대로 입력하고, '성별' 변수는 남자 = 1, 여자 = 2로 정하고, '주관적 건강상태' 변수는 1 = 나쁨, 2 = 보통, 3 = 좋음으로 입력한다. '만성질환' 변수는 다중응답이 가능한 문항으로 각 응답 답가지 마다 변수화하며, 변수 값의 코드는 1 = 예, 0 = 아니오로 한다.

'우울' 변수는 10개의 질문으로 구성된 질문지를 사용하였고, 1 = 극히 드물게, 2 = 가끔, 3 = 자주, 4 = 거의 대부분으로 입력한다. 우울 문항 중 5번과 8번은 질문이 '비교적 잘 지낸다고 생각한다', '큰 불만 없이 생활했다'로 다른 문항과는 다르게 점수가 높을수록 우울 정도가 낮다는 의미의 질문이다. 이러한 문항은 코드값을 다른 문항과 반대로 주어야 하는데 이를 역산 문항(reversed item)이라고 한다.

자료분석 과정에서 변수의 코드값을 재코드화하거나 계산하여 새로운 변수로 만들게 되는데, 이 새로운 변수들도 코딩북에 바로 기록해야 한다. 역산문항인 우울 5번과 8번 문항을 새로 지정할 경우 코딩북에 변경해 주어야 한다.

③ **개방형 질문** : 개방형 질문의 경우, 응답자들의 응답 유형에 따라 범주를 미리 정하여 코딩한다. 예를 들어, 직장인에게 이직하고 싶은 이유에 대해 개방형 질문을 할 경우 여러 가지 응답이 있을 수 있는데, 응답의 범주를 미리 정할 수 있다. 응답한 내용에 따라 분류하여 '열악한 근무 환경'은 1, '전문성의 상실'은 2, '불확실한 미래'는 3, '기타'는 4와 같이 임의로 코딩할 수 있다.

④ **미응답 자료** : 미응답은 기입하는 것을 잊어버리거나, 회답 불능인 경우, 회답을 거부한 경우 등의 이유가 있으나 그 이유를 정확히 판단하는 것이 불가능하다. 미응답 자료(missing value)도 코딩을 해주어야 하는데, 자료의 '0' 값이나 빈칸과는 구별이 되어야 한다. 보통 99, 9 등으로 부호화하고, 통계분석을 시행할 때에는 제외하거나 결측값을 대체하여 분석할 수 있다.

1 서술통계의 기능

기술(서술)통계(descriptive statistics)는 표본의 특성을 요약하여 보여주는 통계로 현상을 이해하기 위해 자료를 정리하고, 요약하여 자료의 특성을 파악하는 데 목적이 있다. 자료를 정리하는 방법에는 표나 그래프를 이용하여 시각적으로 정리하는 방법과 수치로 정리하는 방법이 있다.

(1) 표나 그래프를 이용한 자료의 정리

① 막대그래프(bar graph) : 막대그래프는 각각의 범위에 속한 비율을 하나의 막대로 나타낸 것이다. 각 범주에 속한 비율을 막대의 길이로 상대적인 비율(도수)로 나타내므로 분포의 특성을 시각적으로 비교하는 데 사용된다. 각 범주에 속한 도수(비율)를 하나의 막대로 표현하고, 막대 길이는 각 범주에 속한 도수(비율)를 상대적으로 나타내어 분포의 특성을 시각적으로 비교가능하다. X축과 Y축을 명확히 해야 한다.

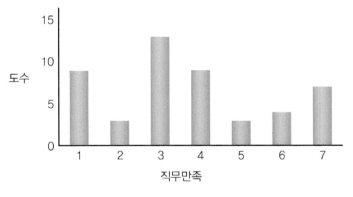

≫ 막대그래프의 예

② 원그래프(pie graphs) : 원그래프는 원의 면적을 이용하여 측정값의 크기를 표시하는 도표로, 각 자료의 항목이나 구간에 대한 비율(%)이나 도수를 가지고 먼저 원모양을 그리고, 해당 각 변수 항목의 비율에 비례하는 면적을 부채 모양으로 분할하여 그린 그래프이다.

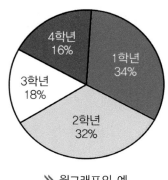

» 원그래프의 예

③ **꺾은선그래프(line graphs)** : 꺾은선그래프는 조건변화에 대한 추이를 쉽게 파악할 수 있는 그래프이다. 구간척도나 비율척도로 측정된 자료에 대해서 시간의 흐름에 따른 변화 추이를 비교하고자 할 때 사용한다. X축과 Y축을 명확히 해야 한다.

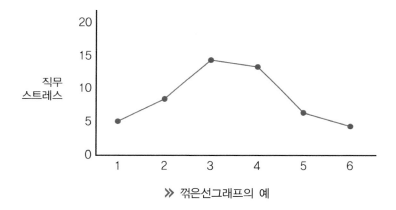

» 꺾은선그래프의 예

④ **도수분포표(빈도분포표, frequency distribution table)** : 도수분포표는 자료를 가장 낮은 값에서 높은 값의 순으로 배열하여 각 점수의 빈도(frequency)와 백분율(percentage)을 보여준다.

도수분포표는 자료의 특성을 이해할 수 있도록 자료를 적절한 구간으로 나누고 각 구간의 빈도수(n)를 기입하여 정리한 표를 말한다. 한눈에 자료가 갖고 있는 특성을 파악할 수 있고, 자료를 간단한 형태로 나타내 준다. 다음의 표는 음주 상태에 대한 도수분포표를 나타내는데, 전체 50명 중 16명(32%)이 현재 음주 중임을 알 수 있다.

» 음주 상태에 대한 도수분포표

음주 상태	빈도(n)	백분율(%)
음주 경험 없음	28	56
과거 음주	6	12
현재 음주	16	32
계	50	100

⑤ 히스토그램(histogram) : 히스토그램은 도수분포표를 작성한 후, 이를 가지고 자료가 어떠한 분포를 하고 있는가를 쉽게 나타낸 그림이다. 다루고자 하는 자료의 값을 가로축으로 두고, 자료가 있는 범위를 몇몇으로 구분, 그 각각에 들어갈 자료의 수를 세로축으로 하여 기둥 모양으로 그래프를 만든 것이다. 얼핏 보면 막대그래프 형태와 비슷하나 히스토그램은 막대 간 간격을 두지 않는다는 것이 차이점이다.

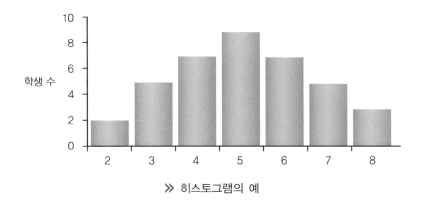

» 히스토그램의 예

(2) 자료의 분포

① 중심경향치(central tendency) : 중심경향치 또는 대표값은 자료 분포의 중앙 위치나 중심값을 보여주는 값으로써 자료 전체를 대표할 수 있는 값을 이른다. 중심경향치의 측정에는 평균(mean), 중앙값 또는 중위수(median), 최빈값 또는 최빈수(mode)가 포함된다. 중심을 이루는 값은 기준을 어떻게 설정하느냐에 따라 중심경향치는 달라질 수 있다.

㉠ 평균(mean) : 평균은 표본의 값을 모두 더하여 표본 수로 나눈 값이다. 일반적으로 연속변수의 중심화 경향을 보고자 할 때 가장 많이 사용하는 방법이다. 평균은 등간측정이나 비율측정 같은 연속형 변수의 중심경향을 보는 데 주로 사용된다. 명목측정에서 평균의 계산은 아무의미가 없다. 평균을 구하는 식과 평균값은 아래와 같다.

$$\overline{X} = \frac{\sum X_i}{n}$$

$\overline{X} = $ 평균, $\sum X_i = $ 개별측정값 전체의 합, $n = $ 표본의 수

ⓛ **중앙값(median)** : 중앙값 또는 중위수는 전체 측정치를 크기 순서대로 나열했을 때 중앙에 위치한 값으로 사례의 50%에 해당하는 값이다. 분포의 50%는 중간지점보다 낮거나 높게 위치한다. 연속형 변수와 분포가 한쪽으로 치우친 경우에 중앙값을 대표 값으로 사용한다. 자료가 홀수일 때는 가장 중앙에 있는 값이, 자료가 짝수일 때는 중앙의 2개 값의 평균이 중앙값이 된다.

ⓒ **최빈값(mode)** : 최빈값 또는 최빈수는 전체 자료 중에서 빈도가 가장 많은 값을 의미 한다.

평균, 중앙값, 최빈값의 계산 예
자료 : 2, 4, 5, 5, 8, 9, 10, 13, 15, 17

(1) 평균 : $\overline{X} = \dfrac{2+4+5+5+8+9+10+13+15+17}{n} = \dfrac{88}{10} = 8.8$

(2) 중앙값 : $\dfrac{8+9}{2} = \dfrac{17}{2} = 8.5$

(3) 최빈값 : 5

② **산포도(dispersion)** : 산포도는 자료들이 중심경향치를 중심으로 얼마만큼 퍼져있는지(흩 어져 있는지) 나타낸 값을 말한다. 흩어져 있는 정도는 변산도(variability)라 한다. 산포 도의 측정에는 분산(variance), 표준편차(standard deviation), 범위(range), 사분위수 (interquartilerange), 백분위수(percentile) 등이 포함된다.

ⓐ **범위(range)** : 범위는 자료값의 최대값에서 최소값을 뺀 것이다. 이상치(outlier)가 있 을 때는 영향을 크게 받아 변동을 표현하는 데 적합하지 않다. 연구결과보고서 작성 시 최대값과 최소값을 제시한다.

ⓛ **분산(variance, sm^2)** : 분산은 자료들이 평균으로부터 흩어져 있는 정도를 나타낸다. 관측값(X_i)들이 평균(뮤)에서 떨어진 크기(편차 : deviation)인 $X_i -$ 뮤를 모두 더하 면 항상 0이 된다. 따라서 편차인 $X_i -$ 뮤를 더하지 않고, 각 편차를 먼저 제곱을 하 고 더한 후에 평균을 구한 값을 산포도로 사용하는 것이 적당하다. 분산을 구하는 식 은 다음과 같다.

$$S^2 = \frac{\sum_{i=1}^{n}(X_i - \overline{X})^2}{n-1}$$

$X_i =$ 개별측정값, $\overline{X} =$ 평균, $n =$ 표본의 수

ⓒ **표준편차**(standard deviation, SD) : 표준편차는 측정값들이 평균을 중심으로 얼마나 떨어져 분포되어 있는가를 보여준다. 관측값의 측정단위와 일치시키기 위하여 분산의 값에 제곱근(square root)을 취해준 것을 표준편차라고 한다. 표준편차를 구하는 식은 다음과 같다.

$$\sqrt{S^2} = S = \sqrt{\frac{\sum_{i=1}^{n}(X_i - \overline{X})^2}{n-1}}$$

$X_i =$ 개별측정값, $\overline{X} =$ 평균, $n =$ 표본의 수

③ **분포의 모양** : 분포의 모양을 보고 대칭인지 비대칭인지, 분포의 모양이 뾰족한지 평평한지, 가장 많은 빈도를 나타내는 봉우리가 하나인지 그 이상인지를 판단한다. 자료 요약에 사용되는 수치로는 중심경향치(평균, 중위수, 최빈수), 산포도(분산, 표준편차), 분포형태(왜도, 첨도) 등이 있다.

ⓐ **정규분포**(normal distribution) : 정규분포는 자료값의 분포가 평균을 중심으로 좌우가 대칭이고, 봉우리가 하나인 곡선을 이룬 분포이다. 정규분포는 하나의 봉우리를 가진 완벽한 좌우대칭으로 양쪽 꼬리 부분에는 자료가 거의 존재하지 않는 모양이며, 최빈값, 중앙값, 평균값이 모두 같은 종모양의 대칭분포를 가진다. 통계분석 시 모집단의 분포를 대부분 정규분포라고 가정하고 통계분석을 한다.

정규분포는 표본의 평균값에 따라 그래프의 위치가 결정되며, 표준편차의 크기에 따라 그래프의 모양이 결정된다. 표준편차가 작으면 평균에 가깝게 자료가 분포하여 그래프가 뾰족한 형태이고, 표준편차가 크면 평균에서 자료가 넓게 퍼져있는 형태의 그래프이다.

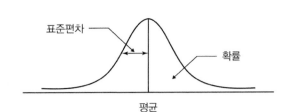

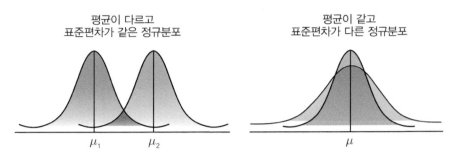

» 정규분포

이론적으로 정규분포 곡선은 한 모집단에서 모든 가능한 값의 이론적 분포를 말한다. 그러나 실제로 연구자료가 정규분포곡선에 정확히 일치하는 것은 없고, 약 95%는 평균으로부터 ± 2 표준편차 내에 있게 된다.

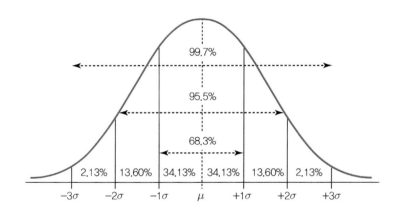

» 정규분포에서의 표준편차에 따른 사례수의 비율

예를 들어, 초등학교 3학년 남학생의 평균키가 140cm, 표준편차가 5cm인 데이터가 있다고 할 때, 이 두 값만 있어도 초등학교 남학생의 키가 어떤 식으로 분포되어 있는지 알 수 있다. 실제로 키는 정규분포 형태에 매우 가까운데, 이를 이용하면 155cm인 남학생은 상위 2%, 즉 100명이 있다면 2번째라는 것을 알 수 있다.

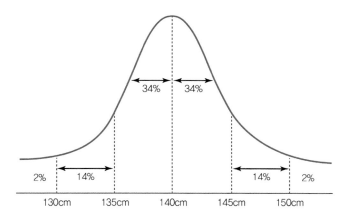

» 정규분포 : 초등학교 3학년 남학생 키 분포

ⓛ **표준정규분포(standard normal distribution)** : 정규분포는 평균과 표준편차에 의해 위
  치와 모양이 달라지기 때문에 두 분포를 비교하기 쉽지 않다. 비교할 수 있도록 정규
  분포를 표준화하여 사용하는데 이를 표준정규분포라고 한다. 표준정규분포는 평균이
  0이고 표준편차가 1인 정규분포이며, Z 분포라고도 한다.

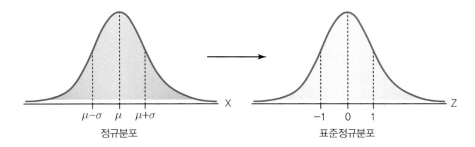

ⓒ **왜도와 첨도** : 데이터의 분포 모양에 대한 정보를 보여주는 통계량으로 자료의 치우친
  정도를 왜도, 뾰족한 정도를 첨도라고 한다. 납작한 분포는 음의 첨도, 뾰족한 분포는
  양의 첨도를 갖는다. 정규분포의 왜도와 첨도는 '0'이다.
  ⓐ **왜도(skewness)** : 왜도는 자료분포의 기울어진 정도와 방향성을 나타낸다. 정규
    분포를 기준으로 오른쪽으로 치우친(기울어진) 분포를 음의 왜도(negative skew)
    라 하고, 왼쪽으로 긴꼬리를 가진 형태를 보인다. 오른쪽으로 치우친 분포를 양의
    왜도(positive skew)를 갖는다고 하고, 오른쪽으로 긴꼬리를 가진 형태를 보인다.
    어느 한 방향에서 일부 관찰값이 극단적으로 치우친 값을 가진 분포를 왜도 분포
    (비대칭적 분포, skewed distribution)라고 한다.

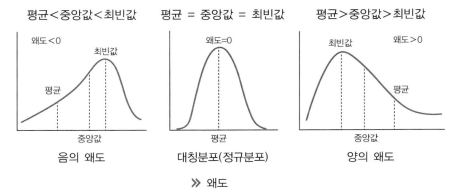

≫ 왜도

ⓑ **첨도(kurtosis)** : 첨도는 자료분포의 뾰족한 정도를 의미한다. 양의 첨도(급첨, leptokurtic)인 경우 자료분포는 정규분포보다 뾰족한 봉우리를 가진 자료의 형태이며, 음의 첨도(평점, platykurtic)인 경우 자료분포는 정규분포보다 완만한 봉우리를 가진 자료의 형태이다. SPSS로 확인할 경우 정규분포시 첨도는 0에 가까운 값을 가진다.

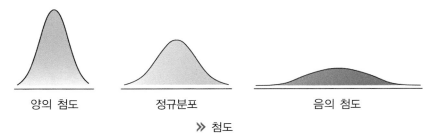

≫ 첨도

ⓒ **정규성 검증** : 대부분의 모수적 통계방법은 자료가 정규분포임을 가정하고 진행되기 때문에 자료분석전에 자료의 정규성을 확인하는 것은 매우 중요하다. 이를 위해 자료의 분포형태를 파악하고, 평균과 중앙값이 차이가 크게 나지는 않는지, 왜도와 첨도 값이 −2~+2 사이에 위치하는지 등을 확인한다. 표본 수가 부족하거나 정규성 검정을 통해 자료가 정규분포하지 않는 경우에는 비모수적인 통계 방법들을 사용해야 한다. 정규성 검정을 위한 가설설정은 다음과 같다.

영가설(H_0) : 자료는 정규분포를 따른다.
대립가설(H_1) : 자료는 정규분포를 따르지 않는다.

정규성 검정을 위해 흔히 사용되는 검정방법은 Kolmogorov−Smirnov test와 Shapiro Wilk test를 사용한다. 검정결과 p 값이 유의확률 .05보다 작다면 영가설을 기각하여 정규성이 만족되지 않는 것이고, p 값이 .05 이상일 때 영가설이 채택되어 정규분포를 따른다고 간주한다.

2 일원적 서술통계방법

변수의 분포는 한 변수만을 대상으로 하므로 일원적 서술통계라고 한다.

(1) 도수분포표

① 분석되지도 않고 조직되지도 않은 원래 자료에서는 아무런 의미 있는 정보를 얻을 수 없다. 자료에 어떤 기준을 적용하여 정렬하거나 일정한 방법으로 조직하여 배열할 때까지는 일반적인 추세를 파악할 수조차 없다.

》 약물중독지식 점수

22	27	25	19	24	25	33	29	24	20
26	16	20	26	17	22	24	18	26	28
15	24	23	22	21	24	20	25	18	27
24	23	16	25	30	29	27	21	23	24
26	18	30	21	17	25	22	24	29	28
20	25	26	24	23	19	27	28	25	26

② 위 자료는 알코올중독과 약물중독에 대한 지식을 측정하기 위한 30문항짜리 검사지에 60명의 간호사가 응답한 결과 얻어진 점수이다. 이 표에 있는 숫자를 눈으로 보는 것은 약물중독에 대한 간호사의 지식을 파악하는 데 별 도움이 되지 않는다.

③ 도수분포는 숫자로 된 자료 뭉치에 어떤 순서를 적용하는 방법이다. 도수분포표는 관찰치를 가장 작은 것에서부터 가장 큰 것 순으로 체계적으로 배열한 뒤 각 수치가 나타난 횟수를 세어 표로 나타내는 것이다.

④ 표에 있는 간호사의 시험점수를 도수분포로 제시하였다. 이 표를 보면 간호사의 점수가 어떻게 나타났는지를 한 눈에 볼 수 있다. 가장 높은 점수와 가장 낮은 점수는 각각 얼마인지, 어떤 점수 주위에 많이 모여 있는지, 가장 흔한 점수는 무엇인지 등을 파악할 수 있다.

(2) 도수분포표의 구성

① 계급과 급간(계급구간)

㉠ 측정치의 전체 범위를 일정한 범위로 묶어 여러 개의 범주로 나눈 것을 계급이라 하고, 그 계급의 간격을 계급구간이라 한다.

㉡ 각 구간에 해당되는 관찰된 수를 빈도수 또는 도수(frequency)라고 하며 보통 f로 나타낸다.

㉢ 계급수

ⓐ 정확하고 확실한 자료의 성격을 파악하기 위해서는 계급의 수를 많게 하는 것이 좋다.

ⓑ 개략적으로 전체적인 양상 파악을 위한 경우는 계급의 수가 적은 것이 좋다.

ⓒ 가장 적절한 계급수는 8~15개 정도이다.

② 계급구간

ⓐ 계급구간이 크면 계급수가 너무 적어 자세한 정보는 주지 못한다.

ⓑ 계급구간이 작으면 계급수가 많아져서 기초자료에 가깝게 도수분포표가 작성된다.

ⓒ 계급구간의 기본원칙은 모든 계급구간이 같아야 한다는 것이다.

ⓓ 계급구간은 자료의 [(최댓값 – 최솟값) ÷ 계급수]를 함으로써 구할 수 있다.

② 정확한계

㉠ 정확한계 : 관찰치가 포함되어 있는 정확한 범위를 말한다.

㉡ 연속적인 변수의 경우는 그 정확한 값을 나타내기 어렵기 때문에 편리하게 반올림해서 사용하므로 정확한계라는 개념이 필요하게 되었다.

③ 상대적 빈도/백분율

㉠ 한 계급에 속하는 빈도가 전체 관찰수에 비하여 어느 정도의 비중을 차지하고 있는가를 알아보는 것이다.

㉡ 상대적 빈도는 크기가 서로 다른 집단을 비교하는 데 유용하다.

④ 누적빈도

㉠ 어떤 경우에는 어떤 계급 이하 또는 그 이상에 해당되는 빈도수가 얼마나 되는가를 알아 볼 필요가 있다.

㉡ 누적빈도 : 어떤 계급에 해당되는 빈도를 포함해서 그 이하 또는 그 이상에 있는 모든 빈도를 합한 것을 말하는데, 가장 낮은 점수에서 시작해서 빈도를 더해 감으로써 완성된다.

(3) 백분위와 백분점수

① 백분위란 누적배분율 분포에서 어떤 점수의 위치를 알아보는 통계적 방법을 말한다.

② 어떤 점수에 대한 백분위한 그 점수 미만에 놓여 있는 사례의 전체 사례에 대한 백분율을 말한다.

③ 백분점수란 점수들의 분포상에서 어떤 일정한 백분위에 해당되는 사례가 그 점수 미만에 놓여 있을 때, 이러한 백분위에 해당되는 점수를 말한다.

④ 백분위는 대상자 수가 다른 집단의 직접적인 비교를 가능하게 한다는 중요한 기능을 한다.

>> 약물중독지식 점수

		빈도	퍼센트	유효 퍼센트	누적 퍼센트
유효	15.00	1	1.7	1.7	1.7
	16.00	2	3.3	3.3	5.0
	17.00	2	3.3	3.3	8.3
	18.00	3	5.0	5.0	13.3
	19.00	2	3.3	3.3	16.6
	20.00	4	6.7	6.7	23.3
	21.00	3	5.0	5.0	28.3
	22.00	4	6.7	6.7	35.0
	23.00	5	8.3	8.3	43.3
	24.00	9	15.0	15.0	58.3
	25.00	7	11.7	11.7	70.0
	26.00	6	10.0	10.0	80.0
	27.00	4	6.7	6.7	86.7
	28.00	3	5.0	5.0	91.7
	29.00	3	5.0	5.0	96.7
	30.00	2	3.3	3.3	100.0
	합계	60	100.0	100.0	
합계		60	100.0		

(4) 그래프

① 빈도를 표의 형태로 열거하는 것보다 그래프로 표현하면 시각적인 정보를 더욱 강하게 전달하여 한 눈에 도수의 분포를 알 수 있다. 그래프는 아주 짧은 시간에 많은 정보를 제공할 수 있다는 장점이 있다.

② 가장 광범위하게 사용되고 있는 그래프 형태는 막대그래프와 히스토그램, 꺾은 선 그래프이다.

≫ 흡연상태의 막대도표

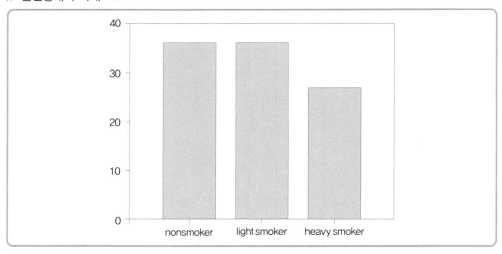

≫ 약물남용지식점수의 히스토그램

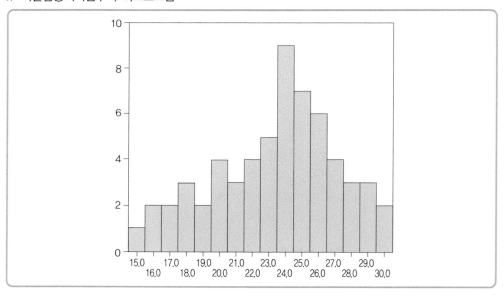

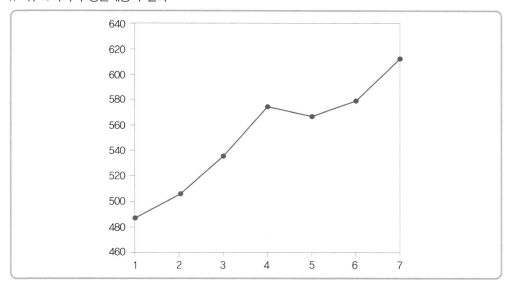

≫ 쥐 15마리의 평균체중의 변화

(5) 분포의 모양

① 분포도를 반으로 접었을 때 양쪽 반이 서로 겹쳐지면 대칭적 분포라 한다. 아래 그림에 있는 분포도는 대칭적이다. 이러한 분포에서는 봉우리, 즉 빈도가 가장 많은 최고의 정점이 한 개로서 중간에 있고 양쪽으로 뻗어 나간 정도나 모양이 서로 같은 경우가 많다.

≫ 대칭형 단봉분포

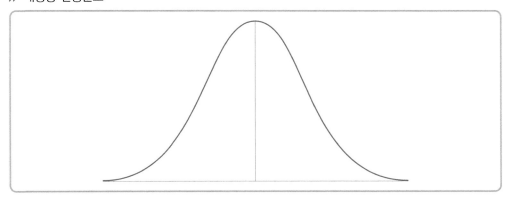

② 실제 연구자가 수집한 자료에서는 그림에서와 같은 완전한 대칭적 분포도를 얻기 어려우나, 크게 벗어나지 않으면 대칭인 것으로 간주한다. 봉우리가 하나인 분포를 단봉분포라 한다.

③ 통계적 분석에서 가장 중요한 분포는 정규분포이다. 정규분포 곡선은 정점이 너무 높지 않은 대칭적인 단봉분포이다. 인간의 신체적 속성과 심리적 속성 중에는 정규분포에 근접한 형태로 분포하고 있는 것이 많이 있는데, 예를 들면 키나 지능, 분만 시 아기의 체중 등이다. 정규분포 곡선은 추리통계에서 특히 중요한 역할을 수행한다.

④ 어떤 관찰치의 분포는 한 쪽으로 치우쳐 비대칭적으로 나타난다. 예를 들어, 혈당치의 경우를 보면, 당뇨병이 없는 대부분 사람의 혈당치는 정상적인 수치 주위에 모여 있는데 반해, 당뇨병이 있는 사람들은 혈당이 높아서 오른쪽으로 긴 꼬리를 이루는 모양을 하게 된다. 이러한 모양은 치우침(skewness) 또는 편포(skewed distribution)라고 한다.

>> 비대칭형 단봉분포

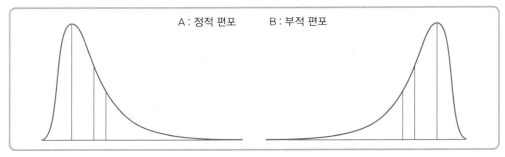

⑤ 치우친 분포에서는 최고 정점이 중심을 벗어나며 한 쪽 꼬리가 다른 쪽 꼬리에 비해 더 길다. 꼬리의 길이가 얼마나 긴가를 나타내는 지표는 왜도(skewness)로서 더 긴 꼬리가 오른쪽으로 향해 있으면 양의 왜도를 가진다(positively skewed)고 말하고, 왼쪽으로 향해 있으면 음의 왜도를 가진다(negatively skewed)고 한다.

⑥ 또 양의 왜도를 가지는 분포를 정적 편포, 음의 왜도를 가지는 분포를 부적 편포라 한다.

(6) 대푯값

'전형적'인 것을 나타내는 지표는 최솟값이나 최댓값보다는 분포의 중앙에 있는 값일 때 더욱 대표성을 가질 수 있는데, 그러한 지표를 측정치의 중앙집중화 경향이라 부른다. 중앙집중화 경향의 지표로 흔히 사용되는 통계량을 간단히 대푯값이라 하며, 대푯값에는 최빈값(mode)과 중위수(median), 평균(mean)이 있다.

① **최빈값**

㉠ 최빈값은 도수분포에서 가장 빈도가 높은 수치를 말한다. 최빈값은 중앙집중화 경향을 측정하는 세 가지 방법 중 가장 단순하며, 계산을 하여 얻은 것이 아니라 도수분포표를 눈으로 훑어 봄으로써 구할 수 있다.

㉡ 다음과 같이 측정치를 정해 높은 예에서 최빈값이 53임을 쉽게 결정할 수 있다.

50 51 51 52 53 53 53 53 54 55 56

ⓒ 53의 점수가 4번 나타남으로써 다른 수치의 빈도에 비해 더 높았다. 다시 말해서 최빈값은 가장 흔히 나타나는 점수를 말한다.

ⓔ 최빈값의 장점은 빠르고 쉽게 대표값을 결정할 수 있다는 것이다.

ⓜ 그러나 최빈값은 같은 모집단에서 뽑은 표본이라도 표본에 따라 크게 달라질 수 있고, 같은 표본에서도 두 개 이상이 나오거나, 하나도 나오지 않을 수도 있다는 단점이 있다.

ⓗ 예를 들어,

2 2 3 3 4 5 6 7 8 9 10

이라는 숫자 조합에서 최빈값은 2와 3 두 개가 있다. 그러나

2 3 4 5 6 7 8 9

이라는 숫자 조합에는 최빈값이 없다. 최빈값은 또한 대푯값 이상의 의미를 부여하고 활용할 수 있는 방법이 없으므로 연구보고서에서도 중앙집중화 경향의 단일지표로는 사용하지 않으며, 따라서 그 사용은 극히 제한되어 있다.

② 중앙값(중위수) ⓖ기출

ⓐ 중위수는 사례를 측정치의 순서대로 나열했을 때 한 가운데 오는 수치로서 그 수치 이상의 값을 가진 사례수도 전체의 50% 이상이고 그 수치 이하의 값을 가진 사례수도 전체의 50% 이상이 되는 수치를 말한다.

ⓑ 다음에 제시하는 11개의 숫자

2 2 3 3 4 5 6 7 8 9 10

에서 사례를 정확히 반으로 나누는 수치는 5이며, 이 값이 이들 숫자 집합의 중위수이다. 5 이하의 값을 가지는 사례는 2 2 3 3 4 5의 여섯 사례로서 전체의 50% 이상이며 5 이상의 값을 가지는 사례는 5 6 7 8 9 10의 여섯 사례로서 전체의 50% 이상이다. 이 예에서는 사례의 수 (11사례)가 홀수라서 중간에 오는 사례의 측정치가 중위수가 되었지만, 만일 사례의 수가 짝수인 경우에는 가운데 오는 두 측정치의 평균이 중위수가 된다.

ⓒ 예를 들어,

2 2 3 3 4 5 6 7 8 9

라는 10개의 사례가 있는 경우 중위수는 4와 5의 평균인 4.5이다. 4.5 이하가 다섯 사례로서 50%이고, 4.5 이상이 다섯 사례로서 전체의 50%이다.

중위수의 중요한 특성은, 한 가운데 위치한 하나(사례수가 홀수인 경우) 또는 두 개(사례수가 짝수인 경우)의 측정치 외에는 개개인의 측정치에는 양적인 의미가 없다는 것이다. 중위수는 숫자의 분포도에 있어 한가운데 위치를 가리키는 지표일 뿐으로서, 사례들 중 극단적인 값이 있어도 중위수의 값은 변화하지 않는다.

③ 평균

ⓐ 평균은 모든 사례의 측정치의 합을 사례수로 나누어 얻어진 점수척도상의 값이다.

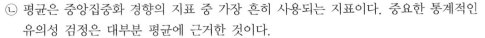
ㄴ 평균은 중앙집중화 경향의 지표 중 가장 흔히 사용되는 지표이다. 중요한 통계적인 유의성 검정은 대부분 평균에 근거한 것이다.

④ 최빈값, 중위수, 평균의 비교

ㄱ 중앙집중화 경향의 세 가지 지표 중 평균이 가장 안정된 지표이다. 안정되었다 함은 한 모집단에서 반복하여 표본을 추출하여 매 표본마다 대푯값을 구했을 경우, 최빈값이나 중위수에 비해 평균들의 변화폭이 가장 좁다는 것을 의미한다.

ㄴ 이러한 안정성 때문에 평균은 모집단의 중앙집중화 지표를 추리할 수 있는 가장 신뢰할 만한 통계량이다.

ㄷ 평균은 모집단의 총합이나 전체적인 성취도 등에 관심이 있을 때 가장 적절한 지표이다.

ㄹ 어떤 특별한 값이 얼마인지를 알고자 할 경우에는 중위수를 이용하는 것이 더 좋다.

ㅁ 점수의 분포가 대칭적이고 최빈값이 하나일 때(unimodal)는 평균과 최빈값, 중위수 세 지표가 일치한다.

(7) 분포의 분산(산포도)

대푯값이 자료를 서술하는 데 중요하다고는 하나 이것만으로는 분포의 전체 모양을 알 수 없다. 두 집단의 평균이 같을지라도 측정치들이 퍼져 있는 폭이나 모양이 서로 다를 수 있다. 예를 들어, 평균이 같은 2개의 분포도가 서로 반대방향으로 치우쳐져 있을 수 있다. 또 평균이 같더라도 퍼진 폭이 크게 다를 수 있다. 산포도는 관찰한 속성에 대해 표본의 대상자들이 서로 어느 정도 유사한가를 나타내는 지표이다.

산포도를 나타내는 지표 중 흔히 사용되는 것으로는 범위(range)와 분산(variance), 표준편차(standard deviation)가 있다.

» 평균은 같고 분산이 다른 두 집단의 비교

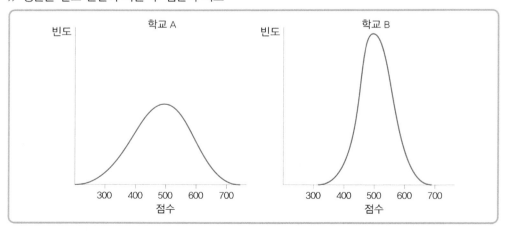

① 범위
  ㉠ 범위는 측정치의 최저값과 최고값 사이의 거리를 가리킨다.
  ㉡ 범위의 장점은 계산하기가 쉽다는 것이며, 단점은 오직 두 점수만을 근거로 하기 때문에 다른 자료의 값이 어떻게 되어 있든 영향을 미치지 않으며, 매우 안정되지 못한 지표라는 것이다.

② 분산과 표준편차 ⓒ기출
  ㉠ 산포도의 지표 중 가장 광범위하게 사용되는 것이 표준편차이다.
  ㉡ 평균처럼 표준편차도 관찰된 모든 측정치를 고려한다.
  ㉢ 산포도를 나타내는 지표의 궁극적인 목적은 각 측정치가 서로 이탈된 정도를 포착하여 하나의 수치로 나타내는 것으로서, 표준편차는 각각의 측정치가 평균으로부터 이탈된 정도를 측정하는 통계량이다.
  ㉣ 실제로 표준편차를 계산하기 위해서는 먼저 각 대상자의 값이 평균에서 얼마나 떨어져 있는가를 나타내는 편차점수(deviation score)를 구해야 한다.
  ㉤ 예를 들어, 어떤 사람의 체중이 60kg이고 표본의 평균 체중이 50kg일 경우 그 사람의 편차점수는 +10이 된다.
  ㉥ 일단 편차점수가 나올 경우, 합리적인 산포도 지표를 구하는 방법은 편차점수를 모두 합해 사례수로 나누는 것이다.
  ㉦ 문제는 편차점수를 모두 합하면 항상 0이 된다는 것이다.

(8) 표준점수와 표준정규분포
  ① 의미
    ㉠ 어떤 주어진 점수들의 상대적 위치를 나타내는 가장 대표적인 방법은 표준점수(Z-score)로 환산하여 비교해 보는 것이다.
    ㉡ 원점수를 Z라는 표준점수로 바꾸는 환산방식은 그 산술평균값으로부터의 어떤 특정한 점수의 편차를 표준편차의 단위로 나타낸 것이다.
    ㉢ 어떤 점수를 표준점수로 환산하면 한 분포 내에서의 점수의 상대적 위치뿐만 아니라 서로 다른 두 개의 분포에서의 상대적 위치도 비교 가능하다.
  ② T점수
    ㉠ 표준점수의 단위는 '+'와 '−'의 기호 및 소수점을 갖는 불편이 있으므로 이것을 다시 평균 = 50, 표준편차 = 10인 분포로 전환하여 자주 사용하는데, 이를 T점수라 한다.
    ㉡ 평균 = 500, 표준편차 = 100단위로 고쳐(SAT score) 점수 사이를 상대적으로 비교하는 경우도 많다.
  ③ 표준정규분포(−)
    ㉠ 정규분포는 평균과 표준편차에 따라 모양과 위치가 다르기 때문에 두 분포의 성격을 비교하거나 또는 면적/확률을 계산하는 것이 불편하다.

ⓛ 모든 정규분포의 평균과 표준편차를 표준화하여 표준적인 정규분포를 만든 것이 표준 정규분포이다.

ⓒ 표준정규분포는 모든 정규분포를 평균 μ =0, 표준편차 α =1이 되도록 표준화한 것이다.

ⓔ 표준정규분포는 모든 관찰값을 표준값(Z값)으로 나타내기 때문에 Z분포라고도 한다.

ⓜ **표준정규분포가 중요한 이유** : 제각기 다른 정규분포라 하더라도 이를 표준정규분포로 정규화하였을 경우 Z값이 일치하면 그때의 확률(넓이)이 모두 같다는 데 있다.

》 평균이 50이고 표준편차가 10인 정규분포

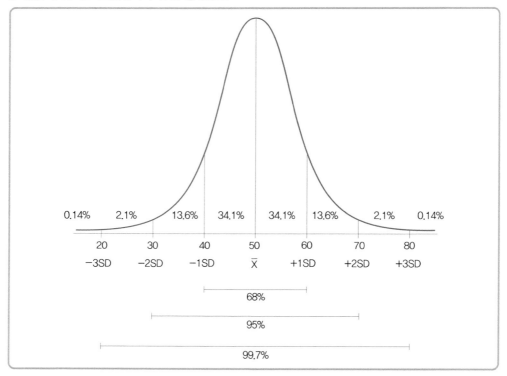

ⓗ 분산은 각각의 관찰값과 평균의 편차를 곱하여 그 평균을 구한 것이다.

ⓢ 분산과 표준편차는 한 변수의 측정값들이 평균 주위에 평균적으로 얼마나 퍼져 있는가를 나타내주는 통계량으로 분포의 분산도를 나타내는 개념 중에서 가장 많이 쓰인다.

3 이원적 서술통계방법

대부분의 연구에서는 변수 간의 관계에 관심이 있으므로, 이 경우 필요한 것은 변수 간의 관계를 서술하는 이원적 서술통계방법(bivariate statistics)이다.

(1) 분할표

① 분할표는 교차표(cross tabulation)라고도 하는데, 두 변수의 빈도를 나타내는 2차원의 도수분포표이다.

② 예를 들어, 대상자의 성별과 그들의 흡연상태에 대한 자료를 가지고 있을 때 어떤 성별의 대상자가 더 많이 흡연하는가를 알아낼 수 있다.

③ 다음 표는 이들 두 변수에 대한 가상의 자료로서 각 변수의 빈도표를 이용하여 자료를 요약할 수도 있지만 성별과 흡연상태를 동시에 파악할 수 있는 분할표를 작성하는 것이 정보를 얻기에 더욱 효과적이다.

④ 표의 행에는 성별을, 표의 열에는 흡연상태를 적어, 두 변수의 각각의 값의 조합이 나타난 횟수를 그 값들이 교차하는 곳에 적고 백분율을 구한 것이다.

⑤ 이러한 간단한 표를 통하여 여성이 남성에 비해 비흡연가가 많고 중증의 흡연가는 적음을 한 눈에 알 수 있다.

⑥ 분할표는 작성하기가 쉽고 많은 정보를 의사소통할 수 있는 능력이 있다. 분할표는 흔히 명명자료나 순위자료에 이용된다.

⑦ 등간자료 이상의 경우에는 칸의 수가 너무 많아 표의 기능을 제대로 할 수 없기 때문이다. 다음 예에서 성별은 명명수준으로 측정하였고, 흡연상태는 순위수준으로 측정하였다.

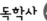

>> 가상의 흡연자료

일련번호	성별	흡연 여부	일련번호	성별	흡연 여부
1	1	1	23	1	2
2	2	3	24	2	2
3	2	1	25	2	1
4	1	2	26	1	3
5	1	1	27	2	3
6	2	2	28	1	1
7	2	1	29	1	3
8	2	3	30	1	2
9	1	1	31	2	1
10	2	3	32	1	1
11	1	2	33	2	2
12	1	3	34	1	2
13	1	1	35	1	1
14	2	3	36	2	2
15	2	1	37	2	3
16	2	2	38	2	3
17	2	3	39	2	2
18	1	1	40	1	2
19	2	2	41	1	1
20	1	2	42	2	1
21	1	1	43	1	2
22	1	3	44	2	2

>> 흡연 여부와 성별의 분할표

구분			흡연 여부			전체
			nonsmoker	light smoker	heavy smoker	
성별	여자	빈도	10	8	4	22
		성별의 %	45.4%	36.4%	18.2%	100.0%
	남자	빈도	6	8	8	22
		성별의 %	27.2%	36.4%	36.4%	100.0%
전체		빈도	16	16	12	44
		성별의 %	36.4%	36.4%	27.2%	100.0%

(2) 상관관계

① 두 변수가 순위수준 또는 등간수준 이상으로 측정된 경우, 두 변수 간의 관계를 서술하는 데 사용되는 가장 흔한 방법은 상관관계를 알아보는 것이다.

② 두 변수의 측정치를 xy좌표상에 그래프로 나타내면 서로 어느 정도 관계가 있는가를 대체적으로 알아볼 수 있다. 이러한 그래프는 산점도(scatter plot)라 한다.

③ 아래 그림은 두 변수 간의 관계를 산점도로 나타낸 것인데, 이러한 관계를 하나의 수치로 나타내는 것이 상관계수이다.

④ 산점도를 볼 때는 우선 점들이 모여서 이루는 패턴을 파악하여야 하는데, 첫 번째로 눈여겨 볼 것은 패턴이 길쭉한 타원형의 모양인지 그렇지 않은지를 보는 것이다. 길쭉한 모양이 아닌 경우에는 두 변수 간에는 별 상관이 없는 것이다.

≫ 여러 가지 상관관계를 나타낸 산점도

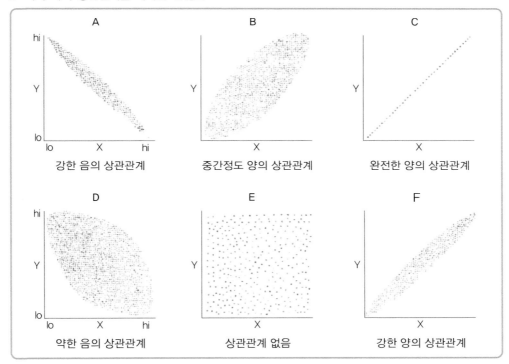

(3) 상관계수의 특성

① +1에서 −1 사이의 값으로 표시한다.

② 상관계수의 숫자가 클수록 더 밀접한 관계임을 나타낸다.

③ 상관계수의 부호는 관계의 방향을 나타낸다.

④ 상관관계 '0'은 두 변인 사이의 관계가 전혀 없음을 말한다.

(4) 상관관계의 특징

① 표본연구에서 얻어진 상관관계가 실제로 주어진 변인 간의 상관관계가 존재한다는 것을 말해주는지 아닌지를 정확히 파악하기 위해서는 그 유의도를 추론통계를 사용해서 검증해 보아야 한다.

② 상관계수는 한 변인을 알고 다른 변인을 예언하려는 연구에서도 많이 사용되고, 측정자료의 신뢰도나 타당도 등을 검토할 때도 이용된다.

③ 산점도는 대응되는 두 개의 변인(X, Y)의 여러 가지 방향과 정도의 상관관계를 나타내는 데 이용된다.

추론통계

1 추론통계 방법의 개념

서술통계가 자료를 보다 효과적으로 요약하여 자료의 특성 및 자료가 내포하는 의미를 제시하기 위해 시행되는 통계방법이라면, 추론통계는 모집단으로부터 추출된 표본을 분석하여 얻은 통계량을 가지고 모집단의 특성인 모수를 추정해 보는 방법으로서 크게 모수통계방법과 비모수통계방법으로 구분할 수 있다.

모수적 방법의 추론 통계는 모집단의 분포가 정규분포이고 종속변수가 연속형인 경우 사용하게 된다. 이 경우 집단이 하나이고 두 기간에서의 변화를 분석할 때에는 대응표본 t검정, 하나의 기간에서 서로 다른 2개의 집단을 분석할 때에는 독립표본 t검정을 사용해야 한다. 만약 하나의 기간에서 3개 이상의 집단을 분석할 때에는 일원배치 분산분석을 사용하고, 하나의 집단에서 3개 이상의 기간에서의 변화를 분석하고자 할 때에는 반복측정 분산분석을 사용해야 한다.

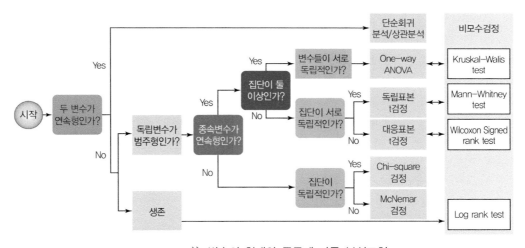

≫ 변수의 형태와 종류에 따른 분석모형

2 표집분포

(1) 대표표본

추론통계는 표본의 자료를 이용하여 표본이 속한 모집단에 관해 일반화를 하는 것이 목적이다. 표본을 이용하여 모집단을 추론하는 결론을 내릴 때마다 항상 오차의 위험이 있다. 그러므로 추론통계에서 중요하게 고려하여야 하는 것은 표본을 이용하여 모집단을 설명할 때 우연에 의하여 발생하는 오차의 정도이다. 이 오차의 정도를 줄이기 위한 한 방법은 모집단을 대표할 수 있는 표본을 선정하는 것이다.

일반적으로 표본수가 커질수록 모집단을 대표할 가능성이 커진다고 하나, 큰 표본수가 표본의 대표성을 보장해 주는 것은 아니다. 이것에 대한 대표적인 예는 1936년에 행해진 랜던과 루즈벨트와의 미국 대통령 선거전 때의 조사이다. 한 잡지사에서 두 대통령 후부에 관한 국민들의 지지도를 조사하기 위하여 천이백만 명이나 되는 표본을 전화번호부와 자동차 등록부에서 뽑아 우편 엽서를 보낸 결과 21%(이백오십만 명)가 조사에 응하였다. 이 표본조사는 표본조사를 이용한 역사상 어느 연구에서보다도 큰 표본수를 선정한 조사였다.

이 조사결과는 랜던이 우세한 것으로 나왔으나, 본 선거결과는 루즈벨트가 압승을 하여 역사상 유례없이 큰 표본수였음에도 불구하고 모집단을 대표하는 표본이 아닌 것으로 인한 오차였음이 드러났다.

랜던과 루즈벨트의 대통령 선거전에서 우리가 배운 교훈은 표본을 선정할 때 가장 중요한 것은 모집단의 특성을 대표할 수 있는 표본을 선정해야 한다는 것이다.

(2) 무작위 표본

무작위 표본은 모집단 구성원 모두가 똑같이 선정될 확률을 갖고 선정하는 것을 말한다. 이를 위한 가장 쉽고도 편리한 방법으로는 무작위 번호표(난수표)를 이용한 방법이다.

예를 들어 병원에서 한 연구자가 이 병원에서 근무하고 있는 94명의 간호사 중 30명을 뽑아 인터뷰하고자 한다. 이를 위하여 먼저 모든 간호사의 이름에 1부터 94까지 번호를 붙인다. 눈을 감고 연필로 무작위 번호표 위를 찍는다. 만약 연필이 2번째 칸과 6번째 줄인 66223을 찍었다면 2숫자부터 오른쪽 두 자리 숫자를 밑으로 읽어 내려간다. 즉 23, 62, 50, 21, 90, 22, 24, 28, 71, 01, 39 등등. 이렇게 연구자가 의도하는 표본수인 30명이 될 때까지 계속한다. 만약 같은 숫자가 다시 나오면 버린다.

23	62	50	21	90	22	24	28	71	01
39									

(3) 무작위화된 표본

시력회복을 위하여 비타민 A를 복용하도록 한 연구를 예를 들어 설명하고자 하면 다음과 같다. 이 연구에서 연구대상자를 두 그룹으로 나누어 실험군에는 비타민 A를 대조군에는 플라시보(placebo)를 주었다. 두 그룹으로 나눌 때 처음 뽑힌 번호는 실험군으로, 다음에 뽑힌 번호는 대조군으로 무작위 번호표를 이용해서 나누었다. 여기서 무작위화된 표본은 일정한 수의 연구대상자를 원하는 수의 그룹으로 무작위 선정하여 형성된 표본을 의미한다. 총 연구대상자 수는 50명이었으며, 연령은 21세에서 25세로써 본 연구에 참여하기를 희망하는 지원자들이었다. 본 연구대상들은 연구에 참여하기를 희망한 지원자들이므로, 모집단(시력이 좋지 않은 사람들)을 대표하는 표본이라고는 생각할 수 없다.

연구대상자를 두 그룹으로 나누는 방법은 여러 가지가 있으나, 가장 중요한 것은 연구대상자 모두가 실험군 혹은 대조군 어느 그룹으로 되든지 똑같은 확률을 갖는다는 것이다.

두 그룹으로 무작위 추출하는 2가지 방법을 설명하면 다음과 같다.

- 무작위번호표를 이용하여 1부터 50까지의 숫자를 뽑는데, 먼저 뽑힌 25명을 실험군으로 나머지 25명을 실험으로 한다.
- 1부터 50명의 이름을 쪽지에 적어 잘 섞은 후, 순서대로 뽑아 홀수번째로 뽑힌 것은 실험군으로, 짝수번째로 뽑힌 것은 대조군으로 한다.

3 통계적 추정과 가설검정

가설검정은 모집단의 정규분포 여부에 따라 모수검정과 비모수검정으로 구분할 수 있다. 가설검정을 할 때 모집단으로부터 추출된 표본을 통하여 추정을 하게 되는데 이러한 과정에서 추론의 근거를 뒷받침해줄 수 있는 가장 중심이 되는 것이 바로 모집단의 함수 형태 즉, 분포에 관한 것이다.

(1) 가설검정

가설(hypothesis)은 주어진 사실 또는 조사하고자 하는 사실이 어떠하다는 주장이나 추측으로 모수에 대한 예상, 주장, 또는 단순한 추측이다. 가설검정(hypothesis test)은 모집단의 특정 현상에 대한 예상이나 주장이 옳은지 그른지 표본을 이용하여 판단하는 과정이다.

① **영가설과 대립가설** : 가설검정은 통계가설을 설정하는 방법으로, 영가설과 대립가설을 세워 검정하게 된다. 기본적으로 모집단에 대해 가설을 세우고, 표본집단을 통해 검정한다.

　㉠ **영가설(null hypothesis, H_0)** : 영가설 또는 귀무가설은 직접 검정대상이 되는 가설로, 통계적으로 가설의 기각 유무를 결정하는 데 이용하는 가설이다. 영가설은 보통 같다(또는 차이가 없다, 0이다)로 놓는다.

　㉡ **대립가설(alternative hypothesis, H_1, H_A)** : 대립가설은 표본을 통해 입증하고자 하는 새로운 가설로, 영가설 기각 시 채택하는 가설이다. 대립가설은 연구자가 관심을 두는 가설인 경우가 많으나, 연구 목적에 따라 대립가설이 아니라 영가설이 연구자의 관심 가설인 경우도 있다. 대립가설은 보통 다르다(또는 차이가 있다, 0이 아니다)라고 놓는다.

② **단측검정과 양측검정** : 가설에는 지시적 가설과 비지시적 가설이 있는데, 지시적 가설(directional hypothesis)은 'A가 B보다 클 것이다' 등으로 변수 간의 관계 혹은 차이에 대해 기대되는 방향을 제시한다. 반면 비지시적 가설(nondirectional hypothesis)은 'A와 B가 다르다 또는 차이가 있다'와 같이 관계의 방향을 제시하지 않는다.

지시적 가설을 설정하였을 때는 단측검정(one-tailed test)을 사용하여 표본의 평균이 모집단의 평균보다 큰지 또는 작은지를 판정하게 된다. 비지시적 가설을 설정한 경우 양측검정(two-tailed test)을 사용하여 표본의 평균이 모집단이 평균과 같은지 다른지를 판정하는 것이다.

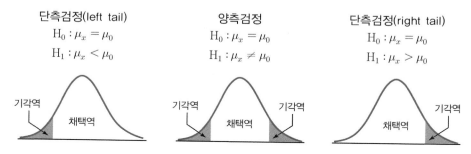

>> 단측검정과 양측검정

③ 1종 오류와 2종 오류 : 결론을 잘못 추정하는 것을 추정오차(estimation error)라고 하며, 가설과 관련된 추정오차에는 1종 오류(type I error)와 2종 오류(type II error)가 있다. 영가설이 참인데 영가설을 채택하고, 영가설이 거짓인데 영가설을 기각하는 것은 올바른 결정을 한 것이다.

1종 오류(a)는 영가설이 참인데도 기각함으로써 발생하는 오류(영가설이 맞는데도 불구하고 틀렸다고 결론을 내리는 오류)이며 유의수준(significance level)에 해당되며 오류의 크기를 a라고 한다.

2종 오류(B)는 영가설이 거짓인데 채택함으로써 발생하는 오류(대립가설이 맞는데도 영가설이 맞다고 결정을 내리는 오류)이며, 이 오류의 크기를 B라고 한다.

>> 1종 오류와 2종 오류

실제 통계 검정결과	영가설 참	영가설 거짓
영가설 채택	옳은 결정	2종 오류(β)
영가설 기각	1종 오류(α)	옳은 결정 ($1-\beta$, power, 검정력)

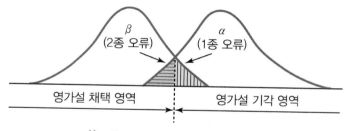

>> 1종 오류와 2종 오류의 관계

옳은 의사결정을 위해서는 1종 오류와 2종 오류를 모두 최소화하는 연구를 하겠으나, 두 가지 오류를 동시에 적게 할 수는 없다. 그렇다면 어떤 오류가 더 중요하고 범하지 않아야 할 오류일지 다음 예를 통해 확인해 보면 다음과 같다.

연구자가 새로운 신약을 실험군에게 적용하고 대조군과 비교하여 효과를 입증하고자 할 때, 신약의 효과가 없는데 효과가 있다고 할 오류는 1종 오류에 해당하고, 개발한 신약이 효과가 있는데 효과가 없다고 할 오류가 2종 오류에 해당한다. 신약의 효과가 없는데 효과가 있다고 판단하는 경우(1종 오류) 환자들에게 기존의 약 대신 효과 없는 신약을 복용하게 하여 신체적·경제적 피해를 주게 되는 치명적 문제가 발생하게 된다. 반면에 신약의 효과가 있는데 없다고 판단하는 경우(2종 오류) 환자에게 효과가 좋은 신약 대신 기존의 약물을 계속 복용하게 할 것이다. 환자는 효과가 있는 신약을 복용하지 못하게 되며, 제약회사도 신약개발에 투자를 하였기에 손해가 발생하게 된다. 두 개의 오류가 모두 위험하지만 전자에 해당하는 1종 오류가 2종 오류에 비해 대부분의 경우 더 치명적이기 때문에 연구자는 1종 오류를 범할 확률(유의수준, a)을 0.05나 0.01로 낮게 설정하게 된다.

④ 검정력(power) : 검정력은 통계적으로 유의한 실제 효과가 있는 것을 통계적으로 효과가 있다고 보여 줄 수 있는 힘으로, 1-B로 정의한다. 검정력의 수준은 실험연구의 경우 일반적으로 .80을, 조사연구의 경우 .90 또는 .95를 사용한다. 높은 검정력일수록 바람직하나 이 경우 표본의 수를 많이 요구하기에 적절한 통계방법에 따라 적절한 표본의 수를 결정한다.

⑤ 유의수준(significance level, a) : 유의수준은 영가설을 기각할 것인가 채택할 것인가를 결정하기 위한 기준으로, 영가설이 맞는지를 판단하는 확률값 기준이다. 보통 a(alpha)라고 부른다. 일반적으로 유의수준(a)은 .05를 주로 사용하며, 더 엄중한 검정을 위해서는 .01이나 .001로 정할 수 있다. 유의수준 .05에서 p 값(유의확률)이 .05보다 작다면 영가설이 우연히 맞을 확률이 100번 중 5번보다 작다는 의미이며, 우연히 영가설이 맞을 가능성이 희박하므로 영가설이 틀리다고 판단하고 대립가설을 채택하게 된다. 본 책의 예시에서는 모두 유의수준 .05를 기준으로 분석할 것이다.

통계프로그램을 이용할 경우에는 유의확률인 p 값과 유의수준을 서로 비교하여 p 값이 유의수준보다 크거나 같을 경우 영가설을 선택하며, 작은 경우 대립가설을 선택한다.

⑥ 유의확률(significance probability) : 유의확률은 p 값(p-value)으로 표현하며, 0~1 사이의 값을 가진다. 유의확률은 실험이나 관찰을 통해 나온 값으로, 유의수준의 기준값과 비교해서 영가설의 채택/기각을 판단한다. 즉, '대립가설'을 채택할 것인가 또는 기각할 것인가를 판단하는 근거가 된다. 유의확률은 SPSS 등의 통계프로그램을 이용하면 쉽게 확인할 수 있다. 값이 유의수준(a)보다 작으면 영가설을 기각하고 대립가설을 채택하여 통계적으로 유의한 차이가 있다는 것으로 판단한다. p 값이 유의수준보다 크거나 같은 경우에는 영가설을 채택하여 통계적으로 유의한 차이가 없다고 판단한다.

※ 유의확률(p) 값과 유의수준(a)의 이해

▶ 유의확률(p) > 유의수준 (a=0.05) : 영가설을 기각하는 데 실패(not significant value), 영가설 채택

▶ 유의확률(p) < 유의수준 (a=0.05) : 영가설을 기각(significant value), 대립가설 채택

- 영가설 (H_O) : 간호사 직급에 따라 업무만족도 정도는 차이가 없다.
- 대립가설 (H_A) : 간호사 직급에 따라 업무만족도 정도는 차이가 있다.
- 통계분석 결과 유의확률(p)은 .004로 유의수준(a=0.05)보다 작으므로 영가설을 기 각하고, 대립가설을 채택한다. 즉, '간호사 직급에 따라 업무만족도 정도는 차이가 있다'라고 해석한다.
- 이해하기 어렵다면, [SPSS 결과표]에서 유의확률(p 값)이 설정한 유의수준(a)보다 작으면, 영가설을 기각하고 대립가설을 채택하는 것으로 기억한다.

⑦ 기각역 설정 : 기각역(rejection region)은 영가설이 틀리다고 판정할 때 기준이 되는 검 정통계량의 범위이다. 기각경계값(critical value, 임계값)은 기각역과 채택역의 경계이 며, 영가설의 기각여부를 결정한다. 채택역(acceptance region, 수용역)은 영가설이 맞 다고 판정할 때 기준이 되는 검정통계량의 범위이다.

검정통계량이 기각경계값보다 작을 때 영가설을 채택한다. 검정통계량이 기각경계값보 다 클 때 영가설을 기각한다. 다음의 그림에서 검정통계량이 3.882이고, 기각경계값이 1.96일 경우 검정통계량이 기각경계값보다 크므로 영가설을 기각한다.

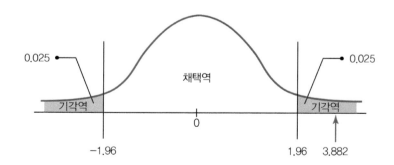

0.025   채택역   0.025

기각역   기각역

0

-1.96   1.96   3.882

>> 기각역과 채택역

⑧ 검정통계량(test statistic) : 검정통계량은 가설을 검정하기 위해 표본에서 산출되는 통계 량(예 Z, t, F, x^2)이다.

(2) 가설검정 과정

가설검정의 과정은 다음과 같다. (1)~(3)번은 연구자가 결정하며, (4), (5)번은 통계프로그 램이 계산해 준다. 결과를 바탕으로 연구자가 통계적 결정을 내리고 결론을 도출한다.

① 가설설정(영가설, 대립가설)
② 통계검정 방법 결정
③ 유의수준 결정, 자유도 계산
④ 기각경계값 찾기
⑤ 검정통계량 계산
⑥ 통계적 결정

※ 연구질문

간호사의 직무교육 수준에 따라 직무스트레스에 차이가 있는가?

최근 6개월 내 직무교육을 받은 간호사 27명과 받지 않은 간호사 25명, 총 52명 간호사의 직무스트레스 점수를 측정하여다. 직무스트레스 정도는 10문항으로 구성된 10점의 등간척도를 이용하여 측정하였다.

① 가설설정(영가설, 대립가설)

영가설(H_o) : 직무교육 유무에 따라 직무스트레스는 차이가 없다.
대립가설(H_1) : 직무교육 유무에 따라 직무스트레스는 차이가 있다.

② **통계검정 방법 결정** : 통계검정 방법에는 독립표본 t검정(independent t-test), 대응표본 t검정(paired t-test), 분산분석(ANOVA), 카이제곱 분석(Chi-square test), 상관분석(correlation analysis), 회귀분석(regression) 등 다양하다. 이러한 다양한 통계방법 중에서 적절한 통계방법을 선정하는 것은 중요하다. 통계검정 방법의 선정은 변수의 측정수준, 변수값의 분포 및 연구설계와 목적에 따라 선택한다.

예를 들어, 측정수준을 확인하였는데, 독립변수가 독립된 2개의 그룹 또는 2개 수준으로 되어있고, 종속변수가 연속형 변수(등간/비율척도)인 경우 독립표본 t검정을 선택한다.

독립변수는 간호사의 직무교육이며, 직무교육 경험군과 경험하지 않은 군이 있어 범주형 변수이다. 종속변수는 한 개로 직무스트레스 정도이며 연속형 변수이다. 즉, 두 개의 독립된 집단의 연속형 변수 평균을 비교하는 경우이므로 독립표본 t검정을 사용해야 한다.

척도와 변수에 대한 이해를 바탕으로 적절한 통계분석기법을 선택할 수 있다. 명목척도와 서열척도의 특성을 가진 변수를 범주형 변수(categorical variable)로 분류하고, 등간척도와 비율척도의 특성을 가진 변수를 연속형 변수(continuous variable)로 분류할 수 있다. 아래는 변수의 특성에 따른 통계분석방법 표이다.

		종속변수	
		범주형 변수	연속형 변수
독립변수	범주형 변수	카이제곱 분석	t검정
			분산분석
			다변량분산분석
	연속형 변수	판별분석	상관분석
		로지스틱 회귀분석	회귀분석
			구조방정식모델

③ **유의수준 결정, 자유도 계산** : 유의수준(α)은 영가설을 기각할 것인가 채택할 것인가를 결정하기 위한 기준으로 연구자가 정하는 값이며 간호학에서는 보통 .05로 설정한다. 자유도(degree of freedom, df)란 실질적으로 독립인 값들의 개수(the ber of values which are free to vary)를 의미한다. 자유도는 통계분석방법에 따라 수식을 계산할 수 있다. 위의 연구질문 자료에 대한 자유도는 $df = n_1 + n_2 - 2 = 27 + 25 - 2 = 50$ 이다. 자유도는 통계분석 결과에서도 제시되어 있다.

④ **기각경계값 찾기** : 기각경계값은 통계분포표에서 영가설을 기각할 수 있는 영역을 결정하는 값이다. 연구질문은 비지시적 가설로 서술되었으므로 양측검정을 진행한다. 따라서 유의수준 5%의 한쪽 영역은 2.5%가 되므로 p=.025, 자유도 50이며, 아래 t 분포표를 통해 자유도가 50일 때의 기각경계값은 2.0086임을 확인할 수 있다.

》 t 분포표

자유도	t.10	t.05	t.025	t.01	t.005
1	3.078	6.3138	12.706	31.821	63.657
2	1.886	2.9200	4.3027	6.965	9.9248
3	1.638	2.3534	3.1825	4.541	5.8409
4	1.533	2.1318	2.7764	3.747	4.6041
5	1.476	2.0150	2.5706	3.365	4.0321
⋮					
30	1.310	1.6973	2.0423	2.457	2.7500
35	1.3062	1.6896	2.0301	2.438	2.7239
40	1.3031	1.6839	2.0211	2.423	2.7045
45	1.3007	1.6794	2.0141	2.412	2.6806
50	1.2987	1.6759	2.0086	2.403	2.6778
60	1.2959	1.6707	2.0003	2.390	2.6603
70	1.2938	1.6669	1.9945	2.381	2.6480

⑤ **검정통계량 계산** : 검정통계량은 표본으로부터 계산된 통계량으로 연구질문의 검정통계량 t 값의 경우 다음의 수식을 통해 계산된다. SPSS에서는 검정통계량이 계산되어 값을 보여준다. 실제 자료를 수집한 결과, 최근 6개월간 직무교육경험이 있는 간호사의 직무스트레스 평균은 29.56, 표준편차 2.87로 나왔다. 직무경험이 없는 간호사의 직무스트레스 평균 33.74, 표준편차 2.19이며, 이 값을 통해 계산된 검정통계량 값은 5.923이다.

두 집단의 표본 수가 같고 분산이 동일한 경우 t검정의 계산 공식은 다음과 같다.

$$t = \frac{\overline{X_1} - \overline{X_2}}{SP \sqrt{\frac{1}{n_1}} + \sqrt{\frac{1}{n_2}}}$$

$\overline{X_1}$=첫 번째 표본의 평균, $\overline{X_2}$=두 번째 표본의 평균

SP =두 표본을 합한 것의 표준 편차, n_1, n_2 =각 표본 집단의 표본 수

$$SP = \frac{\sqrt{S_1^2(n_1 - 1) + S_2^2(n_2 - 1)}}{n_1 + n_2 - 2}$$

S_1 =첫 번째 표본의 표준편차, S_2 =두 번째 표본의 표준편차

⑥ **통계적 결정** : 기각경계값과 검정통계량을 통해 통계적 결정을 진행한다. 검정통계량이 기각경계값보다 큰지 작은지 살펴본 후 영가설 기각여부 결정한다. 검정통계량이 기각경계값보다 작을때 영가설을 채택하고, 검정통계량이 기각경계값보다 클 때 영가설을 기각한다. 검정통계량(t=5.923)이 기각경계값(2.0086)보다 크므로 5% 유의수준에서 영가설을 기각한다.

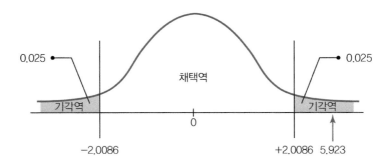

4 추론통계 방법의 기초

(1) 정규분포

정규분포(normal distribution)는 자료값의 분포가 평균을 중심으로 좌우가 대칭이고, 봉우리가 하나인 곡선을 이룬 분포이다. 정규분포는 평균에서 일정 거리에 있는 측정값들의 사례수가 일정 비율을 차지하는 특징이 있다.

(2) 표준오차

표준오차(standard error, SE)는 같은 모집단에서 여러 표본을 추출할 때 표본평균이 퍼져 있는 정도를 말한다. 따라서 표준오차는 표본을 무작위 추출할 때 그 통계량이 모수로부터 어느 정도 떨어져 있는가를 추정하는 값이다. 표준오차가 작을수록 표본평균의 변화가 적어 모집단의 값을 정확하게 추정할 수 있게 된다. 표본 수가 늘어나면 표준오차의 크기는 줄어들게 된다.

$$SE = \frac{SD}{\sqrt{n}}$$

SE = 표준오차(Standard Error), SD = 표본의 표준편차(Standard Deviation), n = 표본 수

(3) 모수 추정

모집단의 값을 모수(parameter)라고 하며, 실제 연구에서는 모집단의 모든 대상자를 측정하지 않았으므로 모집단의 참값은 알 수 없다. 표본의 통계량을 통하여 모집단의 값을 과학적으로 추정하게 된다.

- 모수추정(parameter estimation)에는 점추정과 구간추정이 있다.
- 점추정(point estimation)은 표본에서 모집단의 단일값을 추정하는 것으로 평균이나 중앙값 등이 예이다.
- 구간추정(interval estimation)은 표본의 값으로 모집단의 값이 속할 일정 범위를 추정하는 것이다. 구간추정은 보통 신뢰구간(confidence intervals, CI)으로 불리는데 신뢰구간의 높은 값과 낮은 값을 신뢰한계(confidence limits)라고 한다. 신뢰구간의 계산 공식은 다음과 같다.

$$CI = \overline{X} \pm (Z_{(1-\alpha/2)} \times SE)$$

CI = 신뢰구간, $\overline{X}$ = 평균, Z = 표준점수, SE = 표준오차, α = 유의수준

5 두 모집단의 평균비교 : t-test

t검정(t-test)은 두 개 집단의 평균을 비교할 때 사용하는 통계검정 방법이다. t검정은 두 개의 독립표본에 사용되는 독립표본 t검정(independent t-test)과 독립이 아닌 짝지어진 자료의 분석에 사용되는 대응표본 t검정(paired t-test)이 있다.

(1) 독립표본 t검정

독립표본 t검정(independent t-test)은 독립된 두 집단 간 평균을 비교하는 통계검정 방법이다. 독립변수가 두 집단인 범주형 자료이고, 종속변수가 연속형 자료인 경우에 활용한다. 검정에서 계산되는 검정통계량은 t 값이다.

독립표본 t검정을 위해서는 ① 독립성, ② 정규성, ③ 등분산성의 세 가지 기본가정을 만족해야 한다. ① 동일한 대상에게 간호중재를 제공하고 전후 효과차이를 비교하는 것과 같이 짝지어진 자료의 경우에는 독립성 가정을 만족하지 못하므로, 대응표본 t검정이나 Wilcoxon signed rank test를 적용해야 한다. ② 두 개의 집단은 정규분포를 해야 하며, 만족하지 못하는 경우 자료들의 순위 합을 이용하는 비모수적인 방법 Mann-Whitney test를 사용할 수 있다. ③ 등분산성은 두 군의 분산이 같다는 의미이다. SPSS 결과표에는 등분산을 가정한 경우와 가정하지 않은 경우의 통계량 값을 모두 계산해 보여주므로 등분산 여부를 확인하고 (Levene의 등분산성 검정) 결과를 선택한다.

가설설정 시 독립표본 t검정은 가설의 방향성을 고려하여야 하며, 단측검정과 양측검정 중 하나를 선택해야 한다. 지식적 가설이 설정되었을 때는 단측검정을 사용하며, 단측검정을 사용하면 양측검정 때보다 상대적으로 작은 평균 차이 값이 통계적으로 유의하게 된다. 독립표본 t검정의 가설설정은 아래와 같다.

- 영가설(H_0) : 두 군의 평균은 같다.
- 대립가설(H_1) : 두 군의 평균은 같지 않다.

가설검정 과정을 통해 p 값이 유의수준 .05보다 작으면 영가설을 기각하고 통계적으로 유의한 차이가 있다고 하고, p 값이 유의수준 .05보다 크면 통계적으로 유의한 차이가 없다고 결론을 내린다.

다음은 SPSS를 이용한 독립표본 t검정의 예시이다.

연구문제
간호대학생의 성격유형에 따른 온라인 수업선호도 차이를 비교하기 위한 연구이다. S시의 U간호대학에 재학하고 있는 학생으로 MBTI 점수로 분류한 내향 성격 학생 48명과 외향 성격 학생 52명으로 총 100명에게 온라인 수업선호도 점수를 측정하였다. Q. 연구문제 : 간호대학생의 성격유형에 따른 온라인 수업선호도의 차이가 있는가?

연구문제에 대한 독립표본 t검정의 가설은 아래와 같다.

- 영가설(H_O) : 간호대학생 성격유형에 따라 온라인 선호도는 차이가 없다.
- 대립가설(H_1) : 간호대학생 성격유형에 따라 온라인 선호도는 차이가 있다.

〈집단통계량〉 결과표에서 내향 성격과 외향 성격 유형의 온라인 수업 선호도 평균과 표준편차를 확인할 수 있다. 내향과 외향 성격 온라인 수업 선호도 평균과 표준편차는 각각 33.60±2.13과 29.77±2.56이다. 내향 성격의 점수가 외향 성격보다 높은 것으로 보이나, 독립표본 검정 결과표에서 통계적으로 유의한 차이를 보이는지 확인해야 한다.

>> 집단통계량

	성격유형	N	평균	표준편차	평균의 표준오차
온라인 수업선호도	내향	48	33.60	2.131	.308
	외향	52	29.77	2.564	.356

독립표본 t검정의 가설검정에서 영가설은 '두 군의 평균은 같다'이며, 대립가설은 '두 군의 평균은 같지 않다'이며, t검정의 유의성 결과는 값과 유의확률(p 값) 값으로 확인한다. 유의수준을 .05로 설정했을 때 p 값(유의확률)이 유의수준 .05보다 작으므로 영가설을 기각하고 통계적으로 유의한 차이가 있다, 즉 '두 군의 평균은 같지 않다'라고 결론 내린다. 등분산성 검정을 위한 가설은 영가설은 '두 군의 분산은 같다'이며, 대립가설은 '두 군의 분산은 같지 않다'이다. p 값이 .269로 .05보다 크므로 영가설을 채택하여 등분산을 가정한다.

표에서 t 값과 p 값이 등분산을 가정한 경우와 등분산을 가정하지 않은 경우 두 가지로 제시되어 있으므로, 이 중에 선택하여야 한다. 즉 검정의 기본가정인 등분산성을 확인하여 해당되는 결과값을 읽어준다. 등분산이 가정됨을 채택하고 윗줄의 값인 t 값 8.097, p 값 〈.001을 읽어준다. 내향 성격군이 외향 성격군에 비해 통계적으로 유의하게 낮다고 말할 수 있다.

>> 독립표본 검정

Levene의 등분산결정		평균의 동일성에 대한 T검정					
F	유의확률	t	자유도	유의확률	평균차이	표준오차차이	하한	상한
1.234	.269	8.097	98	〈0.001	3.835	.474	2.895	4.775
		8.157	96.970	〈0.001	3.835	.470	2.902	4.768

(2) 대응표본 t검정(paired t-test)

대응표본 t검정(paired t-test)은 독립이 아닌, 짝을 이룬 집단의 평균을 비교하는 통계검정 방법이다. 독립변수는 한 집단의 사전-사후 변수값이고 종속변수가 연속형 자료인 경우에 활용한다. 즉, 집단으로 집단을 구분하는 독립표본 t검정과 달리 대응표본 t검정은 변수 자체를 집단으로 구분한다.

대응표본 t검정의 가설설정은 아래와 같다.

- 영가설(H_0) : 두 군(치료 전과 후)의 평균은 같다.
- 대립가설(H_1) : 두 군(치료 전과 후)의 평균은 같지 않다.

가설검정 과정을 통해 p 값이 유의수준 .05보다 작으면 영가설을 기각하고 통계적으로 유의한 차이가 있다고 하고, p 값이 유의수준 .05보다 크면 유의한 차이가 없다고 결론을 내린다.

연구문제

뇌졸중 센터를 방문하는 환자를 대상으로 한 뇌졸중 재발예방 교육의 효과(혈중지질농도)를 확인하기 위한 연구이다. E시의 뇌졸중센터를 방문하는 환자 17명을 대상으로 뇌졸중 재발 예방 교육을 주당 6시간 4주간 실시하고 실험종료 후 혈액검사를 시행하여 혈중지질농도를 측정하였다.

Q. **연구문제** : 뇌졸중 예방교육이 뇌졸중 환자의 혈중지질 농도 개선에 효과가 있는가?

연구질문에 대한 대응표본 t검정의 가설설정은 아래와 같다.

- 영가설(H_0) : 뇌졸중 재발 예방교육 전과 후의 혈중지질농도는 차이가 없다.
- 대립가설(H_1) : 뇌졸중 재발 예방교육 후의 혈중지질농도는 차이가 있다.

〈대응표본 통계량〉 결과표에서 중재 전과 후의 혈중지질농도 평균과 표준편차를 확인할 수 있다. 사전과 사후의 혈중지질농도 평균과 표준편차는 170.76±84.69, 137.18±63.97이다. 중재 후의 혈중지질농도가 낮아진 것으로 보이며, 통계적으로 유의한지는 〈대응표본 검정〉 결과표를 보고 확인한다.

》 대응표본 통계량

		평균	N	표준편차	평균의 표준오차
대응 1	혈중지질농도-사전	170.76	17	84.688	20.540
	혈중지질농도-사후	137.18	17	63.969	15.515

대응표본 검정 결과표에서 t검정의 유의성 검증 결과를 확인할 수 있으며, t 값과 p 값(유의확률)을 확인한다. p 값이 .038로 설정한 유의수준 .05보다 작으므로 영가설을 기각하고 대립가설을 채택한다. 즉, 뇌졸중 재발 예방교육 전과 후의 혈중지질농도는 차이가 있다.

대응표본 검정							
평균	표준편차	평균의 표준오차 자유도	하한	상한	t	자유도	유의확률
33.588	61.126	14.825	2.160	65.016	2.266	16	.038

>> SPSS 결과표

ANOVA					
업무만족도					
	제곱합	자유도	평균제곱	F	유의확률
집단 간	93.644	2	46.822	6.218	.004
집단 내	316.287	42	7.530		
전체	409.911	44			

6 분산분석(세 집단 이상의 평균비교)

분산분석(analysis of variance, ANOVA)은 세 개 이상 집단 간 평균을 비교하는 통계검정 방법이다. 독립변수가 세 집단 이상으로 구성된 범주형 자료이고, 종속변수가 연속형 자료인 경우에 활용한다.

독립변수가 한 개일 때의 분산분석을 일원배치 분산분석(one-way ANOVA)이라 하고, 독립 변수가 두 개일 때를 이원배치 분산분석(two-way ANOVA)이라 한다. 분산분석도 검정과 동일하게 ① 독립성, ② 정규성, ③ 등분산성의 세 가지 가정을 만족해야 한다.

(독립변수가 k개의 집단으로 구성될 경우) 분산분석의 가설설정은 아래와 같다.

- 영가설(H_0) : 모든 집단의 평균이 같다.
- 대립가설(H_1) : 모든 집단의 평균이 같은 것은 아니다. (적어도 두 집단의 평균이 다르다)

가설검정 과정을 통해 p 값이 유의수준보다 작은 경우 영가설을 기각하고 유의한 차이가 있 다라고 하고, p 값이 유의수준보다 크면 유의한 차이가 없다고 결론을 내린다. 유의한 차이 가 있는 경우 사후분석을 통해 어떤 집단 간에 차이가 있는지 확인한다.

분산분석은 분산의 비율(F 값)로서 검정하며, 이를 F검정이라 한다. F 값은 집단 간 분산을 집단 내 분산으로 나눈 값이다. F 값을 계산하기 위해 각 변동(분산)을 다음과 같이 정리하는 데 이를 분산분석표(ANOVA table)라 한다.

집단간 차이가 커서 집단이 이질적이면 통계결과가 유의해지고 F 값이 커진다. 이는 총분산 (변동)을 설명함에 있어 독립변수인 집단 간 분산(변동)이 크고 개인 차이로 인한 집단 내 분산(변동)이 작은 것을 의미한다. 반대로 집단 간 차이가 작아 집단이 동질하다면 통계결과 가 유의하지 않고, F 값이 작아진다. 이는 총분산(변동)을 독립변수인 집단 간 분산(변동)보 다 개인차이로 인한 집단 내 분산(변동)으로 주로 설명함을 의미한다.

계산된 F 값은 F 분포표를 통해 기각역에 속하는지 채택역에 속하는지 확인하여 영가설 기 각여부를 판단한다.

요인	제곱합(변동) (sum of squares)	자유도 (df)	평균제곱 (mean square)	F 통계량	유의확률
집단	SSG(집단 간 분산)	g−1	MSG=$\dfrac{SSG}{g-1}$	F=$\dfrac{MSG}{MSE}$	p-value
오차	SSE(집단 내 분산)	n−g	MSE=$\dfrac{SSE}{g-1}$		
전체	TSS(총분산)	n−1			

7 상관분석과 회귀분석

(1) **상관관계 분석**(pearson correlation coefficient)

① Pearson의 통계량은 자료를 서술하는 목적으로도 사용하지만, 동시에 추론을 목적으로 사용하기도 한다.

② 예를 들어, 산모의 연령과 출생 시 체중의 관계를 검정하기 위해 spss를 적용한 결과 아래와 같은 통계치가 제시되었다.

≫ 산모의 연령과 신생아 체중의 상관관계분석

		산모의 연령
Pearson 상관	산모의 연령 체중(gm)	.594**
유의확률(양쪽)	산모의 연령 체중(gm)	.001
N	산모의 연령 체중(gm)	30

** 상관계수는 0.01 수준(양쪽)에서 유의합니다.

③ 산모의 연령과 아기의 출생 시 체중의 상관계수는 .594로서, 상당히 높은 상관계수이다. 산모의 연령이 높아질수록 아기의 체중도 많아지는 양의 상관이 있는 것으로 보인다.

(2) **회귀분석**(regression analysis)

① 회귀분석은 한 변수를 이용하여 다른 변수의 값을 설명하거나 예측할 수 있는 모형으로 자료를 분석하는 것이다. 이때 설명하는 변수를 설명변수 또는 독립변수라 하고, 설명이 되거나 예측이 되는 변수를 종속변수 또는 반응변수라고 한다.

② 설명하는 변수가 하나인 경우 단순회귀분석, 설명하는 변수가 두 개 이상인 경우 다중회귀분석이라고 한다.

③ 예를 들어, 임부의 산전관리 정도로 신생아의 선천성 질환 유무를 예측하려고 할 때 단순회귀방식을 사용한다.

④ 또 다른 예로 신생아의 선천성 질환 유무에 영향을 주는 변수가 임부의 산전관리 외에 어머니의 체중과 흡연습관, 질병의 유무, 영양상태 등과 관계된다면 이들 변수 모두를 포함하는 다중회귀분석을 한다.

⑤ 다중상관계수 R을 제곱한 값 R^2을 결정계수(coefficient of determination)라 하고, 이는 종속변수의 총변량 중 회귀방정식으로 설명되는 분산의 비율이다.

⑥ 예를 들어, 임부의 산전관리인 독립변수가 R=.60, 임신 중 영양상태가 .30으로 나온 경우 결정계수 R^2은 .36, .09이고 신생아 체중을 36%와 9%로 설명된다고 해석한다.

(3) 상관관계와 인과관계

① 두 변수의 상관은 두 변수 중에서 한 변수(설명변수)의 값으로 다른 변수를 설명할 수 있는 객관적인 형식이 있을 때 상관성이 있다고 한다.

② 상관성이 있다고 해서 반드시 인과관계를 설명하는 것은 아니다.

③ 인과관계가 있기 위해서는 두 변인 간의 상관관계가 반드시 있어야 한다.

④ X와 Y 두 변인의 상관관계가 높게 나타나는 이유

ㄱ X가 Y의 원인이 되는 경우

ㄴ Y가 X의 원인이 되는 경우

ㄷ 제3의 변인이 두 변인 모두의 원인이 되고 있는 경우 : 이런 경우에는 인과관계가 없음에도 상관관계는 높다. 이것을 허위적 상관관계라고 한다.

(4) 직선상관계수의 가설검정

① 귀무가설 채택의 의미

ㄱ 귀무가설을 기각할 수 없다는 것은 "모집단에서 두 변인 사이에 선형적 상관관계가 없는 것이다."라고 딱 잘라 말할 수 없는 것이다.

ㄴ "~가 0이 아니라고 믿을 충분한 이유가 없다."라는 식으로 진술하는 것이 바람직하다.

ㄷ 상관계수, 피어슨 r은 선형적 관계만 찾아낼 수 있다. 따라서 두 변수는 선형적 관계가 아니더라도 서로 관계가 있을 수 있다.

② 귀무가설 기각의 의미

ㄱ 피어슨 r이 통계적으로 유의하다는 것은 모집단에서 두 변인 사이의 어느 정도 선형적 관계가 있다는 것을 의미한다. 이는 "모집단에서의 관계가 0일 가능성이 희박하다."라는 뜻이다.

ㄴ '표본의 크기'가 커질수록 통계적으로 유의하기 위해 필요한 상관계수의 절대값이 작아도 된다.

ㄷ 피어슨 r이 의미를 갖기 위해서는 '통계적 유의성'과 'r의 절대값' 둘 다 필요하다.

(5) 회귀성

① 대부분의 회귀분석에서는 종속변수(Y)와 독립변수(X)의 관계를 직선식, 즉 일차식으로 나타낸다.

② 여기서 Y값은 실제의 관찰치인 Y_1값과 일치할 수 없다. 실제 Y_1값과 회귀식을 통해 얻은 예측치의 차이를 잔차 또는 오차라고 하며, e_1로 표시한다.

8 분산분석(ANOVA) ⓒ기출

(1) 분산분석의 개념

① 만일 비교하고자 하는 집단의 수가 세 개 이상이라면, 분산분석방법을 이용한다. 분산분석에서도 '집단'을 나누어 주는 변수와 '평균'을 구할 변수가 필요하다.

② 평균을 구하여 비교하고자 하는 변수, 예를 들어 신생아의 체중이나 노인에 대한 태도 점수 등을 분석변수 또는 종속변수라 한다.

③ 독립변수의 예를 들면 조사자료인 경우에는 혈액형, 인종 등이 있겠고, 실험자료인 경우에는 실험집단, 보관 온도, 수준 집단, 처리의 종류 등이 있다.

④ 독립변수는 단순히 어떤 특성을 가졌는지 여부만 나타내면 되므로 명목척도로 측정하면 되지만, 수준이 6 이하인 서열척도로 측정한 자료도 가능하다. 비교하고자 하는 집단의 수를 k라 할 때, 분산분석의 경우 k는 3~5 정도가 적당하다.

(2) 일원 분산분석

① 독립변수가 1개일 때의 분산분석을 일원 분산분석이라고 한다.

② 매일 담배를 한 갑씩 피우는 대상자 30명을 무작위로 추출한 뒤, 세 집단 중 하나에 무작위로 배정하였다.

③ 영가설은 "치료 후 담배 소비량에 대한 모집단 평균은 세 집단에서 동일할 것이다."인 반면, 연구가설은 "세 집단의 평균이 모두 같지는 않다."는 것이다. 분산분석의 가설을 설정할 때 주의할 것은, 연구가설이 "세 집단의 평균이 모두 다르다."가 아니라는 점이다.

> **플러스UP 일원 분산분석의 기초가 되는 개념**
>
> (1) 자료 내의 총변화량(total variability)과 그 구성이 되는 집단 간 변동량과 집단 내 변동량은 모두 제곱합으로 나타낸다.
> (2) 총제곱합(SST : Total Sum of Square)은 각 측정치에서 전체 평균을 빼서 제곱한 뒤 모두 합한 것이다.
> (3) 집단 간 제곱합(SSB : Sum of Squares Between)은 각 집단의 평균에서 전체 평균을 빼서 제곱한 것이다.
> (4) 집단 내 제곱합(SSW : Sum of Squares Within)은 각 측정치에서 자신이 속한 집단의 평균을 빼서 제곱한 것이다.

» 분산분석표

요인 (source)	제곱합 (SS)	자유도 (df)	평균제곱 (mean SS)	검정통계량 (F)	유의확률 (p-value)
집단 간 (between)	SSB	$k-1$	$MSB = \dfrac{SSB}{k-1}$	$F = \dfrac{MSB}{MSW}$	
집단 내 (within)	SSW	$n-k$	$MSW = \dfrac{SSW}{n-k}$		
총합 (total)	SST	$\dfrac{1}{n-1}$			

» 분산분석을 위한 가상의 자료

사례번호	집단	흡연량	사례번호	집단	흡연량	사례번호	집단	흡연량
1	A	28	11	B	22	21	C	33
2	A	0	12	B	31	22	C	44
3	A	17	13	B	26	23	C	29
4	A	20	14	B	30	24	C	40
5	A	35	15	B	34	25	C	33
6	A	19	16	B	37	26	C	25
7	A	24	17	B	0	27	C	22
8	A	0	18	B	19	28	C	43
9	A	41	19	B	24	29	C	29
10	A	16	20	B	27	30	C	32

» 분산분석 : 분산의 동질성에 대한 검정

	Levene 통계량	자유도 1	자유도 2	유의확률
담배소비량	.858	2	27	.435

» 분산분석 : 분산분석표

		제곱합	자유도	평균제곱	F	유의확률
담배소비량	집단-간	860.000	2	430.000	3.842	.034
	집단-내	3022.000	27	111.926		
	합 계	3882.000	29			

④ 위의 분산분석표를 보면, 총합의 자유도는 전체 사례수 30에서 하나 부족한 29이고, 집단 간 자유도는 집단의 수 3개에서 하나 부족한 2이다.

⑤ 또 총제곱합은 두 가지 제곱합의 합과 같다. 두 평균제곱의 비는 3.842로서, 유의확률이 .034이다. 유의확률이 유의수준 .05보다 작기 때문에 영가설을 부정(기각)한다.

⑥ 세 가지 치료방법 결과 대상자들이 피우는 평균 흡연량이 모두 같지는 않다. 어떤 치료방법인지는 몰라도 다른 방법에 비해 더 효과가 있는 방법이 있다는 뜻이다.

(3) 이원 분산분석

① 두 개(치료방법과 성별)의 독립변수의 효과를 동시에 예측하는 방법은 이원 분산분석, 세 개면 삼원 분산분석, 그보다 더 많은 수의 독립변수의 효과를 예측하면 다원 분산분석이라 한다.

② 예를 들어, 행동수정요법과 최면요법이 여성과 남성의 금연에 똑같이 효율적인가를 결 정하고자 여성 20명과 남성 20명을 각각 2개의 집단(A와 B)에 무작위로 배정하였다고 생각하자. 실험기간이 지난 후 각 대상자에게 하루 평균 흡연개피수를 보고하도록 하였다.

③ 독립변수가 두 개일 때는 세 가지 가설을 검정할 수 있다. 첫째는 모든 대상자들을 통틀어서 치료의 효과가 있는지 조사하는 것이고, 둘째는 모든 대상자들을 통틀어서 성별에 따라 차이가 있는지 조사하는 것이다. 세 번째는 치료의 효과가 성별에 따라 차이가 있는지 확인하는 것이다.

④ 세 가지 가설 중 일반적으로 먼저 조사하여야 하는 가설은 교호작용(interaction effect)의 가설로서, 세 번째의 가설이다. 교호작용이란 한 변수의 효과가 다른 변수의 수준에 따라 서로 다른 것을 말한다.

⑤ 예를 들어, 최면치료와 행동수정요법이 성별에 따라 다른 효과를 보이는지를 조사하는 것이 바로 교호작용이 있는지 여부를 조사하는 것이다. 여성에게서는 최면 치료가 더 효과있지만, 남성에게서는 오히려 행동수정요법이 더 효과 있는 것은 아닌지, 또는 두 가지 치료가 남성과 여성 모두에게 같은 효과를 갖는지 여부를 조사한다.

(4) 분산분석의 논리와 방법

① **분산분석의 가설검정** : 한 집단 내에서 선택된 표본으로부터 얻은 분산과 세 집단의 표본 평균들 간에 계산되는 분산을 비교함으로써 가능하다.

② **집단 내 분석** : 주어진 표본(또는 집단)의 각 점수들이 같은 그룹에 있는 다른 점수들과 얼마나 다른지를 말해 준다.

③ **집단 간 분석** : 여러 표본(집단)들의 산술평균이 서로 얼마나 다른지를 말해 준다.

④ 집단 내 분산의 차이는 적고 집단 간 산술평균의 차가 크면 클수록 집단 간 분산은 커질 것이다.

⑤ **총변동** : 실험대상 모두에 대한 편차의 크기를 말하는 것으로 각 관찰치에서 전체 표본의 평균을 뺀 것을 제곱하여 더한 것이다. 이는 집단 내 변동과 집단 간 변동을 합한 것과 같다.

⑥ 집단 간 변동은 독립변수가 설명해 주고 있는 부분으로 각 집단의 산술평균의 합과 전체 평균 사이의 차이다.

⑦ 집단 내 변동은 독립변수로도 설명이 안 된 변동을 나타낸다. 집단 내 변동은 각 점수와 그 점수가 포함되어 있는 집단의 산술평균 간의 차를 제곱한 것의 합이다.

≫ 이원 분산분석을 위한 가상의 금연자료

성별	처치	흡연량	성별	처치	흡연량
여	1	24	남	1	10
여	1	28	남	1	21
여	1	22	남	1	17
여	1	19	남	1	0
여	1	27	남	1	33
여	1	25	남	1	16
여	1	18	남	1	18
여	1	21	남	1	13
여	1	0	남	1	15
여	1	36	남	1	17
여	2	27	남	2	36
여	2	0	남	2	31
여	2	45	남	2	28
여	2	19	남	2	32
여	2	22	남	2	25
여	2	23	남	2	22
여	2	18	남	2	19
여	2	20	남	2	30
여	2	12	남	2	35
여	2	14	남	2	42

⑧ 아래는 흡연량의 평균을 정리한 표이다.

⑨ 전체적으로 치료(1) 행동수정에 참여한 대상자는 치료(2) 최면요법에 참여한 대상자에 비해 담배를 적게 피웠으며, 여성(1)이 남성(2)에 비해 담배를 적게 피웠음을 알 수 있다. 또한 남성은 치료(1)에 참여했을 때 담배를 적게 피웠고 여성은 치료(2)에 참여했을 때 담배를 더 적게 피웠다. 이 자료에 이원 분산분석을 수행함으로써 이러한 차이들이 통계적으로 유의한지 확인할 수 있다.

≫ 흡연량의 평균

구분	행동수정(1)	최면요법(2)	두 요법 모두
여자(1)	22	20	21
남자(2)	16	30	23
남녀 모두	19	25	

⑩ 아래 표는 흡연량 자료의 이원분산분석표이다.

≫ 이원 분산분석표

구분	제곱합	자유도	평균제곱	F	유의확률
성별	40.000	1	40.000	.477	.494
치료집단	360.000	1	360.000	4.294	.045
성별*치료집단	640.000	1	640.000	7.634	.009
잔차	3018.000	36	83.833		

* 유의하다

⑪ 전체 자유도는 총 사례수보다 1이 작은 39이다. 성별과 치료집단은 각각 두 가지 가능한 범주가 있으므로, 범주수보다 1이 작은 1씩이고, 성별과 치료집단의 교호작용의 자유도 역시 각 변수의 범주수 −1을 곱한 것이므로 $(2 - 1) \times (2 - 1) = 1$이다.

⑫ 자유도가 맞는 것을 확인한 뒤, 이 표처럼 성별과 치료집단의 교호작용이 있는 분산분석 표에서 가장 먼저 검정하여야 할 가설은 교호작용이 있는가 하는 가설이다.

⑬ 이 가설의 검정통계량은 '성별*치료집단' 행에 나타나는데 이 경우 유의확률이 .009로서 유의수준 .05보다 훨씬 작다. 두 변수 사이에는 유의한 교호작용이 있다. 즉, 치료의 효 과가 남자와 여자에서 서로 다르게 나타났다는 뜻이다.

9 비모수통계학

(1) 개념

비모수통계학은 모집단의 분포에 대한 가정을 필요로 하지 않아도 무방하며, 특히 명목척도 나 서열척도를 분석하는 방법이다.

(2) X_2(chi-square)분석

① 교차표로 정리된 두 범주형 변수의 관계를 확률적으로 분석하고 검정하는 것을 교차분석 (cross tabulation analysis)이라 한다.

② 교차분석에 사용되는 검정통계량은 카이제곱 분포를 따르기 때문에, 교차분석을 카이제 곱 분석(chi-square analysis) 또는 카이제곱 검정(chi square test)이라고도 한다.

③ 두 변수가 서로 독립이라 하는 것은 아무런 상관이 없다는 뜻이다. 예를 들어, 정상아에 있어서 출생 시 체중과 지능지수라는 두 변수는 아무런 관계도 없다. 그러나 부모의 안경 착용 여부와 자녀의 안경 착용 여부는 서로 관계가 있을 것이다. 출생 시 체중과 지능지 수처럼 서로 관계가 없는 경우는 '서로 독립이다'라고 하고, 본인의 안경 착용 여부와 부 모의 안경 착용 여부처럼 관계가 있는 경우는 '서로 독립이 아니다'라고 한다.

④ 독립이 아닌 것을 때로 '서로 종속이다' 또는 '서로 상관이 있다'라고 하기도 한다. 교차분 석은 명목 또는 서열 수준으로 측정된 '두 변수가 서로 독립이 아니라고 할 수 있는가'를

알아 보는 것으로서, 독립성 검정(test of independency)이라고도 한다.

⑤ 예를 들어, 환자가 약물자가복용(self-medication regimen)을 규칙적으로 할 수 있도록 돕고자 계획된 간호교육의 효과를 측정하는 연구에서 실험군은 새로운 교육방법을 실행하는 간호사가 교육하고, 통제군은 일상적인 교육방법을 계속하는 간호사가 교육하였다 하자. 검정할 가설은 다음과 같다.

⑥ **연구가설** : '두 군에서 자가투약을 규칙적으로 이행하였다고 보고하는 대상자의 비율은 서로 다를 것이다. 두 군의 자가투약대상자의 비율이 같으면 두 군은 동질적(homogeneous)이라 하고, 두 군이 서로 다르면 두 군은 이질적(heterogeneous)이라 한다. 두 군이 서로 동질적인지 이질적인지 조사하는 검정이 동질성 검정(test of homogeneity)으로서 역시 교차분석에서 할 수 있는 검정이다.

» 실험 집단 · 약물자가복용 이행 교차표

			약물자가복용 이행		전체
			규칙적	불규칙적	
실험 집단	대조군	빈도	55	45	100
		실험집단의 %	55.0%	45.0%	100.0%
		약물자가복용 이행의 %	41.4%	67.2%	50.0%
		전체 %	27.5%	22.5%	50.0%
	실험군	빈도	78	22	100
		실험집단의 %	78.0%	22.0%	100.0%
		약물자가복용 이행의 %	58.6%	32.8%	50.0%
		전체 %	39.0%	11.0%	50.0%
전체		빈도	133	67	200
		실험집단의 %	66.5%	33.5%	100.0%
		약물자가복용 이행의 %	100.0%	100.0%	100.0%
		전체 %	66.5%	33.5%	100.0%

⑦ 위의 교차분석표를 갖고 spss에 적용하면 아래와 같은 통계측정표가 나온다. Pearson 카이제곱 줄에 보면 통계치는 11.873이고, 자유도 1인 카이제곱 분포에서 유의확률이 .001임을 알 수 있다. 이 자료에서 관찰한 통계치 11.873은 우연히 나올 것으로 '기대하기에는 너무 큰 수이다. 따라서 실험군과 대조군에서 규칙적으로 자가투약을 이행했다고 보고한 대상자의 비율은 유의하게 다르다는 결론을 내릴 수 있다.

>> 카이제곱 검정

	값	자유도	접근 유의확률 (양쪽검정)	정확한 유의확률 (양쪽검정)	정확한 유의확률 (한쪽검정)
Pearson 카이제곱	11.873[b]	1	.001		
연속수정[a]	10.863	1	.001		
우도비	12.056	1	.001		
Fisher의 정확한 검정				.001	.000
선형 대 선형결합	11.814	1	.001		
유효 케이스 수	200				

a. 2×2 표에 대해서만 계산됨

b. 0 셀(.0%)은(는) 5보다 작은 기대빈도를 가지는 셈이다. 최소 기대빈도는 33.50이다.

10 추론통계방법을 선정할 때의 유의점

(1) 우선 주어진 자료가 나온 표본의 모집단이 모수적 통계가 필요로 하는 가정들을 충족시키고 있느냐 없느냐를 검토하여 모수적 통계방법을 쓸 것이냐 아니면 비모수적 통계방법을 사용해야 되느냐를 결정하여야 한다.

(2) 모수적 통계방법을 사용해야 한다면 그 다음 구체적으로 어떠한 통계방법을 사용할 것이냐를 결정해야 한다.

(3) t – 검증법은 소표본, 즉 표본의 크기가 대체로 120 이하인 두 개 표본집단 간의 차이만을 검증할 때 사용된다.
① 통계분석방법을 선정할 때는 표본의 크기도 고려해야 한다.
② 독립변수는 명목척도, 종속변수는 등간척도 이상일 경우에 사용된다.

(4) 표본집단이 세 개 이상인 경우는 분산분석, 즉 F – 검증법을 사용해야 된다. 분산분석도 독립변수는 명목척도, 종속변수는 연속변수일 때 사용한다.

(5) 피어슨 상관관계는 두 변수 모두 등간척도 이상의 경우 두 변수 간의 관계의 정도를 알아보기 위하여 사용한다.

독학사 4단계

PART 6

연구보고서 작성 및 발표

독학사 4단계

CHAPTER 1 연구결과의 해석 및 보고

1 분석과 해석의 의미

(1) 분석

① 적합한 분석방법은 주어진 연구문제나 가설에 따라 미리 연구설계 과정에서 계획하는 것이 바람직하다.

② 분석이란 주어진 가설을 검정하고 연구문제에 대한 해답을 얻기 위해서 미리 계획된 분석틀에 따라 수집된 자료들을 통계라는 방법을 통해 기계적으로 배치하는 작업이다.

(2) 해석

① 좁은 의미의 해석 : 주어진 연구 자체 내에서의 변인들 간의 관계만을 해석하는 것으로 분석과 동시에 해석이 자동적으로 나온다.

② 넓은 의미의 해석 : 한 연구의 결과와 그것으로부터 도출된 추리들을 관계된 이론 또는 다른 연구결과들과 비교하는 것을 말한다.

③ 연구의 목적이 변인들 간의 관계를 기술하고 설명하며 예측하고 통제하는 데 있다는 점을 상기하면 변인들 간의 관계만이 아니라 그 관계를 다각도로 설명하는 광의의 해석이 모든 연구에 필요하다.

2 연구결과의 해석 · 논의

(1) 가설검증 결과의 해석

① 통계적인 유의성 검증을 통해 본래의 연구가설이 지지되었을 때는 가설이 도전을 받을 때에 비해 결과를 해석하기가 어느 정도 쉽다고 할 수 있다.

② 그런 상황에서는 연구자가 이미 이전의 연구결과, 이론적 기틀, 논리적 추리를 이용하여 가설을 설정하였기 때문에 부분적으로나마 해석을 미리 할 수가 있다. 따라서 이러한 기초작업에 이어 좀 더 구체적인 해석을 내릴 수 있다.

③ 자료로부터 결론을 끌어냄에 있어 어느 정도 보수적인 것이 좋다. 연구결과에 의미를 부여함에 있어 개인적 견해와 주관적 판단의 개입은 어쩔 수 없는 일이긴 하나 가능한 배제되어야 한다.

④ 때때로 결과가 의미하는 것을 설명하다 보면 자료가 가지고 있는 의미와 전혀 다른 방향으로 흐를 수 있는데 이러한 해석은 의식적으로라도 피해야 한다.

⑤ 예를 들어, 임부의 분만에 대한 불안수준과 분만경험, 그리고 자녀 수 사이에 관계가 존

재할 것이라는 가설을 가지고 시작한 연구에서, 분만경험 횟수와 자녀 수의 일치 정도는 불안수준과 부정적인 관계($r = -.04$)에 있는 것으로 나타나, 연구자는 분만경험의 증가는 불안 정도를 감소시킨다는 결론을 내렸다.

⑥ 이러한 결론은 자료에 의해 지지되고 있는가? 결론이 논리적으로 보이긴 하나 실제로 자료 안에는 이러한 해석에 직접 이르게 하는 것은 아무 것도 없다. 중요한 교훈은 "상관관계는 인과성을 입증하지 않는다."라는 것이다.

⑦ 두 변수가 관계하고 있다는 결과는 두 변수 중의 어느 하나가 다른 하나의 원인이 된다는 것을 암시하는 어떠한 증거도 제공하지 못한다. 위의 예에서 인과관계는 반대방향으로 존재할 수도 있을 것이며, 연구에서 조사되지 않은 제3의 변수가 불안과 자녀 수 둘 다에 영향을 미칠 수도 있는 것이다.

⑧ 결과에 대한 대안적인 설명이 항상 참작되어져야 한다. 이러한 경쟁적인 해석이 자료나 이전의 연구 결과에 근거하여 배제될 수 있다면 훨씬 바람직하다.

⑨ 가설을 검증하여 통계적인 유의성이 받아들여졌다는 사실만으로 곧 그 결과는 중요하며 간호와 간호대상자에게 가치가 있다는 것을 의미하지는 않는다.

⑩ 통계적 유의성은 결과가 우연히 얻어진 것이 아니라는 것을 나타낼 뿐이다. 즉, 관찰된 집단차이 또는 관찰된 관계는 사실일 수 있다는 것을 의미한다.

⑪ 예를 들어, 표본이 500일 때 .10의 상관계수는 .05 수준에서 유의하나, 이러한 크기의 관계는 거의 실제적인 가치가 없을 수 있다.

⑫ 그러므로 연구자는 결과의 의의를 평가할 때 유의수준뿐 아니라 분석에서 얻어진 수치에 관심을 가져야만 한다. 실증적인 증거에 의한 연구가설의 지지는 가설의 진실성을 입증하지 못한다.

⑬ 가설검증은 확률적인 것이다. 얻어진 관계는 우연에 의한 것일 가능성이 항상 남아 있다. 그러므로 결과와 그러한 결과에 주어지는 해석들은 모두 잠정적이어야만 한다. 특히 비확률표집에 의한 연구일 경우 연구표본 이상으로 결과를 일반화할 때 주의해야 한다.

⑭ 요약하면 결과가 기대와 일치될지라도 연구자는 결론을 끌어냄에 있어 신중을 기해야만 한다.

(2) 유의하지 않은 결과의 해석

① 영가설은 특히 해석적인 관점에서 문제가 된다. 흔히 사용되는 통계절차는 영가설을 부정하는 방향으로 설계되었다. 영가설이 부정되지 않는 이유는 한 가지 이상일 수 있으며 연구자는 흔히 이들 이유 중 어떤 것이 내포되어 있는지를 알지 못한다.

② 영가설은 실제로 '참(true)'일 수 있다. 이 경우에 유의하지 않은 결과는 연구변수 사이에 관계가 없다는 것을 정확하게 반영할 수 있다.

③ 반면에 제2종 오류(type 2 error)가 관계하고 있는 경우 영가설은 '거짓(false)'일 것이다. 거짓 영가설은 내적 타당도의 문제, 이탈된 표본의 선정, 검증력이 약한 통계절차의 이

용, 너무 작은 표본 등과 같은 몇 가지 이유에 기인하여 나타날 수 있다.

④ 연구자가 유의하지 않은 결과를 정당화함에 있어 그러한 요인들 중 어느 하나를 이용하지 않는 한 이러한 결과를 해석하는 일은 어려워진다.

⑤ 채택된 영가설을 변수 간의 관계의 결여에 대한 증거로 해석하는 것은 전혀 정당하지 않다. 유의하지 않은 결과는 가설의 '참' 또는 '거짓'에 대한 증거의 결여를 나타낸다는 것이 가장 안전한 해석이다.

⑥ 그러므로 연구자의 실제 연구가설이 "차이 또는 관계가 관찰되지 않을 것이다."로 진술될 경우 전통적인 가설검증절차는 필요로 되는 추론을 하지 못할 것이다.

⑦ 유의한 결과를 전혀 발견하지 못할 때 연구자는 연구전략과 방법을 지나치게 비판하고 가설이 근거하고 있는 이론이나 논리적 추리는 별로 비판하지 않는 경향이 있다. 연구방법상의 결점을 찾고 확인하는 것도 중요하지만 이론적인 약점을 찾는 것 또한 중요하다. 그러한 노력의 결과를 가지고 방법과 이론을 어떻게 향상시킬 수 있는가에 대한 제언을 해야 한다.

(3) 가설과 반대되는 유의한 결과의 해석

① 가설과 반대의 결과를 얻는 것 이상으로 연구자를 당황하게 하는 것도 없을 것이다.

② 결과가 나온 후 가설을 변경하는 것은 비윤리적임은 말할 나위가 없다.

③ 연구의 목적은 연구자의 견해를 확실하게 하는 것이 아니라 진리에 도달하고 이해를 높이는 데 있다.

④ 가설과 반대되는 유의한 결과가 나타난 경우에는 방법이 잘못되기보다는 추리나 이론이 잘못될 수 있다.

⑤ 결과를 해석할 때는 항상 다른 연구와의 비교, 다른 이론의 참작, 자료수집과 분석절차의 비판적인 탐색이 포함되어야 한다. 그러한 기대치 않은 결과에 대한 설명은 잠정적이어야 하며, 그러한 설명이 다른 연구에서는 어떻게 검증되어질 수 있는가에 대한 제언도 함께 해 주어야 한다.

(4) 혼돈스런 결과의 해석

① 혼돈스런 결과로 인해 해석과정이 흔히 어려움을 겪게 된다.

② 연구자의 일부 가설은 자료에 의해 지지된 반면, 나머지는 지지되지 않음을 발견할 수 있다. 또는 한 도구를 사용하여 종속변수를 측정했을 때는 가설이 채택되었으나 같은 변수를 다른 도구를 사용하여 측정했을 때는 가설이 거부될 수 있다. 일부 결과만 이론적 위치나 개념적 틀에 맞을 때는 우선 연구방법을 조사한다.

③ 예를 들어, 여러 측정도구의 신뢰도와 타당도의 차이는 그러한 불일치를 설명할 수 있다. 반면에 혼합된 결과는 이론이 얼마나 더 질적이 되어야 하는지 또는 이론에 포함된 특정 개념이 얼마나 더 재개념화되어야 하는지를 지적해 낼 수 있다.

(5) 논의 기출

① 연구자가 결과에 대해 제공하는 의미는 보고서에서 중요한 역할을 담당한다.

② 논의부분은 해석과 제한점, 제언에 특히 공헌한다.

③ 결과의 해석에는 통계적인 결과를 실제적이고 개념적인 의미로 바꾸는 작업이 포함된다. 해석과정에는 결과, 방법, 표본의 특성, 관련된 연구의 결과, 이론적인 문제에 대한 연구자의 지식이 필요하다.

④ 또한 해석과 함께 결과를 합리적으로 일반화할 수 있는 모집단에 대한 진술이 포함되어야 한다.

⑤ 연구자는 대안적인 설명이 어떻게 배제되었는가를 분명히 언급하면서 해석을 정당화해야 한다.

⑥ 결과가 이전의 연구결과와 일치되지 않을 경우에는 잠정적인 설명을 제공해야 한다. 독자가 연구방법상의 주요 약점을 확인할 수 있을 만큼 충분히 서술했을지라도 연구자는 스스로 제한점을 지적해야 한다.

⑦ 연구자는 표집상의 문제에 의한 영향, 설계상의 문제, 도구의 약점 등을 발견하고 사정하는 가장 좋은 위치에 있으며, 이러한 어려움을 독자에게 알려야 하는 전문가적 책임이 있다.

⑧ 연구자가 연구의 제한점을 알고 있다는 것을 보여줄 경우 독자는 이들 제한점이 해석을 전개하는 데 무시되지 않았다는 것을 알게 될 것이다.

⑨ 연구에서 도출된 의의는 흔히 추론적이므로 잠정적인 용어를 사용해야 한다. 해석의 추론적인 성질은 다른 방법으로 보여주어야만 한다. 본질적으로 해석은 가설이며, 그렇기 때문에 다른 연구에서 검증될 수 있다.

⑩ 그러므로 논의부분은 연구결과에 의해 제기된 질문에 대답하기 위한 또 다른 연구를 제언할 뿐만 아니라 이러한 가설을 검증하는 데 도움이 되는 연구를 추천하는 것도 포함하여야 한다.

3 연구결과의 발표

(1) 연구보고서 내용

① 서론

ㄱ. 연구보고서의 서론부분의 목적은 독자가 조사하고자 하는 연구문제를 알게 하는 것이다.

ㄴ. 연구의 주요 목적을 독자에게 의사소통하기 위해서는 정확하고 모호하지 않은 의문형의 문제진술이 가치가 있다.

ㄷ. 형식적인 가설이 설정되었을 경우 서론에서 규명되어야 한다. 연구자는 문제를 추구하는 것이 가치가 있다는 이유를 분명히 하기 위해 연구배경을 충분히 설명해야 한다.

② 간호연구문제를 정당화하기 위해서는 연구의 실제적인 의의와 이론적인 의의를 모두 포함하는 것이 이상적이다. 그러나 현재의 지식상태를 가지고 실제적인 문제는 해결할 수 있으나 현존이론에 연결시킬 수는 없다는 사실에 크게 관심을 갖지 않아도 된다.

⑩ 물론 이론적인 맥락 안에서 짜여진 연구는 간호와 간호과정에 대한 일반지식에 더 많은 기여를 할 수 있을 것이다. 이론적인 근거가 있다면 그러한 이론적 근거를 서론 부분에서 밝혀 주어야 한다.

⑪ 문제의 진술은 관련된 연구의 요약과 함께 제시되어야 하며, 그래야 연구의 전망을 내다볼 수 있을 것이다.

⑭ 마지막으로 서론부분에는 조사하고자 하는 개념의 정의가 포함되어야 한다. 때로는 완전한 조작적 정의가 방법론 부분에 포함되기도 하나 독자들은 보고서의 초반에서부터 연구자가 그 용어에 대해 마음속에 품고 있는 생각을 함께 나눌 수 있어야 한다.

⑮ 요약하면 서론의 목적은 무엇을 연구했고 무엇을 발견했는가를 서술하는 단계이다. 서론부분은 다음의 질문에 대한 답을 가지고 있어야 한다 "연구자가 알고자 원하는 것이 무엇인가?", "연구자는 그것을 왜 알기 원하는가?", "그러한 연구가 갖는 의미는 무엇인가?"

② 문헌고찰

㉠ 연구문제의 이론적 기초와 실제적 기반을 분명히 하는 데 도움이 된다. 이것은 또한 조사하고자 하는 연구주제에 익숙하지 않은 독자가 연구가 시도되는 맥락을 이해하는 데 도움이 된다.

㉡ 문헌고찰은 학위논문의 경우 서론과 구별되며, 연구문제에 관한 최신 지식의 개요를 제공한다.

㉢ 학위논문의 경우 철저한 문헌고찰이 요구되며, 학술지 논문은 연구와 관련된 가장 대표적인 문헌의 개요를 제공하도록 작성한다.

㉣ 참고문헌은 해당 연구에 관한 질문 또는 가설을 명확하게 정의하고, 이론적·개념적 틀을 차지하며, 연구자에게 다른 사람이 범한 실수를 피할 수 있도록 도와주어야 한다.

㉤ 참고문헌은 목록이 확실한 저널을 인용해야 하며 인용된 문헌은 참고문헌 목록 보고를 위한 나열이 되면 안 된다. 즉, 최근 출판된 것으로 여러 종류의 저널을 인용하여 폭넓고 깊이 있는 내용으로 작성해야 한다.

③ 연구방법

㉠ 연구방법은 연구문제를 해결한 방법을 평가할 수 있을 만큼 충분히 구체적이어야 한다.

㉡ 먼저 연구에 참여한 대상자가 누구였는가를 밝혀야 한다. 대상자에 대한 서술은 보통 표본이 추출된 모집단을 구체화하고 서술하는 것이 포함된다. 만일에 표적모집단과 근접모집단이 동일하지 않을 경우 두 모집단을 모두 서술해야만 한다.

ⓒ 표본선정방법은 왜 그러한 표집설계를 선택했는가에 대한 이유와 함께 분명하게 기술하여 결과의 일반화 능력을 평가할 수 있게 해야 한다.

ⓔ 성별, 연령, 기타 관련된 속성과 같은 대상자의 일반적 특성을 서술하고 알 수 있으면 이들 특성이 모집단을 대표하는 정도를 지지하는 것이 바람직하다.

ⓜ 연구설계는 비실험연구에 비해 실험연구에서 좀 더 구체적으로 다루어지고 있다.

ⓑ 실험에서 연구자는 어떤 변수를 조작했고, 대상자를 집단에 어떻게 배정했으며, 실험 중재의 성질과 채택된 특수한 설계를 지적해야만 한다.

ⓢ 어떤 형태의 연구든 연구상황과 외생변수를 통제하기 위해 취한 단계를 규명하는 것은 필수적이다.

ⓞ 특히 방법론 부문의 중요한 구성요소는 표적변수를 측정하기 위해 사용한 도구에 대한 서술이다. 대부분의 경우 변수가 조작화된 방법을 독자에게 알리기 위해 도구와 그것을 사용한 근거를 자세하게 설명할 필요가 있다.

ⓩ 보고서 내에 실제 사용한 연구도구를 포함시킬 수 없을 때 도구의 형태와 내용은 가능한 자세하게 소개되어야 한다. "연구문제에 대한 질문을 포함한 질문지를 대상자에게 배부하였다."와 같은 서술은 불충분하다. 도구에 얼마나 많은 질문이 포함되었는가?, 개방성 질문인가?, 폐쇄형 질문인가?, 도구의 주요 부문은 무엇이고 이들 부문은 어떻게 조직되었는가? 보고서에 도구를 언급하지 못했을 때는 완전한 도구를 구할 수 있는 방법을 가르쳐 주는 것이 좋다.

ⓧ 측정도구가 연구를 위해 특별히 만들어졌을 경우 보고서는 그것의 개발방법, 사전조사를 위해 사용한 방법, 사전조사 결과에 따라 수정, 보완을 했는지, 부호화 절차와 점수 매기는 절차, 해석을 위한 지침을 서술해야만 한다.

ⓚ 도구의 타당도와 신뢰도에 관계된 정보도 언급해야만 한다. 연구절차부문은 실제로 어떤 단계를 따라 자료를 수집했는가에 대한 정보를 제공한다.

ⓣ 실험연구에서는 중재와 종속변수의 측정 사이에 얼마만큼 시간간격이 있었는가? 면담연구에서는 면담이 어디에서 이루어졌고 평균적으로 한 번 면담하는 데 얼마나 시간이 걸렸는가?, 질문지를 사용했을 때는 질문지를 대상자에게 어떻게 배부했으며 반응률을 높이기 위해 사용한 추후절차는 무엇인가?

ⓟ 관찰연구라면 관찰자의 역할과 대상자의 역할은 무엇인가에 대한 정보를 서술한다. 결과에 영향을 미칠 수 있으면서 자료수집하는 동안 예기치 않게 일어난 사건이 있으면 서술하고 평가해야만 한다. 보고서를 읽을 때는 수집된 자료의 질을 평가하는 위치에 있어야 하며 연구절차의 서술은 이러한 평가를 뒷받침해 준다.

ⓗ 자료를 처리하기 위해 사용한 통계적 분석과 컴퓨터 프로그램에 대한 서술은 때로는 방법론 부문에 포함시키고 때로는 분석결과와 함께 결과 부문에 포함시킨다.

④ 결과

    ㉠ 결과부분에선 분석결과를 요약한다. 서술통계와 추론통계를 모두 사용했을 경우 대개는 서술통계량이 먼저 나온다.

    ㉡ 연구자는 가설이 지지되었든 지지되지 않았든 간에 가능한 정확하고 완전하게 모든 결과를 보고해야 한다.

    ㉢ 보고서에 포함시킬 분석내용이 너무 많을 경우 분석을 선택하는 데 이용된 기준은 연구의 전반적인 목적과 관련성이 있는 것이어야 한다.

    ㉣ 몇 가지 분석결과가 제시되어 질 때 흔히 표로 결과를 요약하는 것이 유용하다. 제목을 정확하게 붙인 좋은 표는 지면을 절약하고 반복되는 진술을 피하는 중요한 방법이며, 그래프 형태로 결과를 제시한 그림은 중요한 결과와 관계를 극적으로 표현하기 위해 사용된다.

    ㉤ 표와 그림은 쉽게 찾아볼 수 있게 번호를 붙여야 한다.

    ㉥ 결과를 서술하는 문체에 있어 연구보고서에서는 '입증되었다, 확인되었다' 또는 가설이 '옳다, 그르다'와 같은 주장을 해선 안 된다. 가설은 '지지되었다' 또는 '지지되지 않았다, 채택되었다' 또는 '부정되었다'로 서술한다.

    ㉦ 또한 결과는 과거시제로 쓰여져야 한다. 현재시제는 결과를 모든 대상자에 일반화하는 것이 의문스럽다는 것을 의미한다.

    ㉧ 통계결과를 제시할 때는 보통 통계값, 자유도, 유의수준을 사용한다.

⑤ 논의

    ㉠ 논의는 연구의 마지막 부분으로 중요하며, 연구자가 결과를 해석하여 연구결과의 의미를 논의해야 비로소 연구를 완성했다고 할 수 있다.

    ㉡ 이 부분은 연구결과를 실무에 적용하거나 반복연구를 위해 독자가 관심을 갖게 하므로 정확하고 명확하게 작성해야 한다.

    ㉢ 논의 부분에서 연구결과가 기존 선행연구와 비교해 같은 연구결과를 나타낸 경우에는 결과가 같음을 제시하며 본인의 해석에 정당함을 제시한다. 연구결과가 선행연구와 상반되면 임시적인 해석만을 제시해야 한다.

    ㉣ 논의로 연구의 제한점을 확인할 수 있어야 하고, 이런 제한점으로 연구결과의 타당성을 옹호할 수 있어야 한다.

⑥ 결론

    ㉠ 결론은 전체 연구 내용의 개요를 잘 보여주어 연구를 읽는 독자가 연구논문을 더 자세히 읽어야 할 필요성을 느끼도록 일목요연하게 작성해야 한다.

    ㉡ 독자들이 전체 내용을 자세히 읽지 않고도 연구목적, 연구방법, 연구결과를 파악하게 해주어야 한다.

    ㉢ 결론을 작성할 때는 짧으면서도 중요한 측면을 포함해서 요약해야 한다.

(2) 연구보고서 평가

① 연구문제

㉠ 문제가 명백하고 간결하게 진술되었는가?

㉡ 문제가 한 번의 조사로 해결되기에 너무 크거나 너무 복잡하지 않은가?

㉢ 문제진술은 독립변수, 종속변수에 대한 정확한 정보를 제공하고 있는가?

㉣ 실증적 증거(empirical evidence)를 통해 해답을 얻을 수 있는 연구문제인가?

㉤ 연구에 대한 분명한 이해를 위해 필요한 용어의 정의가 포함되었는가?

㉥ 간호학에 대한 문제의 유의성이 토의되었는가?

㉦ 연구문제가 특수한 현상뿐 아니라 그 이외의 현장에 대해서도 중요하게 관련되어 있는가?

② 관계문헌의 고찰

㉠ 보고서는 연구문제를 이전의 관계된 연구와 결부시키고 있는가?

㉡ 문헌의 1차출처를 얻었어야 할 때에 2차출처에 지나치게 의존하고 있지 않은가?

㉢ 관련된 중요한 문헌이 생략되지는 않았는가?

㉣ 최근의 문헌을 고찰하여 포함시켰는가?

㉤ 의견을 담은 기사나 일화를 지나치게 강조하고 실증적인 연구는 너무 등한시 하지 않았는가?

㉥ 고찰에 사용된 문구는 알기 쉽게 적절히 바꾸어 서술되었는가 아니면 본래의 출처로부터 그대로 인용하여 서술되었는가?

㉦ 고찰이 과거연구의 요약에 불과한 것인가 아니면 주요 연구의 기여도를 비판적으로 평가하고 비교한 것인가?

㉧ 고찰은 아이디어의 전개를 분명하게 조직하였는가?

㉨ 고찰은 문헌의 간단한 개요와 연구하고자 하는 문제에 대한 문헌의 의의로 끝을 맺었는가?

③ 개념적 기틀

㉠ 보고서는 연구문제를 이론적 혹은 개념적 틀에 연결시키려고 했는가?

㉡ 이론적 기틀은 자연스런 방법으로 문제와 결부되어 있는가 아니면 그 연결이 부자연스럽게 보이는가?

㉢ 다른 개념적 기틀이 보다 적절할 수 있는가? 이론이나 개념적 기틀로부터의 연역은 논리적인가?

④ 가설

㉠ 보고서는 검증하고자 하는 가설들을 규명하고 있는가?

㉡ 각각의 가설은 둘 혹은 그 이상의 변수 간의 예측되는 관계를 표현하고 있는가?

㉢ 가설은 이론적 근거나 문헌고찰을 통해 논리적으로 도출되었는가?

㉣ 만일 그렇지 않다면, 어떠한 정당성이 연구자의 예측을 위해 제공되고 있는가?

ⓜ 가설들은 모두 검증 가능한 것인가?

ⓗ 가설들은 간결하고 모호하지 않게 진술되었는가?

ⓢ 가설들은 관심 있는 일반모집단을 지적하고 있는가?

⑤ 연구대상자

㉠ 보고서는 전체모집단을 연구했는지 또는 표본을 연구했는지를 나타내고 있는가?

㉡ 표집선정 절차가 분명하게 서술되었는가?

㉢ 표집설계는 대표성 있는 표본을 추출할 수 있게 짜여졌는가?

㉣ 표집설계가 비교적 약한 것일 경우(비확률표집의 경우처럼) 가능한 표집편견을 규명했는가?

㉤ 표본의 크기와 주요 특성이 서술되었는가?

㉥ 모집단의 이질성이 제시되었을 경우 표본크기는 충분히 큰가?

㉦ 보고서는 반응률(예 연구에 참여하겠다고 동의한 사람의 비율)을 나타내고 있는가?

⑥ 자료수집과 측정도구

㉠ 자료수집방법은 중요한 변수를 측정하는 데 가장 적합한 방법인가?

㉡ 만일 도구가 그 연구를 위해 특별히 개발된 것이라면, 도구개발에 대한 절차가 서술되었는가?

㉢ 만일 도구가 새로운 것이거나 초기의 것을 수정하여 채택한 것이라면, 그들은 적절하게 사전조사된 것인가?

㉣ 도구의 신뢰도에 대한 증거가 제시되었는가?

㉤ 만일 제시되었다면, 그 신뢰도계수는 받아들일 수 있는 크기인가? 신뢰도 측정방법은 가장 적절한 것이었는가?

㉥ 도구의 타당도에 대한 증거가 제시되었는가?

㉦ 만일 제시되었다면 그 증거는 도구가 연구에 적용하기에 충분히 타당하다는 것을 나타내는 것인가?

㉧ 타당도의 유형(내용타당도, 준거타당도, 구성타당도)은 사용한 도구와 가장 관련성이 있는 것인가?

⑦ 연구결과

㉠ 결과는 잘 조직되어 제시되었는가?

㉡ 결과를 간결하고 강력하게 설명하기 위해 표와 그림이 이용되었는가?

㉢ 표와 그림은 잘 조직되고, 적절하게 제목이 붙여지고, 이해하기 쉽게 표현되었는가?

㉣ 결과를 보고함에 있어 편견의 증거가 있는가?

⑧ 논의와 제언 평가

㉠ 각각의 결과는 그와 관련된 본래의 가설에 의해 해석되었는가?

㉡ 각각의 결과는 그와 유사한 연구로부터의 도출된 결과에 비추어 해석되었는가? 그리고 그들의 반박에 대한 이론적 근거가 논의되었는가?

　　　ⓒ 해석이 결과와 일치하는가?

　　　ⓔ 인과관계에 대해 보증할 수 없는 해석을 내리고 있지는 않은가?

　　　ⓜ 해석을 논의하는 데 사용된 언어가 충분히 잠정적인가?

　　　ⓗ 논의된 의미는 적절한 것인가?

　　　ⓢ 연구에 이용된 표본을 고려치 않고 일반화를 논하지는 않았는가?

　　　ⓞ 연구의 의의를 논의하는 데 있어 연구의 제한점으로 돌려야 할 고려사항이 있는가?

　　　ⓩ 연구의 의의를 근거로 특별한 간호활동에 대한 제언을 하고 있는가?

　　　ⓒ 미래의 연구를 위한 제언을 하고 있는가?

　　　ⓚ 결과와 일치하고 관련된 연구결과와도 일치하는 제언을 하고 있는가?

　⑨ **결론 평가**

　　　㉠ 결론이 명확히 언급되었는가?

　　　㉡ 결론이 수집된 자료를 근거로 한 것인가?

　　　㉢ 연구결론이 연구독자가 보기에 타당한가?

　　　㉣ 연구결과를 일반화할 수 있는가?

(3) 구두로 하는 연구발표의 평가를 위한 지침

　① 주요 발견결과와 결론은 무엇인가? (최소한 두 번은 언급되어야 한다)

　② 결론을 신뢰할 수 있을 만큼 충분한 증거를 제시하였는가?

　　　㉠ 자신의 연구를 청중이 충분히 이해할 수 있도록 방법론을 설명하였는가?

　　　㉡ 그 결과들은 청중이 충분히 이해할 수 있는 형태로 제시되었는가?

　　　㉢ 연구결과가 우연적 요인에 의한 것이 아님을 확인할 수 있는 통계분석을 보고하였는가?

　③ 그 연구결과로부터 일반화할 수 있는 정보를 주었는가?

　　　㉠ 대상자의 유형과 수, 그리고 다른 대상자의 특성

　　　㉡ 피실험자의 훈련기간

　　　㉢ 다른 곳에서 다시 재생할 수 없을지 모를 그 연구만의 특별장치 또는 조건

　　　㉣ 가능성 있는 실험자의 편견 또는 대상자의 태도로 인한 영향 등에 관한 정보

　④ 연구의 결과를 더 넓은 영역으로 또는 실무에 적용시켰는가?

　⑤ 다음과 같은 것으로 인해 청중이 발표자를 이해하지 못하지는 않았는가?

　　　㉠ 전문용어나 자신이 규정한 용어의 사용

　　　㉡ 청중을 지협적인 면으로 끌고 가지는 않았는가?

　　　㉢ 발표를 너무 빨리 하지 않았는가?

　　　㉣ 중요한 요점을 강조하지 못하고, 덜 중요한 정보와 분명히 구별하지 못한 것은 아닌가?

　　　㉤ 개인적인 습성으로 청중의 주의를 분산시키지는 않았는가?

　　　㉥ 발표가 흥미 있었는가?

(4) 전문가 모임에서의 발표
① 구성
　㉠ 학술지에 게재되는 논문의 구성은 연구보고의 일반적인 형태를 따른다.
　㉡ 연설을 통해 논문을 발표할 때는 보통 자신의 연구결과에 대해 주의를 환기시키면서 시작한다.
　㉢ 그 다음에 뒷받침되는 증거와 중요한 방법론과 통계적인 세부사항을 제시한다.
　㉣ 마지막에는 자신이 한 연구의 결과를 다시 한 번 요약하는 것이 좋다.
② 영상자료
　㉠ 대부분의 구술적 표현은 슬라이드, OHP, 인쇄물 등을 이용할 수 있는 이점이 있다.
　㉡ 이러한 자료를 만드는 데는 충분한 시간을 가져야 한다.
　㉢ 단순화시켜야 한다.
　㉣ 청중들이 그것을 이해할 수 있을 것인지를 확인해야 한다. 인쇄된 제목이나 라벨을 청중이 뒤에서도 볼 수 있어야 함을 기억해야 한다. 너무 많은 정보를 넣지 말고 어떤 상징이나 선이 분명해야 한다.
③ 질문에 대한 대응
　㉠ 청중들에게 색인카드를 나누어 주고 그들이 논의하고 싶었던 가장 중요한 이슈를 한 가지만 정할 것을 요구하면 질문에 기민하게 대처할 수 있다.
　㉡ 긴장을 깨고 청중들이 자유롭게 질문할 분위기를 부여하기 위해 동료들을 참석시켜 질문을 하도록 계획한다.
　㉢ 좌중의 모든 사람들이 들을 수 있도록, 또 발표자 스스로 자신의 대답을 구성할 시간을 가질 수 있도록 질문받은 것들을 반복하거나 부연 설명한다.
　㉣ 질문에 대답할 수 없는 경우는 나중에 참고자료를 보내겠다든가 휴식시간에 개인적으로 이야기할 것을 제안해야 한다.

(5) 집필
① 제목의 결정
　㉠ 제목은 간결하고 구체적이며 교육적이어야 하고, 무엇에 관한 것인지 정확하고 명쾌하게 나타낼 수 있어야 한다.
　㉡ 좋은 제목은 짧지만 설명적이어야 한다.
　㉢ 전체적인 논문은 초점과 의도를 나타낼 수 있어야 한다.
② 머리글 쓰기 : 제목과 마찬가지로 머리글은 독자의 관심을 끌어야 하며, 독자들이 계속 읽어볼 마음이 들도록 해야 한다.
③ 원고의 초안잡기 : 원고를 처음 쓸 때 초안잡는 것이 중요하다.
④ 인용
　㉠ 그 자료가 주제를 뒷받침하는 데 권위 있고 신뢰할 만한 증거가 될 때

      ⓛ 그 주장이 정확히 표현되고 있는 경우

      ⓒ 논쟁적인 아이디어를 독자들에게 확인시키려 할 경우

⑤ **표절과 바꿔 쓰기** 🎓기출

      ㉠ 표절이란 다른 사람의 연구를 자신의 것처럼 훔치거나 속이는 것이다. 표절은 잘못된 것을 바꿔 쓰거나 부적절한 참고에서 비롯된다.

      ㉡ 안전하게 바꿔 쓰기를 하는 방법은 원전을 여러 번 읽고 나서 자신의 원고를 기술할 때는 원전을 덮고 기술하는 것이다.

⑥ **도표와 그림 준비하기**

      ㉠ 좋은 도표의 특징

         ⓐ 모든 도표는 맨 위에다 명료하고 설명적인 제목과 번호를 표기한다.

         ⓑ 도표는 추가설명 없이, 즉 그 자체로 이해될 수 있어야 한다.

         ⓒ 지나치게 복잡해서는 안 되며, 독자가 쉽게 이해할 수 있어야 한다.

         ⓓ 도표는 논문의 문장 안에서 도표의 번호로 인용되어야 한다.

      ㉡ 좋은 그림의 특징

         ⓐ 그림은 그 제목이나 표제를 아래에 표기해야 한다.

         ⓑ 도표처럼 그림도 추가설명이 필요 없어야 한다.

         ⓒ 그림은 시간의 변화를 눈으로 보여주면서 설명하고 싶을 때나 독자에게 보다 극적이고 즉각적인 영향을 주고 싶을 때 이용된다.

         ⓓ 그래프는 X축, Y축이 명명되어야 한다.

         ⓔ 대개 독립변수는 X축이고, 종속변수는 Y축이다.

         ⓕ 도표처럼 그림도 논문도 문장 안에서 분명히 언급되어야 한다.

         ⓖ 다른 사람이 이미 발표했던 도표나 도식을 쓸 때는 허가를 받아야 한다.

PART 7

질적 연구

독학사 4단계

CHAPTER 1

질적 연구의 개요

1 질적 연구의 정의

(1) 개념

질적 연구는 세상에서 관찰자가 위치해 있는 상황에서의 활동이다. 질적 연구는 세상을 가시화하는 일련의 해석적이고 구체적인 실천으로 구성된다. 이러한 실천은 세상을 변화시킨다. 그들은 세상을 현장 노트, 인터뷰, 대화, 사진, 녹음 및 자신에 대한 메모를 포함한 일련의 표현으로 바꾼다. 이 수준에서 질적 연구는 세상에 대한 해석적이고 자연주의적 접근 방식을 포함시킨다. 이는 질적 연구자들이 자연스러운 환경에서 사물을 연구함을 의미하는데, 사람들이 연구자에게는 주는 의미와 관련하여 현상을 이해하거나 해석하려고 하는 것이다.

(2) 질적 연구와 양적 연구의 차이

질적 연구는 양적 연구가 기계적이라는 비판이 제기되면서 후기 실증주의에 기반을 두고 있다. 질적 연구는 '실재(reality)는 무엇인가?'를 파악하고자 하며 현상의 뒤에 숨겨져 있는 의미를 이해하고, 양적 연구로는 다루기 어려운 현상의 복잡한 세부사항을 조사해서 사물에 대한 새롭고 신선한 관점을 산출하는 연구이다.

질적 연구의 배경이 되고 있는 현상학적 접근에서는 실증주의의 접근과는 다른 문제를 다루고 다른 해답을 구하기 때문에 연구방법도 양적 연구와 다르다. 질적 연구는 주관적으로 접근하므로 연구대상인 개체가 주관적으로 보는 세계를 이해할 수 있도록 해주는 것이 중요하고 연구대상과 긴밀한 관계를 유지할 수 있는 참여 관찰, 개방형 비조직적 면접 및 사적 기록물 등을 자료수집의 방법으로 사용한다.

질적 연구의 방법은 비형식적 방법으로 언어적·비언어적 자료를 수집하고 있다. 또한 자료수집의 방법은 관찰대상인 행위자의 관점을 이해하는 것이 목적이다. 자연스러운 언어의 성격을 가진 자료를 통하여 개인과 집단의 동기, 의미, 감정 등과 같은 주관적 삶의 세계에 접근하고자 한다.

질적 연구는 현상학적 접근을 철학적 배경으로 하기 때문에 인간의 행동을 행위자 자신의 준거 틀(frame of reference)에서부터 이해하려고 한다. 이러한 이유는 인간은 상징적 의미의 세계에 살고, 이 의미들이 인간의 행위를 지도해준다는 전제가 있다. 따라서 인간의 세계는 주관적으로 의도된 의미의 세계이므로 이러한 사회 행위자의 의도성을 고려하지 않고 인간행위를 서술할 수는 없다. 이러한 입장에서 보면, 진리라든가 실재라는 개념은 객관성이 있는 것들이 아니라 주관적이며 개개인이 같은 현상이라도 달리 보는 관점이다.

질적 연구는 연구절차의 기본 틀이 없는 것이 특징으로 연구내용, 연구대상, 연구시기에 따라 연구가 다양하게 진행되므로 연구자의 연구능력이 우선되어야 하는 어려움이 있다. 따라서 질적 연구는 연구방법, 연구절차, 자료수집이 주관적이기 때문에 주관적인 판단이 연구결과에 영향을 준다는 단점이 있다.

양적 연구와 질적 연구는 다른 철학적 배경으로 서로 다른 견해를 가지고 있다. 양적 연구에서는 연구의 목적이 사회현상의 인과관계를 규명하기 위하여 설명, 예측, 통제의 방법을 사용하고, 질적 연구에서는 인간에 대한 이해를 위하여 해석과 지각방법을 이해하는 데 목적이 있다. 양적 연구에서 실재는 변화되지 않는 사실들로 구성되어 있다고 가정하지만, 질적 연구에서는 일반화시킬 수 있는 본질은 없고 인간은 지각이 변함에 따라 변화하는 역동성을 가지고 있다고 가정한다. 양적 연구는 통제가 가능한 반면에 질적 연구는 연구를 수행하는 과정에서 영향을 받고 줄 수 있는 융통성이 적용되고, 양적 연구는 미리 선정된 변수를 가지고 연구하는 반면에 질적 연구는 상황에 따라 해석하고 실상을 구성하며, 양적 연구에서 자료는 객관성이 보장되어야 하고 연구자와도 분리되어야 하는 반면에 질적 연구에서는 인간의 지각에 영향을 받으며 공감적 이해를 바탕으로 한다. 연구도구도 양적 연구는 질문지검사와 같은 측정과 구조화된 면접과 관찰로 이루어지지만, 질적 연구는 현장기록, 문서, 사진, 문화서술적 면접과 관찰로 이루어진다. 결과에서 양적 연구는 객관적이고 통계적 보고서가 주류를 이루는 반면에 질적 연구는 해석적 이야기체 보고서로 이루어짐을 알 수 있다.

(3) 질적 연구의 역사

질적 연구는 오래 전부터 시작하였다. 1800년대 말 산업화, 도시화, 집단이민 등과 같은 일련의 사회적 변화는 가난과 인구 과밀로 인한 위생, 건강, 복지, 교육의 문제들을 낳게 되었다. 질적 연구가들은 이러한 사회문제들에 대해서 잡지기사 투의 보고를 통하여 대중들에게 사실을 알리고 사회를 변화시키고자 하였다. 예를 들어, 피츠버그 조사에서는 도시 빈민에 대한 사회적 통계뿐 아니라 사진, 초상화, 면담 내용을 포함하여 도시생활에 대한 상세한 서술을 통하여 도시 빈민의 삶을 이해하도록 하였다(Bogdan & Biklen, 1982). 1900년대부터 인류학의 현장연구방법이 개발되어 대학에서 소개되고 학생들에게 가르치기 시작하였다. 인류학적 연구 전략으로서 참여 관찰은 사회학으로도 이식되어 사회현상에 대한 깊이 있는 이해를 가능하게 하였다. 1920년대에서 1930년대의 사회학자들은 질적 연구전략을 인종문제, 민족성, 범죄 등과 같은 사회적 현상을 연구하는 데 광범위하게 사용하였다.

1930년대에서 1950년대까지는 질적 연구가 시들해졌는데, 그 이유는 질적 연구의 주관성, 상대성에 대한 비판이 고조되면서 양적 연구의 객관성과 일반화를 통하여 집단적이고 보편적인 문제의 해결에 대한 기대가 증가하였기 때문이다. 일차적으로 심리학, 사회학, 의학, 보건학 등에서 이런 양적 연구의 경향이 증가하였다.

그러나 1960년대에 이르러 사회적 불안정이 커지고 페미니즘 운동 등이 시작되면서 양적 연구방법만이 진리를 밝힐 수 있다는 과학적 신념이 붕괴되기 시작하였다. 사회적으로 소수 그룹의 다양성을 수용해야 한다는 요구가 증가하면서 이러한 소수 그룹의 관점과 환경을 더욱 잘 이해하기 위하여 질적 연구의 강점에 대한 새로운 관심이 시작되었으며 바로 이 시기에 근거이론 방법이 개발되었다. 간호학에서는 이 연구방법으로 죽음과 죽어가는 과정에 대하여 간호사와 환자의 경험을 연구하였다(Quint, 1967). 그렇다 하더라도 이런 초기의 질적 연구에 대한 노력이 간호학 전반에 걸쳐서 이루어진 것은 아니고, 간호사들은 심리학·사회학·의학·물리학 등에서 영향을 받아 여전히 양적 연구방법을 익히는 데 많은 노력을 기울였다.

1970년대에 이르러 교육학, 심리학 그리고 사회학 등의 사회과학 영역에서 새로운 질적 연구방법에 대한 관심이 증가하였으며 여러 학술지, 대학의 교과과정, 국가적인 연구 모임 등에서도 자주 다루어졌다.

간호학에서는 대학교육이 시작된 이래로 간호현상에 대해 많은 양적 연구들이 이루어졌다. 양적 연구방법으로 얻어진 부분적인 속성들에 대한 이해만으로는 간호 현상의 다차원성, 주관성 문제를 해결하지 못하였지만, 타 학문과의 의사소통, 연구자들의 훈련배경, 학문 전반의 양적 연구 조류에 휩쓸려 다른 방법론적 대안을 추구하지 못하였다. 그러나 1970년대 이후 사회과학에서의 질적 연구에 영향을 받아 점차로 질적 간호연구의 관점과 방법론상의 강점에 대해서 깊은 관심을 보이기 시작하였다. 간호학에서 간호지식체의 구성을 위한 적절한 방법론에 대한 논쟁은 1980년대 이후 시작하였으나 질적 연구가들은 질적 연구의 장점을, 양적 연구가들은 양적 연구의 가치를 각기 옹호하는 단계로서, 아직은 간호지식체를 발전시키기 위한 통합적인 전략을 세우지는 못하고 있다.

한국의 간호학계에서는 1980년대 말부터 횡문화 간호이론이 소개되면서 질적 연구에 대한 관심이 증가하기 시작하여 1990년대부터 문화기술지 연구, 현상학적 연구, 근거이론적 연구 등이 박사학위 논문과 석사학위 논문을 중심으로 발표되기 시작하였다.

간호학 연구방법론으로의 질적 연구의 역사는 짧지만 간호학의 지식체 구성에 큰 기여를 할 것으로 기대되고 있다. 왜냐하면 과학활동의 일차적인 수준에서는 발견을, 이차적인 수준에서는 검증이 이루어진다면 질적 간호연구는 발견의 방법으로서 적합할 뿐 아니라 인간의 이해를 위한 적절한 해답을 제시할 수 있기 때문이다.

'간호사들이 무엇을 연구해야 하는가'의 문제는 곧 '간호학이란 어떤 지식체를 개발하여야 하는가'의 문제일 것이다. Fawcett(1978)는 간호학의 메타패러다임으로 인간·환경·건강·간호를 제시하였는데, 간호학자에 따라서 이 네 가지의 관심영역을 Fawcett과는 다르게 정의하기도 하고, 간호이론에 네 가지 영역(인간, 건강, 환경, 간호)들이 모두 포함되어야 한다는 입장과 부분적으로 포함될 수 있다는 입장으로 나누어지기도 한다. 그러나 이런 논란에도 불구하고 이 네 가지 주제가 간호의 관심 영역이라는 점에는 거의 모두 합의한다. 인간, 건강, 환경, 간호의 네 영역은 다시 간호 대상자들의 영역, 대상자와 간호사들 간의 상호관계 영역, 간호실무 영역으로 구분하기도 한다(Kim, 1980). 이러한 영역에서 거론되는 많은 간호현상은 광범위한 질적 연구의 주제들이다.

Peterson과 Zderad(1976)는 안위(comfort), 양육(nurturance), 임상(clinic), 공감(empathy), 동시성(all-at-once awareness) 등을 중요한 간호 현상으로 꼽으며, 이러한 현상들은 양적 연구방법이 아니라 실존적, 인본주의적, 현상학적 관점으로 탐구되어야 한다고 주장하였다. 또한 Donaldson과 Crowley(1978)는 생의 과정 중 질병상태이거나 건강한 상태에서의 최적의 기능을 지배하는 원리와 법칙, 생의 위기상황에서 환경과 상호작용하는 인간행동의 유형(pattern), 건강상태로의 긍정적 변화에 영향을 미치는 과정(process)은 전통적인 과학적 방법으로는 접근하기 어려운 행동적, 심리적, 사회적, 문화적 요인들에 대한 총괄적 이해를 필요로 한다는 점에서 질적 간호연구를 그 대안으로 제시하였다. 이러한 관점들은 인간 행위와 인간관계들에는 양적 연구방법으로 설명하고 예측하고 통제 가능한 물질적 속성뿐 아니라, 질적인 연구방법을 통하여 이해하고 해석해야 하는 경험적 속성들이 있다는 점을 수용한다. 이런 물질적 속성과 경험적 속성 사이의 차이를 통하여 Benoliel(1984)은 질적 연구의 탐구 영역을 다음과 같이 구체적으로 제시하였다. 첫째는 돌보는 체계(caregiving system)에 대한 환경적인 영향, 둘째로는 의사결정 과정, 셋째는 만성 질병, 발달적 변화 등과 같은 위기의 경험에 대한 적응, 네 번째로는 안정성과 변화와 관련하여 간호사-환자의 사회적 상호작용의 본질 등이다. 종합하면 간호현상 중 간호 대상자들의 경험의 구조와 과정 그리고 대상자와 간호사들 간의 상호작용에 대한 많은 현상들은 질적 간호연구를 통하여 발견되고 이해될 수 있다. 이를 통하여 근거기반실무에서 대상자의 동기, 요구, 선호에 대한 근거를 제공하게 된다(Houser, 2018). 이에 Leininger(1985)는 간호학의 지식체 구성을 위한 질적 간호연구의 가치와 장점을 다음과 같이 지적하였다.

첫째, 간호는 인류에 대한 인본주의적 봉사에 뿌리를 둔 철학적·인식론적·역사적 신념을 가지고 있는데, 질적 연구를 통하여 인간에 대한 이해를 포함한 인본주의적인 특성을 발견할 수 있다. 둘째, 간호의 특성인 돌봄의 본질에 접근할 수 있으며, 특히 돌봄에 숨겨진 문화적 가치를 파악할 수 있다. 셋째, 간호실무를 위한 지식의 이해와 발견으로서 인본주의적 유형과 생활양식에 대한 탐구가 가능하다. 넷째, 간호의 문화적, 사회적 유산을 밝힐 수 있다. 다섯째, 간호 현상에 대한 총체적인 시각을 얻을 수 있는 것으로, 역사적이고 의미 있는 생활 사건 내에서 생활양식과 사회적, 경제적, 정치적, 종교적, 문화적 가치와의 역동적인 상호작용을 염두에 둔 총체적인 삶의 방식에 대한 이해를 통하여 진정한 인간에 대한 이해가 가능해진다.

2 질적 연구의 목적

질적 연구의 목적은 한 분야에서 지식발전을 주도하는 타당한 이론을 세우는 것이라고 할 수 있다. 즉 질적 연구방법은 어떤 현상에 대하여 알려진 내용이 거의 없거나 특정 현상이나 시간을 이해하거나 설명하는 것일 때, 조사자가 현재의 지식이나 이론이 편향된 것일 수도 있다는 의심이 들 때 사용되어야 한다. 따라서 질적 연구는 연구자의 관점보다는 연구참여자의 관점(emic)에서 간호현상을 볼 때 특히 유용하다. 그러므로 연구자는 실험대상인 현상에 대해 실험적인 통제를 가하거나 관계없는 변수들을 통제하려는 시도를 해서는 안되며, 그 문제의 모든 측면이 검토되고 그 장소에서 일어나는 개입 변수들도 그 문제의 일부분으로 간주하여야 한다.

질적 연구의 목적은 이론개발, 간호현상에 대한 새로운 견해 제공, 통찰력 제공 및 연구도구를 개발하기 위함이다. 질적 연구에서는 다른 연구자들이 상대적으로 무시해왔던 분야를 살펴보거나, 자신이 생각하기에 정확하지 않다거나, 수정될 필요가 있다고 생각되는 분야들을 의구심을 갖고 바라보기 때문에 어떤 분야를 이끌어내는 이론을 만들어냄으로써 지식발전에 기여한다. 또한 질적 연구는 어떤 이론을 추론해 낸 연구장소나 임상현장에서 임상실무를 개정하거나 변화시키는 통찰력을 제공해주며, 간호 임상실무의 현상을 이해하고 인식할 수 있는 풍부한 설명을 주어 다른 사람들이 어떠한 현상을 이해할 수 있도록 해준다. 그리고 정보제공자로부터 비구조적이고 심도 있는 면접을 통해 얻어진 결과로 실질적인 대상자의 경험이 바탕이 되는 도구를 만들 수 있다.

3 질적 연구 수행과정

어떤 저자들은 연구를 읽고, 절차를 논하고, 드러나는 이슈들을 지적함으로써, 열정적인 질적 연구자는 질적 연구수행방법에 대한 감을 잡게 될 것이라고 믿는다(Weis & Fine, 2000 참조). 그것은 일부 사람에게는 맞는 이야기일 수 있다. 다른 이들은 더 폭넓은 이슈에 대한 이해를 통해 연구설계의 도움을 받을 수 있으며(Richards & Morse, 2012 참조), 지침서 같은 책의 안내를 받는 것이 더 나을 수도 있다(Hatch, 2002 참조). 지침서 관점을 제공하기보다 우리의 접근은 질적 연구자들을 위한 대안들(다섯 가지 접근)을 창출하는 것, 우리의 경험에 따라 대안들에 가중치를 두는 것, 그러고 나서 독자들이 스스로 알아서 선택하도록 하는 것 등과 더 많이 관련된다.

그러나 우리는 우리가 생각하는 연구 요소별로 논리적으로 일관된 질적 연구설계 방법을 공유할 것이다. 그것은 세 가지, 즉 연구를 시작하기에 앞서 충분히 생각해야 할 예비적 고려사항, 연구를 수행하는 동안 관여할 단계, 그리고 연구 과정의 모든 단계를 관통하는 요소들로 표현된다.

(1) 예비적 고려사항

우리가 질적 연구를 설계할 때에는 확실한 설계 원칙이 있다. 일반적으로 질적 연구는 글을 질적으로 쓰든 양적으로 쓰든 공통적인 단계를 가진, 과학적 방법의 과정을 밟는다. 과학적 방법은 문제, 가설(혹은 질문), 자료수집, 결론 그리고 논의를 포함한다. 모든 연구자는 특정한 이슈나 문제를 갖고 시작하며, 이런저런 방식으로 연구문제와 관련된 문헌을 검토하고, 연구질문을 제기하며, 자료를 수집하여 분석하고, 보고서를 쓴다. 질적 연구도 이러한 구조와 맞아떨어지고, 우리는 Morse와 Richards(2002), Richards와 Morse(2012)가 제안한 방법론적 일치(methodological congruence) 개념을 좋아한다. 이것은 목적, 연구질문 그리고 연구방법이 모두 상호 연결되고 상호 관련되어 연구가 분절되고 고립된 부분이 아니라 하나로 화합된 완전체로 보이는 것을 뜻한다. 연구설계의 주요 요소 간에 일관되고 유효한 관계를 만들기 위한 목적으로, Maxwell(2013)은 조사설계에서의 상호작용적 접근을 제안하였다. 질적 연구를 설계할 때, 연구자들은 설계 과정의 상호작용과 부분들 간의 상호관련성을 유념해야 한다.

질적 프로젝트의 몇몇 측면은 연구마다 초기 논의에서부터 다르지만, 우리는 강조해야 할 것을 미리 정해 보았다. 예를 들어, 연역적 이론 활용에 대한 강조가 다양한 것처럼 문헌 활용에 관한 입장도 매우 다양하다. 문헌은 충분히 검토되고 실제로 제시된 질문들을 알기 위해 사용하게 될 수도 있고, 연구 과정에서 나중에 검토될 수도 있으며, 연구문제의 중요성을 기록하는 데만 사용될 수도 있다. 물론 다른 대안도 존재하지만, 이러한 가능성은 질적 연구에서 문헌 활용의 다양성을 보여 준다. 이와 유사하게, 질적 연구에서 이론의 활용도 매우 다양하다. 예를 들어, 문화이론들은 좋은 질적 문화기술지의 기본적인 구조물을 형성하는 반면에(LeCompte& Schensul, 1999), 근거이론에서 이론들은 연구 과정 동안 개발되거나 생성된다(Strauss & Corbin, 1990). 보건학 연구에서 연역적 이론의 활용은 공통적이며, 엄격한 질적 조사에서 반드시 포함되어야 하는 주요 요소이다(Barbour, 2000). 질적 연구에서 고려해야 할 다른 사항은 질적 연구계획을 위한 글쓰기 양식이다. 그것 과학지향적 접근에서부터, 서사 방식, 극장, 연극이나 시와 같은 수행방법에 따라 매우 다양하다. 질적 연구에서 전형적으로 발견되는 하나의 기준이나 널리 받아들여지는 구조는 없다.

마지막으로, 우리는 또한 우리 자신의 배경과 관심사, 그리고 우리를 연구로 이끈 것을 고려한다. 연구자들은 그들을 탐구자로 위치 짓게 한 개인력을 갖고 있다. 그들은 또한 연구에 영향을 미치는 연구에 대한 지향, 개인적 윤리 의식, 정치적 입장이 있다.

(2) 연구 과정의 단계

예비적 고려사항이 준비되면, 아래에 요약한 여덟 단계의 조사 과정에 참여한다. 우리를 질적 연구로 이끌었던 폭넓은 가정들, 그리고 우리가 사용할 해석적 렌즈를 인정하면서 시작한다. 덧붙여 우리는 탐구의 주제 혹은 실질적인 영역들을 연구에 도입하며, 연구가 필요한 문제 혹은 이슈라고 자신 있게 말할 수 있는 주제와 영역에 관한 문헌을 검토한다. 이 문제는 실제 세계에 있는 것일 수도 있고, 특정 주제에 대한 문헌이나 과거 조사들이 빠뜨린 것일 수도 있고 둘 다일 수도 있다. 질적 연구의 문제는 사회과학과 인문과학의 주제들을 포괄하며, 오늘날 질적 연구의 특징은 젠더, 문화, 주변화된 집단들의 이슈에 깊이 관여한다는 것이다. 우리가 다루는 주제에는 감정이 개입되어 있으며, 사람들에게 밀착되어 있고, 실천적인 것들이다.

이러한 주제를 연구하기 위하여, 우리는 개방형 연구질문을 던진다. 그런데 이 질문은 연구 참여자로부터 듣고 싶은 것으로, 몇몇 사람과의 이야기를 통해 '탐색'한 후에 만들어진다. 우리는 '최고의' 질문을 가진 전문 연구자의 역할을 맡는 것을 삼간다. 연구문제에 대한 이해가 증진되면서 우리의 질문은 바뀌고 더 다듬어진다.

또한 우리는 '말'이나 '이미지' 형태의 정보를 포함하여 다양한 자료원을 수집할 것이다. 우리는 네 가지 기본적인 질적 정보원-면접(즉, 직접적인 상호작용을 통해 생성된 자료), 관찰(즉, 간접적인 상호작용을 통해 생성된 자료), 문서(즉, 기존에 있는 재료에서 생성된 자료), 시청각 자료(즉, 시청각 방법으로 생성된 자료)를 생각하는 경향이 있다. 확실히 이러한 전통적 범주화에 도전하는 새로운 형식(예 소셜 네트워킹 상호작용)들이 나타나고 있다. 의심할 바 없이, 질적 연구의 주축이 되는 것은 일반적으로 다양한 정보원으로부터 폭넓은 자료들을 수집하는 것이다. 더 나아가 우리는 구조화되지 않은 개방형 질문에 기초한 자료원을 사용하고 무엇을 발견하겠다는 의도 없이 관찰하고 문서(그리고 인공물)를 수집하여 자료를 모은다. 자료를 조직화하고 저장한 뒤에, 우리는 조심스레 응답자의 이름을 가리고 자료를 분석하며, 자료를 이해하려고 애쓰는 복잡한(그리고 단독 연구자라면 외로운) 일을 진행한다. 자료의 의미 만들기를 진행하면서, 우리는 특정한 것에서 더 일반적인 관점으로-이러한 관점을 코드, 범주, 주제 혹은 차원 중 무엇이라고 부르든 간에-귀납적으로 작업을 하며 질적 자료를 분석한다. 그 후 우리는 주제와 해석을 뒷받침할 증거를 수집하기 위해 연역적으로 작업한다. 이 과정을 이해하는 유용한 방법은 원 자료에서 시작하여 더 큰 범주를 만들어가는, 여러 추상화 단계를 거치는 작업으로 인식하는 것이다. 자료수집과 분석, 보고서 작성이 고도로 상호 관련된 활동체계임을 인식하기에, 우리는 이들 단계를 뒤섞어서 자료를 수집하면서 다른 자료들을 분석하고 그리고 보고서 쓰기를 시작한 우리 자신을 발견한다. 예를 들어, 우리는 사례연구 동안 면접, 분석, 글쓰기를 하면서 상호 관련된 과정, 별개 단계가 아닌 과정에 참여했다. 또한 우리는 글을 쓰면서 자료를 해체하고 그것들을 새로운 형식으로 전환하는 작업을 동시에 수행하기 위해 은유, 비유, 매트릭스와 표를 만들고 시각물을 활용하는 등의 다양한 형태의 내러티브를 실험 삼아 사용해 보았다. 우리는 추상화 수준을 코드에서 주제로, 주제 간의 관계로, 그리고 더 큰 개념적 모델로 높여 가면서 분석을 층층이 쌓기도 한다. 우리는 부분적으로 참여자의 관점에 기반하여, 그리고 나 자신의 해석에 기반하여 자료를 표현(혹은 재현)하지만, 연구에 대한 개인적인 특징에서 확실히 벗어나지 못한다. 결국 우리가 내린 결론을 개인적인 견해, 기존 문헌, 그리고 결론의 본질을 적절히 전달하는 것 같은 신흥 모델과 비교하면서 결론에 대해 논의한다.

어느 순간 '맞는(right)' 이야기는 없으며, 그저 다양한 이야기만 있다는 것을 알면서도 "우리(나)는 '맞는' 이야기를 얻었는가?"라고 자문한다(Stake, 1995). 아마도 질적 연구들은 결론은 없고 질문만 있는 것 같다(Wolcott, 1994). 그러나 우리는 연구참여자들과 이야기 공명체(account resonate)를 갖고 그들이 말하는 것에 대한 정확한 반영자가 되기를 추구한다. 그래서 우리는 종종 다양한 전략을 사용하며 검증전략을 채택하는데, 여기에는 여러 가지 원천에서 나온 자료들을 확증하고 다원화(triangulation)하는 것, 연구참여자들에게 연구 결과를 검토하여 교정해 달라고 요청하는 것, 다른 연구자들에게 연구 절차를 검토해 달라고 요청하는 것 등이 포함된다.

(3) 연구의 모든 단계에 포함된 요소

자료수집과 분석의 더딘 과정을 거치면서 내러티브-프로젝트마다 다양한 형태를 띠는 내러티브가 만들어진다. 우리는 시간의 흐름에 따라 이야기를 전개하는데, 어떤 경우에는 과학적 연구의 전통적 절차(즉, 문제, 질문, 방법, 결과)에 따라 연구를 제시한다. 다양한 형태를 통틀어, 배경과 경험을 이야기하는 것과 그것이 결과에 대한 나의 해석에 어떻게 영향을 주었는가를 이야기하는 것이 중요하다. 내러티브는 참여자의 목소리로 말해지는 것이 최상이며, 영어 설명을 붙인 스페인어 대화로 이야기를 전달할 수도 있다.

연구 과정의 모든 단계를 통틀어, 우리는 윤리적 고려사항들에 민감해지고자 노력한다. 이는 우리가 연구 현장에 들어가려고 할 때, 연구참여자를 참여시키려고 할 때, 생활의 세세한 것들을 드러내는 개인적·정서적 자료들을 수집할 때, 연구참여자에게 연구 프로젝트를 위해 상당히 많은 시간을 내도록 요청할 때 특히 중요하다.

Hatch(2002)는 연구자들이 예견하고 연구에서 자주 다뤄야 하는 주요한 윤리적 이슈들을 잘 요약해 놓았다. 우리의 연구 프로젝트에 들인 연구참여자의 시간과 노력에 대해 보상하는 것-호혜성-이 중요하며, 연구참여자들이 우리 연구로부터 어떻게 이득을 볼 것인가, 해로움으로 어떻게 연구참여자를 보호할 것인가를 검토할 필요가 있다.

우리 연구의 대부분은 연구설계가 윤리적 연구수행을 위한 가이드라인을 준수했다는 증거를 기관윤리위원회에 제출해야 하는 대학 세팅에서 이루어진다. 그래서 연구와 관련된 잠재적 윤리적 이슈를 알고 이에 대해 생각하고 글쓰기를 진행하는 것이 설계 과정에서 중요하다 (Israel & Hay, 2006; Sieber & Tolich, 2013). 더구나 연구자는 연구 과정에서 발생하는 윤리적 이슈를 다룰 준비를 해야 한다.

CHAPTER 2 질적 연구의 유형

1 현상학적 연구

(1) 현상학적 연구의 정의

내러티브 연구가 한 개인 혹은 여러 개인에 관한 이야기를 보고하는 반면, 현상학적 연구 (phenomenological research)는 하나의 개념이나 현상에 대한 여러 사람의 체험(lived experience)에서의 공통적 의미를 기술한다. 현상학자들은 모든 연구참여자가 현상을 경험하면서 공통적으로 갖는 것을 기술하는 데 초점을 둔다(예 애도는 보편적으로 경험되는 것이다). 현상학의 기본적인 목적은 현상에 대한 개인의 경험들을 보편적 본질에 대한 기술("사물의 바로 그 본성을 포착하는 것"; van Manen, 1990,P. 177)로 축소하는 것이다. 이러한 목적을 달성하기 위하여, 질적 연구자들은 현상(인간 경험의 '대상')을 확인한다(van Manen, 1990, p. 163). 최근에 van Manen(2014)은 현상학적 연구를 "무엇이 그 자체인가, 무엇이 어떻게 그 자체가 되는가를 궁금해하는 것에서 시작한다. 현상학적 연구는 궁금한 상태로 둘러싸인 채 진행될 수 있다."라고 말했다. 이러한 인간 경험은 불면증, 버려지는 것, 분노, 애도, 관상동맥 우회술과 같은 현상이 될 수 있다(Moustakas, 1994). 이어서 연구자는 현상을 경험한 사람들로부터 자료를 수집하고 모든 개인에게 나타나는 경험의 본질에 대한 복합적인 기술을 전개하게 된다. 이러한 기술은 그들이 '무엇'을 경험했는지와 그것을'어떻게' 경험했는지로 구성된다(Moustakas, 1994).

(2) 현상학적 연구의 기원

현상학은 강력한 철학적 요소를 갖고 있다. 그것은 독일의 수학자인 Edmund Husserl(1859 ~1938)과 그의 관점을 확장시킨 Heidegger, Sartre, Merleau-Ponty 등의 저작에 뿌리를 두고 있다(Spiegelberg, 1982). 현상학은 사회과학과 보건학, 특히 사회학(Borgatta & Borgatta, 1992; Swingewood, 1991), 심리학(Giorgi, 1985, 2009; Polkinghorne, 1989; Wertz, 2005), 간호학과 보건학(Nieswiadomy, 1993; Oiler, 1986), 교육학(Tesch, 1988; van Manen, 1990, 2014) 등에서 인기가 있다. Husserl의 생각이 추상적이라, Merleau-Ponty(1962)는 여전히 '현상학이란 무엇인가?'라는 질문을 제기했다. 사실 Husserl은 지금 진행 중인 어떤 프로젝트도 '현상학'이라고 부른 것으로 알려져 있다(Natanson, 73). van Manen(2014)은 이들 학자의 주요 작품에 기초한 현상학의 의미 부여(meaning-giving) 방식을 기술하기 위해 실천의 현상학(phenomenology of practice)이라는 구절을 채택하였다.

Husserl의 발자취를 따르는 저자들도 오늘날 현상학을 활용하는 데 있어서 상이한 철학적 논점들을 제시하는 것으로 보인다(예 Moustakas, 1994; Stewart & Mickunas, 1990; van

Manen, 1990에 진술된 철학적 기초를 비교해 보라). 그러나 이러한 모든 관점을 통합해 볼 때, 우리는 철학적 가정들이 몇 가지 공통적인 기반이 있음을 보게 된다. 여기에는 인간의 체험에 대한 연구, 이러한 경험들이 의식적인 것들이라는 관점(van Manen, 1990), 설명이나 분석이 아닌 이러한 경험들의 본질에 대한 기술 전개(Moustakas, 1994) 등이 포함된다. 더 광범위한 수준에서 Stewart와 Mickunas(1990)는 다음과 같은 현상학의 네 가지 철학적 관점을 강조한다.

- 철학의 전통적 과업으로의 복귀 : 19세기 말까지 철학은 과학(만능주의로 불리는 경험적 수단)들을 가지고 세계를 탐색하는 것에 한정되었다. 철학의 전통적 과업으로의 복귀는 철학이 경험과학에 빠지기 이전의 지혜에 대한 추구라는 철학의 그리스적 개념으로 돌아가는 것이다.
- 전제(presupposition)가 없는 철학 : 현상학의 접근은 모든 판단이 더욱 틀림없는 근거 위에 정립될 때까지 무엇이 진실인가, '자연스러운 태도'에 대한 모든 판단을 중지한다. 이러한 중단이 Husserl이 말한 '판단중지(epoche)'이다.
- 의식의 지향성(intentionality of consciousness) : 이것은 의식이 항상 객체를 지향한다는 생각이다. 그리고 객체의 실재는 그것에 대한 누군가의 의식과 복잡하게 관련되어 있다. 따라서 Husserl에 의하면 실재는 주체와 객체로 나누어져 있지 않으며, 의식에 나타나는 객체와 주체 양자의 데카르트적 이원성을 갖는다.
- 주체-객체 이분법의 거부 : 이러한 생각은 의식의 지향성으로부터 자연스럽게 흘러온 것이다. 한 객체의 실재는 한 개인의 경험의 의미 안에서만 인식된다.

현상학으로 글을 쓰는 사람은 이러한 탐구 형식에 따른 방법들과 함께 현상학의 철학적 전제들에 대한 몇 가지 논의를 포함한다. Moustakas(1994)는 방법들로 들어가기 전에 철학적 가정들에 100쪽 이상의 분량을 할애하고 있다.

(3) 현상학의 특징

모든 현상학적 연구에 일반적으로 포함되는 몇 가지 특징이 있다.
- 단일한 개념 혹은 아이디어의 형태(예 '전문적 성장'과 같은 교육적 아이디어, '슬픔'과 같은 심리학적 개념, '돌봄관계'와 같은 건강 개념 등)로 표현되고 탐구되는 현상을 강조한다.
- 그 현상을 온전히 경험한 여러 개인과 현상을 탐구한다. 그래서 이질적인 집단은 3~4명 혹은 10~15명으로 규모가 다양할 수 있다.
- 기본적 아이디어에 대한 철학적 논의가 현상학을 하는 데 수반된다. 이러한 논의는 개인들의 생생한 체험 그리고 체험들이 현상에 대한 주관적인 경험과 다른 사람과 공통되는 객관적인 경험 양자를 갖는 방식을 중심으로 한다. 그래서 현상학적 논의에서 주관적-객관적 관점을 거부하며, 이런 이유로 현상학은 질적 연구와 양적 연구의 연속선상의 어딘가에 위치한다.

- 일부 현상학에서 연구자는 현상과 관련된 개인적 경험을 논의하면서 연구로부터 자신을 괄호치기한다. 이것은 연구자가 연구 밖으로 벗어나는 것을 의미하는 것이 아니라, 현상과 관련된 개인적 경험을 확인하고 연구자가 연구참여자의 경험에 초점을 맞출 수 있도록 개인적 경험을 부분적으로 한쪽으로 치워 놓는 것이다. 이것은 하나의 이상이다. 그러나 독자들은 연구자의 경험에 대해 알고 연구자가 경험 기술에서 자신을 등장시키지 않고 오로지 참여자의 경험에만 초점을 맞추었는가를 스스로 판단할 수 있다. Giorgi(2009)는 괄호치기는 경험했던 것을 잊는 문제가 아니라 경험을 밝히는 과정에서 과거 지식이 관여하지 않도록 하는 것이라고 보았다. 그러면서 그는 이와 비슷한, 인생의 다른 측면을 예로 들었다. 형사재판의 배심원은 증거 하나가 인정되지 않는다고 판사가 말하는 것을 들을 수 있다. 과학적 연구자는 애지중지하는 가설이 지지되기를 기대하지만, 결과가 가설을 지지하지 않았음에 주목한다. van Manen은 판단중지와 환원의 과정을 현상학적 반성(phenomenological reflection)이라고 표현했다.
- 자료수집 절차는 일반적으로 그 현상을 경험한 개인들에 대한 면접을 포함한다. 그러나 이것은 보편적인 특징은 아니며, 어떤 현상학적 연구는 시, 관찰, 문서와 같은 다양한 자료원을 포함한다.
- 자료분석은 협소한 분석 단위[예 의미 있는 진술(significant statement)]에서 더 넓은 분석 단위[예 의미 단위(meaning unit)]로, 그리고 개인들이 '무엇'을 경험했는지와 '어떻게' 경험했는지의 두 가지를 요약한 상세한 기술로 넘어가는 체계적인 절차를 따른다(Moustakas, 1994).
- 현상학은 개인들이 '무엇'을 경험했는지와 '어떻게' 경험했는지를 통합하여 개인 경험의 본질을 논의하는 기술적인 구절로 끝이 난다. '본질'은 현상학적 연구의 궁극적 측면이다.

2 근거이론 연구

(1) 근거이론 연구의 정의

내러티브 연구는 참여자가 이야기한 개인적 이야기에 초점을 두고 현상학적 연구는 많은 개인의 공통된 경험을 강조하는 반면에, 근거이론 연구(grounded theory research)의 목적은 기술 수준을 넘어서는 것으로 과정 혹은 행동을 위한 "통일된 이론적 설명", 즉 이론의 생성 또는 발견이다(Corbin & Strauss, 2007, p. 107). 연구참여자들은 모두 이러한 과정을 경험해 왔으며 이론 개발은 실천을 설명하는 것을 돕거나 후속 연구를 위한 틀을 제공해 줄 수 있다. 핵심 아이디어는 이 이론 개발이 '규격품'에서 나온 것이 아니라 그 과정을 경험해 온 연구참여자로부터 나온 자료에서 창출되었거나 그 자료에 '근거'하고 있다는 것이다(Strauss & Corbin, 1998). 그래서 근거이론은 연구자가 많은 수의 참여자들의 관점에 의해 형성된 과정, 행동, 상호작용에 대한 일반적인 설명(이론)을 창출하는 질적 연구설계이다.

(2) 근거이론 연구의 기원

이 질적 연구설계는 1967년 2명의 연구자 Barney Glaser와 Anselm Strauss가 개발하였는데, 이들은 연구에 사용되는 이론들이 종종 연구 중인 참여자들에게 적절하지 않거나 적합하지 않다고 생각하였다. 그들은 여러 권의 저작을 통해 자신들의 아이디어를 정교하게 만들었다(Corbin & Strauss, 2007, 2015; Glaser, 1978; Glaser & Strauss, 1967; Strauss, 1987; Strauss & Corbin, 1990, 1998). 사회학의 선험적인 이론적 지향과는 대조적으로, 근거이론 연구자들은 이론이란 현장(field), 특히 사람들의 행동, 상호작용, 사회적 과정 등으로부터 수집된 자료에 '근거해야' 한다고 주장하였다. 따라서 근거이론은 개인들로부터 수집한 자료에 근거한 상호 관련된 정보 범주들을 통해 행동, 상호작용, 과정에 대한 (다이어그램과 가설로 완성하는) 이론을 창출한다.

『죽음의 인식(Awareness of Dying)』(Glaser & Strauss, 1965)과 『죽음을 향한 시간(Time for Dying)』(Glaser & Strauss, 1968) 같은 저작들을 양산한 Glaser와 Strauss는 초기에는 협력하였지만, 결국 근거이론의 의미와 절차를 두고 서로 간 의견이 일치하지 않았다. Glaser는 근거이론에 대한 Strauss의 접근이 지나치게 처방적이고 구조화되어 있다고 비판해 왔다(Glaser, 1992). 더 최근에, Charmaz(2006)는 구성주의 근거이론을 옹호했으며, 절차에 대한 논의에 다른 관점을 도입하였다. 이처럼 상이한 해석과 근거이론에 대한 SAGE 핸드북(SAGE Handbook of Grounded Theory)』(Bryant & Charmaz, 2007)과 같은 책의 출판을 통해, 근거이론은 다른 사회과학 분야 뿐만 아니라 사회학, 간호학, 교육학, 심리학과 같은 분야들에서 인기를 끌어 왔다.

또 다른 최근의 근거이론 관점으로 Clarke(Clarke, 2005; Clarke, Friese, &Washburn, 2015)의 것이 있는데, 그는 Charmaz와 함께 "실증주의 토대"로부터 근거이론을 교정하려 하고 있다(p. xxiii). 그러나 Clarke는 Charmaz보다 더 나아가 근거이론에서 사회적 '상황'이 분석 단위를 형성해야 하며, 세 가지 사회학적 양식-상황적, 사회적 세계/각축장, 지위 분석도(圖)을 이러한 상황을 분석하는 데 유용하게 사용할 수 있다고 제안하였다. 또한 그녀는 "포스트모던 전환 이후"로 근거이론을 확장하고(Clarke, 2005, p. xxiv), 포스트모던 관점(즉, 연구와 해석의 정치적 특성, 연구자 입장에서의 반영성, 정보를 재현하는 문제에 대한 인지, 합법성과 권위에 대한 질문,"모든 것을 아는 분석가"에서 "정평 있는 참여자"로 가는 연구자의 지위 변경)을 신뢰한다(Clarke, 2005, pp. xxvi, xxviii). Clarke는 근거이론 담론으로 돌아가는 것을 돕기 위해 포스트모던 저자이며 후기 구성주의 저자인 Michel Foucault(1972)를 자주 참조한다.

(3) 근거이론의 특징

특정 조사연구에 통합될 수 있는 근거이론의 몇 가지 주요한 특징은 다음과 같다.

- 근거이론 연구는 시간에 따라 발생하는 명백한 단계 혹은 국면을 갖는 과정혹은 행동에 초점을 둔다. 그래서 근거이론 연구에는 연구자가 설명을 시도하는 '활동(movement)' 혹

은 어떤 행동이 있다. 과정은 '일반 교육 프로그램 개발'일 수도 있고 '좋은 연구자가 되도록 교원을 지원하는' 과정일 수도 있다.

- 근거이론 연구에서 연구자는 결국 이러한 과정 혹은 행동에 관한 이론을 개발하고자 한다. 이론에 대한 정의는 많지만, 일반적으로 이론은 연구자가 발전시킨 이해 혹은 무언가에 대한 설명이다. 근거이론에서는 이러한 설명 혹은 이해가 이론이 어떻게 작동하는가를 보이기 위해서 배열된 이론적 범주와 함께 도출된다. 예를 들어, 교원 지원에 대한 이론은 교원들의 연구수행을 증진한 개별적 결과와 더불어 시간에 따라 개인들이 취한 특정 행동, 특정 자원에 의해 교원들이 어떻게 지원을 받는가를 보여 준다(Creswell & Brown, 1992).
- 자료가 수집되고 분석됨에 따라 연구자는 아이디어를 써 내려가게 되며, 이러한 메모하기 과정이 이론 개발의 일부가 된다. 메모에서 아이디어는 연구자가 보았던 과정을 표현하며, 이러한 과정의 흐름을 스케치한다.
- 자료수집과 분석은 동시에 반복적으로 진행된다. 자료수집의 주된 방식은 면접이며, 면접에서 연구자는 연구참여자로부터 주워 모은 자료를 떠오르는 이론에 관한 아이디어들과 지속적으로 비교한다. 이러한 과정은 연구참여자들 사이를 왔다 갔다 하는 것, 면접을 새로 하는 것 그리고 간극을 채우고 이론이 어떻게 작동하는가를 정교하게 만들기 위해 이론 전개로 되돌아가는 것 등을 포함한다.
- 자료분석에 포함된 귀납적 절차는 근거이론 접근의 유형과 관련하여 설명할 수 있다. 자료 분석은 구조화될 수 있는데, 개방 범주를 만드는 것, 이론의 초점이 되는 하나의 범주를 선택하는 것 그리고 이론적 모델을 만들기 위해 부가적 범주(축코딩)를 상세히 열거하는 것 등의 형식을 따른다. 범주들이 교차하면서 이론이 만들어진다(선택코딩). 이러한 이론은 다이어그램, 명제(혹은 가설), 혹은 논의의 형태로 표현될 수 있다(Strauss & Corbin, 1998). 또한 자료분석은 덜 구조화될 수 있으며, 범주에 내포된 의미를 꿰뚫음으로써 이론 개발의 기초가 될수도 있다(Charmaz, 2006).

3 문화기술지 연구

(1) 문화기술 연구의 정의

근거이론 연구자는 동일한 과정, 행동, 상호작용을 공유한 많은 사람을 탐구하여 이론을 개발하지만, 연구참여자들이 같은 장소에 있을 가능성은 낮으며 행동, 신념 그리고 언어의 공유된 패턴을 개발할 정도로 빈번하게 상호작용할 것 같지는 않다.

문화기술 연구자는 이러한 공유된 패턴을 파악하는 데 관심을 가지며, 분석 단위는 보통 20명보다 많거나 근거이론 연구에 참여하는 사람들 정도의 수준이다. 문화기술지(ethnography)는 전체 문화공유집단(culture-sharing group)에 초점을 둔다. 때때로 이 문화집단의 규모가 작을 수는 있지만(소수의 교사나 소수의 사회복지사처럼), 대체로 규모가 크기 마련이며 시간이 지남에 따라 상호작용하는 많은 사람이 참여하게 된다(전체 학교의 교사들, 지역사회의 사회복지 관련 집단들처럼). 그래서 문화기술지는 연구자가 문화공유집단이 갖는 가치, 행동, 신념, 언어라는 공유되고 학습된 패턴을 기술하고 해석하는 질적 연구설계의 한 형태이다(Harris, 1968). 연구의 과정과 결과로서(Agar, 1980) 문화기술지는 해당 연구의 최종적으로 작성된 산물일 뿐만 아니라 문화공유집단을 연구하는 하나의 방식이다. 과정으로서 문화기술지는 집단에 대한 장기간의 관찰을 수반하게 되는데, 대개 연구자가 그 사람들의 일상생활에 몰입된(immersed) 참여관찰(participant observation)을 통해 집단을 장기간 관찰하며, 집단 참여자들을 관찰하거나 면접을 하게 된다. 문화기술지 연구자는 문화공유집단의 행동, 언어, 상호작용의 의미를 연구한다.

(2) 문화기술지 연구의 기원

문화기술지는 Boas, Malinowski, Radcliffe-Brown, Mead와 같은 20세기 초 인류학자들이 수행한 비교문화적 인류학에 기원을 둔다. 이 연구자들이 비록 자연과학을 연구의 모델로 삼기는 했지만, 현존하는 원시적 문화에 대한 최초의 자료수집으로, 전통적인 과학적 접근과 다르다(Atkinson & Hammersley, 1994). 1920년대와 1930년대에는 시카고 대학의 Park, Dewey, Mead와 같은 사회학자들이 미국에 있는 문화집단을 연구하는 데 인류학적 현장조사 방법들을 적용하였다(Bogdan & Biklen, 1992). 최근 문화기술지에 대한 과학적 접근들은 구조적 기능주의, 상징적 상호작용주의, 문화인류학과 인지인류학, 페미니즘, 마르크스주의, 민속방법론, 비판이론, 문화연구, 포스트모더니즘과 같은 다른 이론적 지향과 목적을 가진 '학파'나 하위 유형을 포함하는 방향으로 확대되어 왔다(Atkinson & Hammersley, 1994). 이는 문화기술지에서 정통성의 결핍을 가져왔으며, 다원주의적 접근을 초래하였다. 문화기술지에서 활용할 수 있는 많은 탁월한 책이 있다. 여기에는 다양한 문화기술지 형식을 다룬 van Manen(1988, 2011)과 단행본 세트로 문화기술지 절차를 제시한 LeCompte와 Schensul(1999), 문화기술지 실행에 대한 Atkinson, Coffey와 Delamont(2003), 문화기술적 현장조사에 대한 Atkinson(2015), 비판적 문화기술지에 대한 Madison(2011) 등이 포함된다. 문화기술지 수업의 '입문서'인 Wolcott(2010)에 덧붙여, 이러한 책들에서 발전된 문화기술지에 대한 주요한 생각은 Fetterman(2010)과 Wolcott(2008a)의 접근을 따른다.

(3) 문화기술지의 특징

문화기술지에 대한 출판물을 검토한 결과, 문화기술지의 특징은 다음과 같이 간단히 정리할 수 있다.

- 문화기술지는 집단-전체 문화공유집단 혹은 집단의 일부-의 문화에 대한 복합적이고 완벽한 기술을 개발하는 데 관심이 있다. 문화공유집단은 연구될 수 있는 확인 가능한 집단이 사회적 행동을 만들 만큼 충분히 오랜 시간 상호작용해 왔고 온전히 보전되었어야 한다. 문화기술지 연구는 문화를 연구하는 것이 아니며, 인식 가능한 작업 패턴(working pattern)에 초점을 맞춘다(Wolcott, 2008a).

- 문화기술지에서 연구자는 집단의 정신적 활동의 패턴(또는 의식, 관습적인 사회적 행동 혹은 규칙적인 패턴으로 묘사되는 것)을 찾고자 한다. 정신적 활동은 언어 혹은 물질적 활동을 통해 드러나는 생각과 신념 그리고 연구자가 관찰한 행동을 통해 드러나는 집단 내에서의 행동 방식 등이다(Fetterman, 2010). 달리 말하면, 연구자는 사회 조직(예 사회적 네트워크), 관념적 체계(예 세계관, 아이디어;Wolcott, 2008a)의 패턴을 찾는다.

- 덧붙여 이론은 문화기술지 수행에서 연구자가 주의를 집중하는 데 중요한 역할을 한다. 예를 들어, 문화기술지 연구자는 생각과 신념을 이해하기 위해 인지과학으로부터 도출된 이론(발견하고자 하는 것에 대한 포괄적 설명)을 갖고 시작하거나 문화공유집단에서 개인들이 행동하고 말하는 방식을 관찰하기 위해 기술환경결정론, 마르크시즘, 문화 변용 혹은 혁신과 같은 유물론으로부터 시작한다(Fetterman, 2010).

- 이론을 사용하고 문화공유집단의 패턴을 찾는 것은 광범위한 현장조사에 참여하는 것을 수반한다. 현장조사에서는 주로 면접, 관찰, 상징, 인공물 그리고 다양한 자료원으로부터 자료를 수집한다(Fetterman, 2010).

- 자료분석에서 연구자는 내부자(emic) 관점에서 참여자의 견해에 의존하고 그것을 녹취록 인용으로 보고하며, 그런 다음 전반적인 문화적 해석을 전개하기 위해 연구자의 외부자 과학적 관점으로 참여자의 견해들을 걸러 내면서 자료를 통합한다. 이러한 문화적 해석은 연구에서 탐구된 이론적 개념들과 관련된 주제들 그리고 집단에 관한 기술이다. 일반적으로 좋은 문화기술지는 집단이 어떻게 기능하는가(예 갱 집단이 어떻게 작동하는가)에 대해 별로 많이 알리지 않으며, 독자들이 집단에 대해 새롭고 참신한 이해를 발전시킨다.

- 분석은 문화공유집단이 활동하는 방식, 그것이 기능하는 방식의 본질, 집단의 생활양식 등에 대한 이해를 낳는다. 마지막으로, Wolcott(2010)은 문화기술지에서 답해야 하는 두 가지 유용한 질문, 즉 "이 상황에 있는 사람들은 이 체계를 작동시키기 위해 무엇을 알아야 하고 무엇을 해야 하는가?" 그리고 "때때로 공유된 지식으로 간단히 정의되는 문화가 배워지는 것보다 이해되는 것이라면, 어떻게 집단으로 쑥 들어와 충분한 공유 수준에 이르게 되었는가?"를 제시하였다.

참고
문헌

김문실 외, 『알기쉬운 간호연구방법론』, 정담미디어, 2011.

김금이 외, 『간호연구방법론』, 한미의학, 2009.

박인혜 외, 『간호연구방법론』, 고문사, 2008.

배정희 외, 『간호연구입문』, 인제대학교 출판부, 2007.

신해림, 『알기쉬운 보건통계학』, 정문각, 2006.

정인숙 외, 『간호연구도구집』, 현문사, 2006.

김선우, 『간호연구를 위한 기초 통계방법론』, 자유아카데미, 2006.

유지수 외, 『간호연구』, 수문사, 2008.

저자
Profile

노성신

학력사항

연세대학교 간호대학 간호학과 졸업
연세대학교 간호대학원 간호와 리더십 간호행정 졸업

경력 및 저서

가천대학교, 세명대학교, 강원대학교 외 다수 출강
『간호학개론』, 퍼시픽 출판사
『간호관리학』, 퍼시픽 출판사

독학사

4단계